血液细胞学检验与临床诊断

主 编 马灿玲 张 强 王培柱

天津出版传媒集团
天津科技翻译出版有限公司

图书在版编目(CIP)数据

血液细胞学检验与临床诊断 / 马灿玲,张强,王培柱主编. —天津:天津科技翻译出版有限公司,2021.9
(2024.4重印)
ISBN 978-7-5433-4142-5

Ⅰ.①血… Ⅱ.①马… ②张… ③王… Ⅲ.①血细胞-血液检查 ②血液病-诊断 Ⅳ.①R446.11②R552.04

中国版本图书馆 CIP 数据核字(2021)第 174372 号

血液细胞学检验与临床诊断
XUEYE XIBAOXUE JIANYAN YU LINCHUANG ZHENDUAN

出　　　版:	天津科技翻译出版有限公司
出 版 人:	刘子媛
地　　　址:	天津市南开区白堤路 244 号
邮政编码:	300192
电　　　话:	(022)87894896
传　　　真:	(022)87895650
网　　　址:	www.tsttpc.com
印　　　刷:	三河市华东印刷有限公司
发　　　行:	全国新华书店

版本记录:787mm×1092mm　16 开本　21.5 印张　400 千字
　　　　　2021 年 9 月第 1 版　2024 年 4 月第 2 次印刷
　　　　　定价:98.00 元

(如发现印装问题,可与出版社调换)

编者名单

主　编　马灿玲　张　强　王培柱

副主编　袁倩倩　陆　伟　王洪青　褚福第

编　委　(按姓氏汉语拼音排序)
　　　　褚福第　郭忠燕　焦　翔　刘　斌
　　　　陆　伟　马灿玲　乔敏敏　宋士洪
　　　　王　芳　王洪青　王培柱　王祥阁
　　　　谢　斌　袁倩倩　张　强　张淑华
　　　　赵敏利　郑海波　周　坤　宗　慧

前　言

随着医学基础科学和实验室技术的新发展，伴随着免疫细胞学、细胞遗传学和分子生物学的进步，以及全自动细胞形态分析仪和流式细胞仪的实验室应用，血液病的诊断依据由原来的以光学显微镜细胞形态观察为主逐渐发展为多学科融合的检查形式。实践中细胞形态的检查仍占重要地位，多种检验技术的应用为血液病的诊断提高了准确性，在预测及预后方面起重要作用。

本书共分六篇，分别为血液学概论、造血检验理论和方法、红细胞检验、白细胞检验、血栓与止血检验、血液病诊断。各篇力求从基础理论、基本检验方法和临床应用进行阐述。对每一项试验均有原理、参考值及临床评价。

《血液细胞学检验与临床诊断》由长期从事血液细胞检验和血液病诊断的临床工作者合力编写。本书把相关血液病检测的基础理论与现代新检验技术相结合，力求体现先进性、实用性、系统性、普及性和综合性。在第六篇中加入了国内最新的血液病诊断标准，为从事血液病检验的医生和临床工作者提供了较为全面的诊断血液病的依据，是一部很有实用参考价值的书籍，希望对读者有所裨益。

本书在编写过程中，得益于许多血液病检验工作者和临床工作者的帮助，在此表示衷心感谢。鉴于编者水平与经验有限，难免在内容编写方面有不足之处，敬请同道及读者海涵指正。

王洪青
2021 年 5 月

目 录

第一篇 血液学概论 ... 1

第一章 血液学发展史 ... 3
第一节　血液学概述 ... 3
第二节　血液学发展史 ... 3
第三节　血液学与疾病的关系 ... 5

第二篇 造血检验理论和方法 ... 7

第二章 造血检验的基础理论 ... 9
第一节　造血器官 ... 9
第二节　造血微环境 ... 12
第三节　造血干细胞 ... 13
第四节　血细胞的发育与成熟 ... 14
第五节　造血的调控 ... 16

第三章 造血检验的基本方法 ... 20
第一节　血象及骨髓象检验 ... 20
第二节　细胞化学染色检查 ... 33
第三节　骨髓组织病理学检验 ... 39
第四节　细胞免疫标记检验 ... 44
第五节　造血细胞培养检验 ... 47
第六节　血细胞染色体检验 ... 50
第七节　细胞凋亡检验 ... 56
第八节　血液分子生物学检验 ... 59
第九节　细胞因子检验 ... 62
第十节　血细胞的超微结构 ... 65

第三篇 红细胞检验 ... 77

第四章 红细胞基本理论 ... 79
第一节　红细胞系统形态 ... 79
第二节　红细胞结构与功能 ... 91

| 第五章 | 红细胞检查 | 102 |

第四篇 白细胞检验 … 121

第六章	白细胞基本理论	123
第一节	粒细胞系统形态	123
第二节	粒细胞分类与功能	127
第七章	粒细胞检验的方法	135
第八章	单核-吞噬细胞系统	148
第一节	单核-吞噬细胞系统形态学	148
第二节	单核-吞噬细胞功能	152
第三节	单核-吞噬细胞检查	155
第九章	淋巴细胞及浆细胞系统	163
第一节	淋巴细胞及浆细胞系统形态学	163
第二节	淋巴细胞及浆细胞系统功能	167
第三节	淋巴细胞及浆细胞系统检查	175

第五篇 血栓与止血检验 … 181

第十章	血栓与止血的理论	183
第一节	巨核细胞形态和功能	183
第二节	血小板形态和功能	185
第三节	血液凝固	193
第四节	血液凝固调节系统	197
第五节	血小板检查	206
第六节	凝血因子检查	214
第七节	血液凝固调节系统的检查	224

第六篇 血液病诊断 … 239

第十一章	红细胞疾病	241
第十二章	白细胞疾病	267
第十三章	出血及凝血疾病	284
第十四章	淋巴瘤及其他	297

附录 … 311

| 附录一 | 血液检验常用参考值 | 313 |
| 附录二 | 人类细胞分化抗原分子 | 321 |

参考文献 … 335

第一篇
血液学概论

第一章

分析学基础

第一章　血液学发展史

第一节　血液学概述

血液学是医学科学中一个独立的分支，它的主要研究对象是血液和造血组织，包括研究血液中有形成分形态的血细胞形态学；研究细胞来源、分化和功能的血细胞生理学；研究细胞组成、结构、代谢和血浆成分的血液生化学；研究血细胞免疫和体液免疫的血液免疫学；研究血液遗传方式和信息传递的遗传血液学；研究血液流动性和细胞变形性的血液流变学；研究实验技术和建立实验方法的实验血液学。随着医学基础科学的发展，实验技术的日新月异，血液学的研究不断深入和扩展，以疾病为研究对象的临床血液学的研究水平不断提高，主要包括来源于血液和造血组织的原发性血液病和非血液病所致的继发性血液病。

临床血液学主要研究血细胞（如各类白血病）、造血组织（如再生障碍性贫血）、出血性倾向（如血友病、弥散性血管内凝血）和血栓栓塞（如静脉血栓）的致病原因、发病机制，临床表现和诊治措施。另外，对临床各科疾病（如肝病、肾病、呼吸病、传染病、免疫病、恶性肿瘤），手术外科以及药物治疗引发的血液学改变也有研究。近年来，利用分子标志对白血病的免疫分型和血栓状态进行检验为临床诊断提供了准确的依据。

第二节　血液学发展史

人类对血液的认识历史悠久，从有人类就存在，不过有记载的仅两千余年。祖国医学名著《黄帝内经》中就有关于血液的记载，而国外的同类记载可追溯到公元前3~4世纪。然而，对血液的组成及功能的认识多为唯心的或不完全的，有些概念从表面的现象和不完整的观察中得来。系统而科学地研究血液始于胡夫的显微镜技术问世之后，人类用显微镜观察血液中的红细胞（1673年）、白细胞（1749年）和血小板（1842年），称之为血液有形成分的认识时期。20世纪早期，人类对血液中的无形成分——血浆进行了大量研究，针对维持体内细胞数量恒定的血细胞生成及造血调控的研究也大量开展。目前，血液学的研究特别关注止血和血栓的基础理论和临床研究。

一、对血细胞的认识

血细胞的发现约有近300年的历史,但血细胞的形态至今仍为血液学家研究的重要组成部分。19世纪60年代,人类发现了血细胞产生于骨髓,骨髓中有幼稚细胞,这些细胞成熟后才进入血液。1929年,人类发明了骨髓穿刺术,骨髓可以像血液一样进行检查,随后骨髓细胞形态的检查成为研究血液学的重要内容。当前,特殊显微镜(如暗视野显微镜、位相显微镜、偏光显微镜、干涉显微镜、电子显微镜等)在血液学的研究中发挥着重要作用。

(一)对红细胞的认识

1871—1876年,人类已知红细胞有携带氧气的功能,且在组织中参与呼吸作用;到1900—1930年时对此认识更加全面。1935年发现红细胞内有碳酸酐酶参与碳酸根离子转化二氧化碳的释放。1942年发现红细胞的寿命为120天左右。1900年发现了ABO血型,20世纪20年代发现了红细胞体外保存需要葡萄糖,30年代应用血液输血,40年代医疗机构血库开始建立。自20世纪60年代以来,人类对红细胞的结构及其与脂肪、蛋白质等的关系基本明确。红细胞的免疫研究开始于20世纪30年代,近年来人类已经了解到红细胞具有免疫黏附和破坏抗原的功能。

(二)对白细胞的认识

1. 对粒细胞的认识

1892—1930年,有学者了解到中性粒细胞有趋化、吞噬和灭菌的作用,到了1986年才发现杀菌作用依赖于细胞内的过氧化物酶。近年来的最新研究发现,嗜酸性粒细胞有杀死微生物的作用。嗜碱性粒细胞内有多种化学成分(如组胺等)参与过敏反应。

2. 对单核细胞的认识

单核细胞的吞噬功能在1910年后才有报道,此类细胞不仅能吞噬一般细菌,而且能吞噬较难杀灭的特殊细菌(如结核分枝杆菌、麻风分枝杆菌),也能吞噬较大的真菌单细胞寄生虫。近年来,关于单核细胞免疫作用的研究有很大进展,单核细胞能够将外来物质消化后提取抗原给淋巴细胞,同时又调节淋巴细胞及其他血细胞的生长、增殖和抑制。

3. 对淋巴细胞的认识

对淋巴细胞的功能认识主要来自最近30年。1959年,学者首次发现淋巴细胞受有丝分裂原和抗原刺激后转化成免疫母细胞,并且进行有丝分裂和增殖。各类淋巴细胞在形态上相似,但功能显著不同:T淋巴细胞参与杀伤作用,有辅助和抑制作用;B淋巴细胞参与抗体的形成。T淋巴细胞和B淋巴细胞均能产生多种细胞因子参与免疫机制的调节。

二、对血栓和止血的认识

1842年,人类发现了血液中的血小板,直到1882年才知道它与止血和修补血管壁密切相关。1923年,学者发现了血小板的聚集和黏附功能。直到近几十年,人们对血小板的超微结构才有了明确认知,血小板的黏附、聚集功能受体内外多种物质的影响,如肾上腺素、前列腺素、凝血酶等。血小板内生成的物质通过微管分泌到血小板体外,然后作用于血小板。血小板超微结构的研究证实了血小板激活过程中钙离子内流的作用,为血栓病的研究奠定了重要的方法学基础。

20 世纪 60 年代,随着对凝血机制研究的深入,不仅发现了凝血因子,而且对抗凝蛋白 C、抗凝蛋白 S、组织因子的途径抑制也有了研究。随着分子生物学、分子免疫学的发展,对于凝血、纤溶、血小板等在血栓形成中的作用,从分子水平上有了深入的认识,为诊断和治疗出血性疾病和血栓性疾病提供了可靠的监测依据。

三、造血与调控的认识

(1)造血干细胞由胚胎干细胞发育而来,在造血微环境及造血因子的诱导下分化、增殖、发育为成熟的各系血细胞,释放至外周血液,并执行其生命功能。

20 世纪初人类提出干细胞的概念。1979 年体外培育出造血祖细胞,使学者对造血干细胞有了新的认识。造血干细胞分化为各系祖细胞,进一步分化为成熟的细胞。造血干细胞具有高度自我更新及多向分化的基本特征,是造血得以维持正常的主要原因。20 世纪末,由于对造血干细胞和造血祖细胞的深入研究,出于对造血干细胞分化性能的了解,研究者采用了天然的细胞标志纯化培育技术,为应用造血干细胞的移植以治疗血液病打开了新的天地。

(2)造血的调控是机体根据需要有条不紊地进行造血干细胞的增殖、分化,以保持各类细胞数量和功能的相对稳定。在这个过程中,造血细胞与间质细胞通过受体与配体相互接触,细胞因子与造血细胞受体间相互作用,通过不同的信号传导通路启动或关闭一系列基因,影响造血细胞的增殖、分化与调控。造血调控的研究是造血的基础性研究,对阐明造血机制和造血系统疾病的诊断、治疗和病因分析起着重要作用。针对血细胞调节因子[如干细胞因子(SCF)、粒细胞集落刺激因子(G-CSF)、红细胞生成素(EPO)、血小板生成素(TPO)、白细胞介素(IL)等]的理化性质、分子序列、生物特性均有详细的研究。1973 年,Dexter 等建立了造血细胞的实验室培育技术,使体外造血技术迈出了重要一步。骨髓造血是由骨髓细胞结构的壁细胞层对造血干细胞增殖与分化调控来完成的,造血环境细胞分泌细胞因子起到分化细胞的作用。

第三节 血液学与疾病的关系

血液通过血管循环至全身,各种组织和器官均与血液密切相关,全身各系统的疾病均可反映在血液变化中,血液系统疾病影响其他器官和组织的功能。

一、非血液系统疾病合并血液病

许多非血液系统疾病也可出现血液系统的并发症,红细胞异常增高可见于氧交换困难的呼吸疾病,可见于肾肿瘤等。贫血可见于消化系统疾病、肾衰竭、自发性免疫性疾病、恶性肿瘤、妇科功能性失血性疾病、全身衰竭等。白细胞增高可见于感染和类白血病。白细胞减少可见于某些化学药物治疗后的病毒感染,以及药物过敏和放射线治疗等。出血现象可见于肝病、外科手术后、妇产科的妊娠分娩前后、死胎、胎盘早剥、严重感染引起的弥散性血管内凝血(DIC)等,此类情况的出血可有血小板减少及多种凝血因子的消耗,有时处于高凝状态。另外,许多非血液系统疾病可以同时存在血液系统疾病,如脾切除后血小板增高,妊娠伴自身免疫性血小板紫癜等。

二、血液病合并非血液系统疾病

血液病因症状特异性,往往就诊于非血液病科而发现血液病,有些血液病在其他脏器发现特异表现,需求助于其他专业医生检查。例如,巨幼红细胞性贫血可因神经系统症状而首先就诊于神经科,因消化系统症状就诊于消化科,而轻型血友病因关节症状可首先就诊于骨科。骨髓瘤因肾衰竭就诊于肾科,因骨痛就诊于骨科,因神经症状就诊于神经科,因鼻腔出血就诊于耳鼻喉科等。白血病有多种皮肤表现可由皮肤病科发现。粒细胞缺乏症和白血病大多有严重的喉咽症状而首诊于五官科。有经验的眼科医生可以从眼底检查中发现巨球蛋白血症的典型眼底表现。

三、血液制品的应用

根据临床的不同需要,可以选择有针对性的血液成分输注,以达到挽救患者的目的。例如,对于急性大出血的患者可以输全血、红细胞悬液或血浆;对粒细胞缺少患者可以输注粒细胞;对血小板减少患者可以输注血小板悬液;对于免疫能力缺陷者可以输注丙种球蛋白;对于血友病A的患者可以输注抗血友病蛋白制剂;对于肝脏疾病引起出血和手术出血的患者可以输注凝血酶复合物。血液制品在血液病的治疗中起着重要作用。

四、血液检验在血液病学中的作用

现代临床血液学检验已经成为独立学科,血液学检验实际是临床检验的一个重要分支,它的任务是利用血细胞检验技术、病理学技术、生物化学技术、免疫学技术、遗传学技术、分子生物学技术等,对血液系统及相关疾病所致的血液学异常进行基础性研究和观察,进而促进血液学和血液病学的发展和提高,临床血液病的诊断和治疗需要血液学检验的密切配合,检验工作者需要有丰富的基础医学、临床医学及实验医学的学习与培训。现代医学科学日新月异,学科间相互交叉渗透。在血液检验工作中,考虑问题要与临床知识相结合,以免得出非正确的结论。

(马灿玲 王洪青)

第二篇
造血检验理论和方法

第二章　造血检验的基础理论

第一节　造血器官

造血细胞起源于中胚层原始间叶细胞,它通过分化产生红细胞系、粒细胞系、单核细胞系、淋巴细胞系、浆细胞系、巨核细胞系等细胞,能支持生成造血细胞分化、发育、成熟的组织的器官为造血器官。造血器官通过上述步骤,生成各种血细胞的过程称为造血。人体的造血过程分为胚胎造血期(中胚叶造血期、肝脏造血期、骨髓造血期)和出生后造血期。

一、胚胎造血器官

1. 中胚叶造血期

中胚叶造血期始于胚胎2周末,止于9周。卵黄囊壁上的胚外中层细胞是一些未分化的、具有自我更新能力的细胞,这些细胞集团成为血岛。血岛是人体最初的造血中心,是血管和原始造血发生的原基。血岛最初是实心的细胞团,在内胚层细胞的诱导下分化,血岛周围的部分细胞间质分化成扁平的内皮细胞,逐渐发育成原始的血管壁,血岛中央的细胞变成圆形的、游离的原始血细胞,功能上称作造血干细胞。初始的原始血细胞形态为原红细胞样,类似于巨幼样原红细胞,但不能分化成为成熟红细胞,且只能合成胎儿血红蛋白(HbF),血岛内不含有粒细胞和巨核细胞。随着胚胎的发育,原始血细胞随血液迁至肝脏、脾脏、淋巴组织等,在合适的微环境中发生增殖、分化。6周后卵黄囊血岛的造血功能被肝脏取代。

2. 肝脏造血期

胚胎6周至第7个月为肝脏造血期。肝脏造血的发生由卵黄囊血岛产生的造血干细胞随血流迁移至肝脏引起。3~6个月的胚胎肝脏是主要的造血场所,此期肝脏造血的特点主要以生成红细胞为主,约90%的血细胞为有核红细胞。进入第4个月的胚胎肝脏才有粒细胞生成,但不会生成淋巴细胞。胚胎肝脏造血最旺盛的是第4个月,此时骨髓已有初步造血功能。胚胎5个月以后骨髓逐渐取代肝脏造血。在肝脏造血期,脾、胸腺、淋巴结等参与造血。脾在3个月时首先产生红细胞,以后产生粒细胞,在胎儿的5个月时可产生淋巴细胞和单核细胞,而红细胞和粒细胞的产生开始减少,至出生后脾脏是产生淋巴细胞的主要器官。胸腺在胎儿的第6~7周时开始产生淋巴细胞,在胚胎期胸腺也产生少量的红细胞和粒细胞,在胎儿的后期胸腺可以转变为诱导和分化T淋巴细胞的器官。淋巴结产生红细胞的时期很短,自胎儿第4个月后成为终身产生淋巴细胞和浆细胞的器官。

3. 骨髓造血期

在胚胎的第8~9周时,部分长骨已有骨髓基质形成,至第3个月长骨骨髓开始造血。随胚胎的发育,骨髓造血进一步发育,第5个月时长骨骨髓造血细胞数量增多,第8个月时骨髓造血已高度发育,骨髓腔内呈现密集的造血细胞灶,且各系细胞均可见到,因此时缺乏脂肪且细胞呈红色,故称为红骨髓。此时,骨髓已经成为造血中心,从此肝、脾造血功能减退,骨髓造血功能迅速提高。长骨骨髓造血后就可见到红细胞,以后逐渐产生粒细胞和巨核细胞,同时骨髓也可产生淋巴细胞和单核细胞。

胚胎时期的三个造血阶段相互交替、此消彼长,各类细胞形成的顺序为红细胞、粒细胞、巨核细胞和单核细胞。

二、出生后的造血

正常情况下,人体出生后骨髓是造血的唯一场所,产生红细胞系、粒细胞系、单核细胞系和巨核细胞系,其他造血器官包括胸腺、脾、淋巴结等淋巴组织成为终身产生淋巴细胞的器官。

(一)骨髓造血

骨髓位于骨松质的空腔内,肉眼可见为海绵状、胶状组织,封闭在坚硬的骨髓腔内,分为红骨髓(主要为造血细胞)和黄骨髓(主要为脂肪组织)两部分。

1. 红骨髓

红骨髓是具有活跃造血功能的骨髓,5岁以下的人体全身骨髓为红骨髓,5~7岁骨髓中开始出现脂肪。随着年龄的增长,红骨髓由远心端开始逐渐向心端脂肪化。18岁后,红骨髓仅存在于扁平骨、短骨及长管状骨的近心端。健康人的骨髓组织质量为1600~1700克,占人体质量的3.5%~6.0%。红骨髓主要由结缔组织、血管、神经和造血实质细胞构成。骨髓内有丰富的血管,其中血窦是最突出的结构,血窦内是成熟的血细胞,血窦间是各种造血细胞。

(1)红细胞造血岛。红细胞造血岛是各阶段幼红细胞成群存在的地方,其中心有1~2个吞噬细胞,吞噬细胞为幼红细胞的成长提供一些必要的物质(如铁等),同时吞噬异常细胞及红细胞的核,离吞噬细胞愈近细胞愈幼稚。有核红细胞逐渐成熟并远离吞噬细胞,贴近血窦壁,脱核后成为网织红细胞,通过内皮细胞的浆进入血流。

(2)粒细胞造血岛。各阶段的粒细胞也可形成造血岛,中心有吞噬细胞,此造血岛远离血窦,位于造血索的中央,因粒细胞的活跃功能待运动成熟后移至血窦,进而穿过血窦进入血流。

(3)巨核细胞。巨核细胞伸出伪足,紧贴在血窦壁上,此处的窦壁为一层内皮细胞,巨核细胞质的伪足深入血窦内,当血小板从巨核细胞的胞浆分离后直接进入血流。

(4)单核细胞。单核细胞散在于造血细胞间。

(5)淋巴细胞。由淋巴细胞、组织细胞、浆细胞等组成的淋巴小结,往往散在性分布于造血索中。

2. 黄骨髓

脂肪化的骨髓称为黄骨髓,主要由脂肪细胞组成。健康成人黄骨髓占骨髓总量的50%。黄骨髓仍然具有潜在的造血功能,当机体需要时可重新转化为红骨髓参与造血。

(二)淋巴器官的造血

1. 胸腺

胚胎后期及出生时胸腺重量为 10~15 克。随着年龄的增长,胸腺继续发育,至青春期重量约为 30 克,青春期后逐渐萎缩。胸腺的功能是产生淋巴细胞和分泌胸腺素,来自骨髓的造血干细胞在胸腺内皮细胞内增殖,并在胸腺素的作用下,被诱导为免疫活性细胞,然后进入髓质,释放进入血流并迁移至周围淋巴器官的胸腺依赖区,成为 T 淋巴细胞。

2. 脾

脾实质部分由红髓和白髓组成,脾切面大部分呈红色,因此称为红髓,其间散布着灰白色的结节,称为白髓。红髓由脾窦和脾索构成。脾窦即脾血窦,相邻血窦之间的结构是脾索;脾索由网状结缔组织构成支架,网中充满各种细胞,如吞噬细胞、淋巴细胞、粒细胞、红细胞和浆细胞。白髓由脾动脉周围的淋巴鞘和脾小结构成。淋巴鞘沿中央动脉分布,包裹在中央动脉周围,是脾的胸腺依赖区,区内主要是 T 淋巴细胞;脾小结位于脾动脉周围淋巴鞘内一侧,内有生发中心,区内主要是 B 淋巴细胞,为 B 淋巴细胞依赖区。出生后正常情况下脾除了生产淋巴细胞外,不参与生产其他细胞,脾是 T 淋巴细胞和 B 淋巴细胞接触抗原后增殖的重要场所,脾还具有储蓄血液、过滤血液、参与免疫应答等多种功能。

3. 淋巴结

淋巴结由被膜、皮质、髓质三部分组成。皮质由淋巴小结、弥散淋巴组织和淋巴窦组成。淋巴小结中央部分染色浅,并可见细胞增殖、发育,称之为生发中心。生发中心主要由 B 淋巴细胞组成。弥散淋巴组织位于淋巴小结之间和皮质深层,T 淋巴细胞集中于此区域,这些 T 淋巴细胞由胸腺迁移而来。髓质位于淋巴结的中央,由髓索和髓质淋巴窦构成,髓索的主要成分是 B 淋巴细胞浆细胞和吞噬细胞。淋巴结是人出生后产生淋巴细胞的器官。

(三)髓外造血

正常情况下,胎儿出生 2 个月后,骨髓以外的组织(如淋巴结等)不再产生红系粒细胞和血小板,但在某些病理情况下(如骨髓纤维化、骨髓增生性疾病及某些贫血时),这些组织恢复其造血功能,称为髓外造血。髓外造血是机体面对造血需求时对造血障碍的一种代偿功能。

(宗慧)

第二节 造血微环境

造血微环境(HIM)由骨髓基质细胞和外基质(包括微血管系统、末梢神经、基质及基质细胞分泌的细胞因子)构成,是造血干细胞赖以生存的场所。造血细胞只有在适宜的造血环境下才能正常增殖和分化。在胚胎时期和出生后,造血细胞的迁移和定居是细胞寻找适宜造血环境的过程和结果。

一、骨髓微血管系统

骨髓微血管系统是微血管系统的主要成分,微血管系统由营养血管、动脉、小动脉和毛细血管构成。骨髓的微血管具有如下特点:①营养动脉进入骨髓腔后分3~4支到达骨端,然后分出小动脉、微动脉、毛细血管;②毛细血管注入管腔膨大的静脉窦,这种静脉窦彼此构成网络再汇集成集合窦,然后向中心静脉注入,静脉窦与集合窦统称为骨髓血窦。血窦密布于整个骨髓腔内,彼此相连构成复杂的网状系统,血窦内是成熟的血细胞,血窦间是骨髓实质即造血索。处于不同功能状态的骨髓其微循环结构不同,造血旺盛的骨髓血窦很丰富,反之无造血功能的黄骨髓血窦呈毛细血管状。

二、骨髓基质细胞及分泌因子

(一)骨髓基质细胞

骨髓基质细胞是骨髓造血环境的重要成分,能够黏附于造血干细胞并支持和调控造血细胞的定居、分化、增殖、成熟的内环境,同时骨髓基质细胞可通过与造血细胞的密切接触、基质细胞的黏附及基质细胞分泌的各种细胞因子而调控造血。

骨髓基质细胞是由纤维细胞、内皮细胞、脂肪细胞、吞噬细胞等构成的,基质细胞有丰富的胞浆和细胞外基质,后者含有胶原、层粘连蛋白和纤维结合蛋白。这些基质细胞产物、基质细胞成分分泌到细胞表面的蛋白多糖和氨基葡聚糖与造血细胞的黏附有关。其中,硫酸类肝素能选择性地结合一些造血生长因子如IL-3、粒细胞-巨噬细胞集落刺激因子(GM-CSF)等,间接地把带有相应受体的造血干细胞和祖细胞黏附于骨髓基质细胞上。硫酸软骨素通过基质细胞表面Fn结构中重要的重复序列RGD与干细胞表面GS

的结合作用把干细胞牢系于基质细胞表面。产生于血管内皮细胞的血管黏附分子也可产生于骨髓基质细胞,它是造血干细胞、祖细胞和骨髓基质细胞间的黏附分子,是造血干细胞、祖细胞回髓定位和信息定位传递的分子学基础。

(二)骨髓基质细胞分泌的细胞因子

骨髓基质细胞产生调控造血的细胞因子,如 GM-CSF、IL、白血病转化生长因子 β、转化生长因子(TGF)等活性物质的部位,对造血干细胞、祖细胞的分化发育有重要调控作用。骨髓基质细胞分泌的细胞因子不但直接作用于造血干细胞,而且作用于基质细胞本身,从而调控自身的增殖和细胞因子的生成。

(宗慧)

第三节　造血干细胞

造血干细胞(ESC)由胚胎干细胞发育而来。ESC 是从早期胚胎内细胞团中分离出来的具有高度分化潜能的细胞系,具有完整的个体分化潜能,可以无限增殖并分化成为全身多种细胞类型,进一步形成机体的任何组织和器官,因此称为全能干细胞。胚胎干细胞可以被诱导分化成各种组织干细胞和血液组织的干细胞,它们具有分化出多种组织细胞的能力,但却失去了发育为完整个体的能力,也称多能干细胞。血液组织中的干细胞又可分化为造血干细胞和间充质干细胞。研究表明,造血干(祖)细胞表面标志有 $CD34^+$,$CD34^+$ 细胞是一个不均一的细胞群,一方面存在不同的细胞亚群,另一方面同一亚群来源不同的细胞又显示出不同的增殖与分化性能。人类的 $CD34^+$ 基因能选择在造血干细胞、造血祖细胞、少量血管内皮细胞及基质细胞表面表达,对 $CD34^+$ 及其亚群的进一步研究,为研究造血干细胞的增殖、分化及调控提供了理论依据,同时为造血干细胞的建库和扩增、造血干细胞的移植、基因治疗等提供新的理论支持和技术帮助。造血祖细胞是一类由造血干细胞分化而来,但全部失去了自我更新能力的过渡性细胞群,也称为造血定向干细胞。早期的造血祖细胞保留了部分造血干细胞的自我更新能力,具有较强的增殖能力和分化能力,但与造血干细胞相比分化方向更为局限。

根据其分化能力,造血祖细胞可分为多向祖细胞和单向祖细胞,多向祖细胞可以进一步分化为单向祖细胞。根据造血祖细胞的分化方向一般可分为 T 淋巴祖细胞系和 B 淋巴祖细胞系。红细胞早期集落形成单位、红细胞祖细胞和粒细胞祖细胞、单系祖细胞,包括粒细胞系细胞系、单核细胞系祖细胞、嗜酸性粒细胞祖细胞、嗜碱性粒细胞祖细胞、巨核细胞系祖细胞。

与造血干细胞不同,造血祖细胞表达 $CD34^+$ 抗原较弱,可表达 $CD38^+$ 抗原,也可表达某些血细胞系列的特异性抗原(如 Lin 抗原),造血干(祖)细胞在维持人体一生的造血中起着重要作用,任何原因引起的造血干细胞发生异常增生或抑制,在临床上均可以导致血液系统的疾病,给健康带来危害。因此,研究造血干(祖)细胞的增殖、分化和调控等对基础血液学的研究有重要意义。

(宗慧)

第四节 血细胞的发育与成熟

细胞的发育是连续的,血细胞均来源于造血干细胞,其在造血微环境及细胞因子等诱导下,增殖、分化成各系的祖细胞,继续向下分化形成形态可以辨认的各种原始细胞,再进一步发育至成熟,成为发育的终末细胞。"增殖"是发育过程中通过有丝分裂以增加各系细胞的数量。"分化"是发育过程中细胞失去某种潜力同时又获取新功能的过程。此时,细胞的内部结构发生相应的变化,细胞获得定向发育的潜力,在适宜的条件下继续发育为特定功能的终末细胞。"成熟"包含在整个细胞发育过程中,细胞的每一次有丝分裂和分化都伴随着一定程度的细胞成熟。"释放"是终末细胞通过骨髓屏障进入血液循环的过程。

一、血细胞的增殖

由一个原始细胞经过数代的有丝分裂,形成一堆成熟细胞,这种血细胞的增殖称为对称性增殖。在这种增殖中,母细胞有丝分裂后形成的子细胞同时趋化分裂成熟。子细胞还可以进一步增殖,每增殖一次就趋向于进一步分化。一般情况下,一个原始细胞到成熟细胞可经过 4~5 次分裂,可产生 16~32 个成熟细胞。

二、血细胞的成熟

血细胞的成熟是指由原始细胞到幼稚细胞再到成熟细胞的发育过程。多能造血干细胞分化发育成六大细胞系,即红细胞系、粒细胞系、单核细胞系、淋巴细胞系、浆细胞系和巨核细胞系。每一系又依据细胞成熟水平的不同分为原始、幼稚(粒细胞系分早、中、晚、杆)和成熟细胞。粒细胞可根据胞浆内颗粒的特点不同分为中性、嗜酸和嗜碱性粒细胞。

(一)血细胞的发育

血细胞的发育是连续性的,成熟是指由原始细胞到幼稚细胞再到成熟细胞的发育过程。骨髓中血细胞分化、发育和成熟的程序是造血干细胞经由多能干细胞(包括髓系和淋巴干细胞)、各系祖细胞阶段而定向发育为各系原始细胞。此时其形态特征已可辨认。各系原始细胞进一步发育成熟为具有特定功能的终末细胞。

（二）血细胞的命名

骨髓造血细胞按所属系列分为六大系统，各系依其发育水平分为原始、幼稚及成熟三个阶段；红系和粒系的幼稚阶段又分为早幼、中幼和晚幼三个时期。各系的发育顺序如下。

（1）红细胞系。包括原红细胞、早幼红细胞、中幼红细胞、晚幼红细胞、网织红细胞和成熟红细胞。

（2）粒细胞系。包括原粒细胞、早幼粒细胞、中幼粒细胞、晚幼粒细胞、杆状核粒细胞和分叶核粒细胞，其中也包括嗜酸性粒细胞和嗜碱性粒细胞。

（3）淋巴细胞系。包括原淋巴细胞、幼淋巴细胞和淋巴细胞。

（4）单核细胞系。包括原单核细胞、幼单核细胞和单核细胞。

（5）巨核细胞系。包括原巨核细胞、幼巨核细胞、颗粒型巨核细胞、产板型巨核细胞和血小板。

（6）浆细胞系（由骨髓B淋巴细胞受抗原刺激后转化而来）。包括原浆细胞、幼浆细胞和浆细胞。

外周血的分叶核粒细胞、嗜酸性粒细胞、单核细胞能够以不同的机制进入各种器官和组织；淋巴细胞可流向周围淋巴器官，其是重要的免疫活性细胞；浆细胞产生抗体，发挥体液免疫的正向效应。

血细胞发育成熟是一个连续的过程。在细胞分类中必然有中间阶段的细胞，一般可转化为下一阶段，血细胞在发育过程中的形态演变规律如下。

表2.1　血细胞发育过程中的形态演变规律

项目	原始	成熟	备注
细胞大小	大	小	原始粒细胞比早幼粒细胞小
核质比例	大	小	巨核细胞由小变大
核大小	大	小	成熟红细胞核消失
核形状	圆 → 凹陷 →	分叶	有的细胞不分叶
核染色质结构	细致 疏松	粗糙 紧密	
核染色质受色	淡紫色	深紫色	
核膜	不明显	明显	
核仁	明显	无	
胞质量	少	多	淋巴细胞例外
胞浆颜色	蓝色→红色或深蓝色→浅蓝色		
胞质颗粒	无	有	粒细胞分化为三种颗粒

第五节　造血的调控

造血细胞的增殖、分化、成熟是一个受多种因素影响的十分复杂的活动,包括基因水平调控及神经、神经体液因子、细胞因子的调控。在这一活动中,造血的基质细胞间通过受体和配体的相互接触、神经体液因子和细胞因子的相互作用,通过不同信号传导通路的启动和关闭一系列的基因对造血进行调控。

一、造血的基因调控

造血调控是基因调控的过程,主要通过细胞内外的信号传递(包括信号传递、基因表达、蛋白合成等环节)启动和关闭一系列的相关基因,正、负调节基因的表达产物参与对造血的正负调控。从胚胎到成人的造血过程一直存在着造血调控基因按限定顺序开关的表达。目前,已知许多基因参与了造血的调控(如癌基因、抑癌基因、病毒基因等)可通过诱导或抑制参与细胞因子及受体的表达,也可通过参与造血细胞凋亡等不同方式进行造血的调控。原癌基因如 c-myc 基因、ras 基因、c-abl 基因、bcl-2 基因、c-kit 基因等可通过编码细胞因子受体、细胞内信息分子及转录调节因子参与细胞的增殖、分化等调控。但这些原癌基因在化学、物理、生物等因素影响下,通过突变、染色体重排、基因扩增等途径引起结构或调控的异常,从而具有致癌性。抑癌基因如 p53 基因、WT1 基因、pRb 基因、NF1 基因等产物对细胞的生长、增殖起负调控作用,并抑制潜在的细胞的癌变。

二、造血的体液调控

参与造血调控的细胞因子分为两类。第一类是促进造血细胞增殖、分化的因子,也称造血生长因子(HGF),主要包括集落生长因子(CSF)、白细胞介素 1~18(IL-1~IL-18)、红细胞生成素(EPO)、血小板生成素(TPO)、fam 样酪氨酸激酶受体 3(FLT-3)配体。第二类细胞因子是抑制造血趋化因子,主要有转化生长因子 β(TGF-β)、肿瘤生长因子 α(TNF-α)、干扰素(INF-γ)、前列腺素 I_2(PGI$_2$)、乳铁蛋白等。两类细胞因子共同维持造血的动态平衡,它们之间的协同作用引起了细胞内部的一系列生化反应,最终决定了造血细胞的增殖、分化、成熟、释放、凋亡等生理现象,任何一种细胞因子失常都可导致一系列的病理变化。

(一)造血的正向调控

造血的正向调控主要通过造血生长因子来完成。造血正向调控的生长因子分为两类:①主要作用于早期造血干细胞的早期造血因子;②作用于后阶段的晚期造血因子。

1. 干细胞因子（SCF）

干细胞因子是癌基因 c-kit 的产物配基，又称为钢因子，相对分子质量为 20 000～36 000，基因位点为 12q22。SCF 由基质细胞、成纤维细胞、癌细胞、纤维肉瘤细胞及肝细胞产生，其生物功能如下：①与 IL-2 或 IL-3 协同刺激造血干细胞 $CD34^+$ lin 生长；②与 IL-7 协同刺激前 B 淋巴细胞的生长；③与 EPO 协同刺激红系爆式集落形成单位（BFU-E）形成；④与 G-CSF 协同刺激粒细胞系祖细胞（CFU-G）生成；⑤与 IL-3 协同刺激造血祖细胞的生长；⑥与 GM-CSF、IL-3 或 IL-6 协同刺激原始细胞和巨核细胞集落的形成；⑦与 IL-3 或 IL-3/GM-CSF 融合蛋白协调提高脐血中 $CD34^+$ 细胞的量。

2. FLT-3 配体（FL）

FL 是新发现的一个早期造血调节因子，人的 FL 位于染色体的 19q13，由基质细胞合成。FL 的体外造血调控作用：①与 IL-3、G-CSF、GM-CSF、SCF 和 IL-6 协同促进骨髓及脐血 $CD34^+$ 粒-单核细胞集落、粒细胞集落或单核细胞集落的形成；②FL 在含血清的培养液里对红系祖细胞无作用，但在无血清培养液里可对 EPO 协同促进红系造血祖细胞的增殖和分化；③协同促进 B 淋巴细胞的增殖与分化；④与 IL-3、IL-6 协同作用促进 $CD34^+$、$CD38^+$ 细胞的体外扩增；⑤促进处于 G0 期的 HPC 进入活性细胞周期并维持其长期增殖；⑥FL 和 EPO 协同可促进长期培养 $CD34^+$ 脐血细胞形成巨核细胞祖细胞。

3. 集落刺激因子

（1）粒-单核细胞集落刺激因子（GM-CSF）是一种能刺激红系、粒系、单核细胞系、巨核细胞系及嗜酸系祖细胞增殖、分化并形成集落造血的生长因子，分子量为 18 000～32 000，基因位点为 5q23～31，由肥大细胞、T 淋巴细胞、内皮细胞、成纤维细胞和上皮细胞产生。

（2）粒细胞集落刺激因子（G-CSF）是刺激粒细胞集落形成的系列特异性生长因子，相对分子量为 18 000～19 000，基因位点为 17q11～22，由单核细胞、吞噬细胞、内皮细胞、成纤维细胞产生。

（3）单核细胞集落刺激因子（M-CSF）的相对分子量为 40 000～90 000，基因位点为 5q23。由单核细胞、吞噬细胞、内皮细胞、成纤维细胞、上皮细胞、血管内皮细胞和成骨细胞产生。

（4）多系集落刺激因子（multi-CSF）或 IL-3 的相对分子量为 14 000～28 000，基因位点为 5q23～31，由活化的 Th 细胞和肥大细胞分泌，其主要作用如下：①能刺激多系细胞集落的生长；②促进肥大细胞的生长；③诱导吞噬细胞表达 M-CSF；④与 EPO 协同作用，促进 BFU-E 及红细胞集落生成单位（CFU-E）的增殖；⑤与集落刺激因子 1（CSF-1）、GM-CSF、G-CSF 或 IL-1 协同促进高增殖潜能集落形成细胞（HPP-CFC）的生长；⑥与 IL-2 协同促进 T 淋巴细胞的生长。IL-3 最重要的生物效应是在细胞发育的早期作用于造血细胞，刺激其生长和分化，人体内 IL-3 能提高中性粒细胞、单核细胞、淋巴细胞、嗜酸性粒细胞和网织细胞的水平。

4. 红细胞生成素(EPO)

EPO 是一种糖蛋白,相对分子量为 18 000～32 000,基因位点为 7q11～22,由肾脏和胎儿肝脏产生。EPO 的主要生物学作用为刺激造血干细胞形成红系祖细胞及以后各阶段细胞,缩短红细胞的成熟时间提早进入血流及促进幼稚红细胞合成血红蛋白、降低祖红细胞凋亡的比例等生物功能。

5. 白细胞介素(IL)

IL 属于淋巴因子,与其他细胞因子一样均为相对分子量小于 80 000 的糖蛋白或多肽。IL 存在自分泌和旁分泌两种产生形式,主要对 T 淋巴细胞、B 淋巴细胞的成熟、活化及生物学功能起调节作用。IL 与其他造血因子构成复杂的网络,在造血及免疫调节中起协同或促进作用,其作用与 IL 受体密切相关。

6. 白血病抑制因子(LIF)

LIF 由反应性 T 淋巴细胞、膀胱癌细胞 5637、单核细胞白血病细胞 THP-1 等产生,相对分子量为 32 000～45 000,基因位点为 22q12。LIF 的主要造血调控作用是单独或与 IL-6、GM-CSF、G-CSF 联合抑制人白血病细胞 HL60 和 U937 集落的形成,刺激巨核细胞祖细胞的增殖和分化,促进胚胎干细胞的增殖。

7. 巨核细胞集落刺激因子(Meg-CSF)和血小板生成素(TPO)

Meg-CSF 是巨核细胞集落刺激因子,并能促进巨核细胞生成血小板,这一过程需要 TPO 的参与。

8. 其他细胞因子

胰岛素样生长因子(IGF)Ⅰ和Ⅱ能刺激红系和粒系祖细胞的生长;肝细胞生长因子(HGF)与其他因子协同促进祖细胞的生长;血小板衍生生长因子(PDGF)可直接作用于红系和粒细胞系祖细胞,间接作用于早期多系造血细胞。

(二)造血的负向调控

造血的负向调控是通过一些造血抑制因子的作用来完成的,造血生长因子(HGF)刺激细胞增殖和分化的作用可以被另外一些细胞因子所抑制,这些因子成为造血的负调控因子(如 TGF-β、TNF-α、IFN-γ 等)。它们对分化不同程度的造血干细胞(祖细胞)有不同的调控作用。

1. 转化生长因子 β(TGF-β)

TGF-β 是一种主要的造血抑制因子,在人体中有 TGF-β1、TGF-β2、TGF-β3 三种异构体。大多数肿瘤细胞都能分泌一种以上的 TGF-β,其主要作用是参与造血的负向调控,在人体内造血活跃的部位均有 TGF-β 产生。

2. 肿瘤生长因子α(TNF-α)

TNF-α主要由单核吞噬细胞产生,体外有许多细胞能够产生TNF-α,如单核吞噬细胞、NK细胞、T淋巴细胞、B淋巴细胞、嗜酸性粒细胞、某些肿瘤细胞等。TNF-α对造血的调控作用如下:①TNF-α与其他因子协同抑制造血,能抑制髓系多向造血祖细胞(CFU-GEMM)、粒细胞单核细胞集落生成单位(CFU-GM)、BFU-E、红细胞集落生成单位(CFU-E)的生长,引起红细胞的减少,红细胞破坏增加;②TNF-α对祖细胞有抑制和激活两种效应,TNF-α可刺激早期造血,同时TNF-α又抑制多种细胞因子所刺激的原始高度增生潜能的集落生成细胞的生长。肿瘤生长因子β(TNF-β)主要由$CD4^+$T淋巴细胞和NK细胞产生,参与造血作用的调控同TNF-α。

3. 干扰素α、干扰素β(IFN-α、IFN-β)

IFN-α、IFN-β是一组具有抗病毒性,影响细胞生长、分化和调节免疫功能等生物活性的蛋白质。IFN-α由血液中的白细胞、B淋巴细胞、病毒诱导的成纤维细胞和一些肿瘤细胞产生;IFN-β主要由成纤维细胞产生。这两类干扰素均为负调控因子,对造血起负调控作用。

4. 趋化因子

趋化因子是造血负调控因子的主要成分,其对造血的调控作用可通过不同的途径实现。目前明确的趋化因子有MIP-1α、PF4、NAP-2、I-8、MCP-1、IP-10等。

5. 其他抑制因子

其他抑制因子有PG12、抑制CFU-GM、CFU-C;乳酸铁蛋白抑制单核细胞释放CSF和IL-1,从而抑制CFU-GM;H-subunit-铁蛋白抑制BFU-E、CFU-GM、CFU-GEMM等。

(宗慧)

第三章 造血检验的基本方法

第一节 血象及骨髓象检验

外周血液和骨髓的细胞形态学检验是血液系疾病诊断、疗效观察的最重要的手段之一,本节介绍瑞氏染色后显微镜下的血细胞形态、血象检查、骨髓检查和分析。

一、正常血细胞形态

(一)粒细胞系统

1. 原始粒细胞

原始粒细胞的胞体直径为 10~20μm,呈圆形或类圆形。胞核较大,呈淡紫色,呈圆形或类圆形,居中或略偏位。核染色质呈细颗粒状,排列均匀,平坦如一层薄纱,无浓集。核仁 2~5 个,较小,清楚,呈淡蓝色。胞质量少,呈透明的天蓝色或深蓝色,绕于核周,有时在近核处浆色较淡,无颗粒或少许颗粒。根据颗粒的有无等特征将原粒细胞分为 I 型和 II 型,无颗粒者为 I 型原始粒细胞,有颗粒者为 II 型原始粒细胞。

2. 早幼粒细胞

早幼粒细胞的胞体直径为 12~25μm,较原始粒细胞大,呈圆形或椭圆形,有时可见伪状突起。胞核大,呈圆形、椭圆形或一侧凹陷,核常偏一侧,或位于中央。核染色质开始聚集,较原始粒细胞粗。核仁清晰可见,有时核仁模糊。胞质量多或较多,呈淡蓝色或深蓝色;胞质内含数量不等、大小不一、形态不一的紫蓝色非特异性颗粒(又称嗜天青颗粒或 A 颗粒),其颗粒分布不均匀,常在近核一侧先出现,有时核上有覆盖。有时,在早幼粒细胞中央近核处有高尔基小体发育的透明区,呈淡蓝色或无色。

3. 中幼粒细胞

(1)中性中幼粒细胞。胞体直径为 10~20μm,呈圆形。胞核呈椭圆形,一侧开始为扁平或凹陷,其凹陷程度与假设圆形核直径的比值常小于1/2,核常偏于一侧,呈紫红色,占胞体的 1/2~2/3。染色质聚集如索块状,常无核仁。胞质量多,呈淡红色或淡蓝色,内含中等量、细小、大小一致的颗粒和分布均匀的淡紫色或淡红色的中性颗粒。

(2)嗜酸性中幼粒细胞。胞体直径 15~20μm,较中性中幼粒细胞略大,呈圆形。胞核与中性中幼粒细胞相似。胞质内常有粗大、大小一致的圆形，排列紧密，呈橘红色，有立体感及折光性的嗜酸性颗粒，如石榴籽状。有时嗜酸性颗粒呈暗黄色或褐色，有时含有黑色颗粒，似嗜碱性颗粒，这种嗜酸性中幼粒细胞又被称为双染性嗜酸性粒细胞。

(3) 嗜碱性中幼粒细胞。胞体直径为 $10\sim15\mu m$，较中性中幼粒细胞略小。胞核呈椭圆形，轮廓不清晰。核染色质较模糊。胞质及核上含有数量不多、粗大、大小不等、形态不一、排列凌乱、深黑色或紫色的嗜碱性颗粒。

4. 晚幼粒细胞

(1) 中性晚幼粒细胞。胞体直径为 $10\sim16\mu m$，胞核明显凹陷呈肾形、马蹄形、半月形，其核凹陷的程度与假设核的核直径之比为 $1/2\sim3/4$，胞核常偏于一侧。核染色质粗糙呈小块，出现副染色质。核仁消失，胞浆量多，呈浅红色，充满中性颗粒。

(2) 嗜酸性晚幼粒细胞。胞体直径为 $10\sim16\mu m$，呈圆形。胞浆中充满嗜酸性颗粒，有时可见深褐色嗜碱性颗粒，其余同中性晚幼粒细胞。

(3) 嗜碱性晚幼粒细胞。胞体直径为 $10\sim14\mu m$，呈圆形。胞核明显凹陷呈肾形，轮廓不清晰。胞质内及核上有少量嗜碱性颗粒，胞质显红色。

5. 杆状核粒细胞

(1) 中性杆状核粒细胞。胞体直径为 $10\sim15\mu m$，呈圆形，凹陷程度与假设圆形核直径的比值常大于 $1/2$，呈弯曲且粗细均匀的带状，也可见 S 形、U 形或 E 形。核染色粗糙，呈块状，副染色质明显透亮，核两端钝圆，呈深红色。胞浆内充满中性颗粒。

(2) 嗜酸性杆状粒细胞。胞体直径为 $11\sim16\mu m$，呈圆形。胞核与中性杆状粒细胞相似。胞浆内充满嗜酸性颗粒。

(3) 嗜碱性杆状粒细胞。胞体直径为 $10\sim12\mu m$，呈圆形。胞核呈模糊杆状。胞浆内有少许嗜碱性颗粒。

6. 分叶核粒细胞

(1) 中性分叶核粒细胞。胞体直径为 $10\sim14\mu m$，呈圆形。胞核呈分叶状，有 $2\sim5$ 个叶，叶与叶之间有细丝相连，有时断开，有时核分叶交叠在一起，致使连接的核丝被隐蔽，这使核常有粗而明显的切痕。核染色质呈较多小块，为深紫红色，副染色质明显。胞浆丰富，呈淡红色，浆内充满中性颗粒。

(2) 嗜酸性分叶核粒细胞。胞体直径为 $11\sim16\mu m$，呈圆形。胞核多分为 2 叶，浆内充满嗜酸性颗粒。

(3) 嗜碱性分叶核粒细胞。胞体直径为 $10\sim12\mu m$，呈圆形。胞核分为 $3\sim4$ 叶或分叶不明显，浆内有少许嗜碱性颗粒，胞浆显红色。

(二) 红细胞系统

1. 原红细胞

胞体直径为 $15\sim25\mu m$，呈圆形或椭圆形，边缘常有瘤状突起。胞核呈圆形，居中或偏离一侧。核染色质呈紫橙红色颗粒状。核仁为1~3个，大小不一，核染蓝色，边界不清晰。胞质少，呈深蓝色且不透明，有海蓝感或海绵蓝感，在核的周围常形成淡染色区。胞质无颗粒，但由于核糖核酸丰富，自行积聚而呈蓝色假颗粒状。

2. 早幼红细胞

胞体直径为10~18μm，呈圆形或椭圆形，胞核呈圆形，居中或偏离一侧。核染色质浓集呈粗紫颗粒状甚至小块状，核仁模糊或消失。胞质量多，为不透明的蓝色或深蓝色，无颗粒，有瘤状突起，可见核周淡染。

3. 中幼红细胞

胞体直径为8~15μm，呈圆形或椭圆形。胞核呈圆形，居中或偏离一侧。核染色质浓集呈深紫红色索状甚至小块状，副染色质明显，较透亮，有碎墨砚感，核仁消失。胞质量多，无颗粒，由于血红蛋白增多而嗜碱性物质减少，胞浆呈不同程度的嗜多色性。

4. 红细胞

胞体平均直径为7.2μm，呈圆形，两面微呈凹盘状，无核，胞质呈淡红色，中央因厚度比边缘小故呈淡染状。

(三) 单核细胞系统

单核细胞包括原单核细胞、幼单核细胞、单核细胞。单核细胞系统与其他细胞相比，常具有以下特点：胞体大，形态不规则，核染色质疏松，胞浆量较多，有空泡和细小颗粒等特点，呈灰蓝色或淡红色。

1. 原单核细胞

胞体直径为14~25μm，呈圆形、椭圆形或不规则，有扭曲和折叠，有时有伪足。胞核呈圆形，稍凹陷或不规则，可有折叠、扭曲。核染色质纤细、疏松，呈细网状，为淡紫红色。核仁为1~3个，大而清晰。胞质较其他原始细胞多，呈灰蓝色或淡蓝色，不透明，为毛玻璃状，可有空泡，颗粒有或少许。

2. 幼单核细胞

胞体直径为15~25μm，呈圆形、椭圆形或不规则，有时有伪足。胞核凹陷或不规则，可有折叠、切迹。核染色质开始聚集成细网状，核仁有或消失。胞质较多，呈灰蓝色或淡蓝色，不透明，可见空泡和细小紫红色的嗜天青颗粒。

3. 单核细胞

胞体直径为12~20μm，呈圆形、椭圆形或不规则，有时有伪足。胞核凹陷或不规则，常呈肾形、大肠形、马蹄形、S形、分叶形、笔架形等。核染色质疏松，可有条索状，小块状。核仁消失，胞质较多，呈灰蓝色或淡蓝色，不透明，可见空泡和细小的紫红色嗜天青颗粒。胞质较多，呈灰蓝色或淡红色，半透明，可见空泡和分布均匀的细小紫红色的嗜天青颗粒。

(四)淋巴细胞系统

1. 原淋巴细胞

胞体直径为 10~18μm,呈圆形或类圆形。胞核呈圆形或类圆形,核膜浓厚。核染色质细致呈颗粒状。核仁 1~2 个,清晰,染成淡蓝色,质少。胞质少,呈淡蓝色,透明,无颗粒,近核处有一透明区。

2. 幼淋巴细胞

胞体直径为 10~18μm,呈圆形或类圆形。胞核呈圆形或类圆形,有时凹陷,核仁模糊或消失,核染色质较原淋巴粗。胞质少,淡蓝色,透明,偶有少许深染的紫红色嗜天青颗粒。

3. 淋巴细胞

(1) 大淋巴细胞的胞体直径为 12~15μm,呈圆形或类圆形。胞核呈椭圆形,常偏一侧。核染色质较紧密而均匀,染成深紫红色。有时可见假核仁,胞质多,呈清澈的淡蓝色,常为少许红色嗜天青颗粒。

(2) 小淋巴细胞的胞体直径为 6~9μm,呈圆形、类圆形或蝌蚪形。胞核类圆形或有小切迹。核染色质紧密呈块状,染成深紫红色。可见核仁消失,胞质极少,呈淡蓝色,可有胞质突起。

(五)浆细胞系统

浆细胞和其他细胞相比,常具有质量多、泡沫感、核旁有淡染区、核圆、偏位等细胞特点,呈深蓝色。

1. 原浆细胞

胞体直径为 15~25μm,呈圆形或椭圆形。胞核呈圆形,占胞体的 2/3 以上,偏位或居中。核染色质呈粗颗粒网状,染成紫红色,核仁 2~5 个。胞质量多,深蓝色,不透明,核旁有淡染区,无颗粒及空泡。

2. 幼浆细胞

胞体直径为 12~16μm,呈圆形、椭圆形。胞核呈圆形,偏位。核染色质较原浆细胞略粗,染成深紫红色,核仁模糊或无。胞质量丰富,深蓝色,不透明,核旁有半月形淡染区,偶有少许红色嗜天青颗粒。

3. 浆细胞

胞体大小不一,直径为 8~15μm,呈圆形或椭圆形。胞核呈圆形,体积占胞体的 1/3 以下,偏位或居中。核染色质聚集呈块状,副染色质染成淡红色,形似龟背状,少数呈车轮状,无核仁。胞浆丰富,呈深蓝色,不透明,有泡沫感。有时胞浆内有红色(分泌的黏蛋白或免疫球蛋白),核旁有半月形淡染区,偶有少许红色嗜天青颗粒。

(六)巨核细胞系统

1. 原巨核细胞

胞体直径为 15~30μm，呈圆形或不规则形。胞核较大，呈圆形或不规则，常有凹陷、折叠，胞核一般 1~2 个。核染色质粗糙，排列紧密，分布不均匀，染成紫红色。核仁 2~3 个，常不清晰，呈淡蓝色。胞质量较少，呈深蓝色，周边深染，无颗粒，常可见指状胞质突起，细胞周边可有血小板附着。

2. 幼巨核细胞

胞体直径为 30~50μm，呈不规则形。胞核较大，呈圆形或不规则形，常有凹陷折叠，呈肾形或分叶状，有时有多核。核染色质为粗颗粒状或小块，排列紧密。核仁常无，胞质丰富，呈深蓝色或淡蓝色，近核处出现少许淡紫红色颗粒而使胞浆呈淡红色。常可见伪足突起，细胞周边可有血小板附着。

3. 颗粒型巨核细胞

胞体直径为 40~70μm，有的达 100μm 之多，呈不规则形。胞膜完整，胞核大、不规则，核分叶后常有凹陷、折叠，有时有多核。核染色质呈粗块或条索状。核仁常无，胞质极丰富，充满大量细小的紫红色颗粒使胞浆呈淡红色或杂有蓝色。早期细胞的边缘有狭窄的透明区，形成外浆，浆内充满颗粒，有时细胞周边可有血小板附着。

4. 产血小板型巨核细胞

胞体直径为 40~70μm，有的达 100μm 之多，呈不规则形。胞核巨大、不规则，核分叶后常有凹陷、折叠，有时有多核。核染色质呈粗块或条索状。胞质极丰富，呈淡红色，形成外浆，浆内颗粒可聚集成簇。胞膜不清晰，多有伪足，细胞内外侧可有血小板聚集附着。

5. 裸核型巨核细胞

胞核同产血小板型巨核细胞，胞质无或少许。

6. 血小板

胞体直径为 2~4μm，呈星状、圆形、椭圆形、逗点状或不规则形。无胞核，胞质呈淡蓝色或淡红色，中心部位有细小、分布均匀的紫红色颗粒。有时巨大血小板易被误认为有核细胞。

(七)其他细胞

1. 组织嗜碱性粒细胞

组织嗜碱性粒细胞又称肥大细胞，其胞体直径为 12~25μm，呈圆形、椭圆形、菱形、多角形、逗点状或不规则形。胞核较小，常被颗粒覆盖，核染色质模糊。胞质丰富，充满粗大、排列紧密、大小一致的深蓝紫色嗜碱性颗粒，染色时可被溶解成空泡。有的组织嗜碱性粒细胞的嗜碱颗粒排列紧密，覆盖在核上，使细胞核难以辨认，被误为异物。

2. 内皮细胞

内皮细胞的胞体直径为 25~30μm,呈不规则形,多为菱形、多尾形、圆形、椭圆形或不规则形。核染色质呈网状,多无核仁。胞质少,分布于细胞的一端或两端,呈蓝紫色或淡红色,有时有紫红色颗粒。

3. 纤维细胞

纤维细胞为骨髓中最大的多核细胞之一。此种细胞黏稠,涂片时可被拉成丝条状,胞体直径200μm以上,呈不规则形,常有多个至数十个、大小形态完全相同的圆形或椭圆形的胞核。核染色质粗或粗网状,核仁1~2个。胞浆很丰富,呈淡蓝色,分布于细胞两端。胞质内含有纤维网状物、浅红色颗粒及少许嗜天青颗粒。成熟者为单个核的纤维细胞,直径为30~60μm以上,周边不整齐,呈撕扯状。胞质内含有极丰富的淡蓝色,内含粉红色丝状物和细小颗粒。核染色质呈粗网状,无核仁或模糊。

4. 成骨细胞

成骨细胞的胞体较大,胞体直径为 20~40μm,常为椭圆形或不规则形,多为成簇分布,有时单个存在,胞体边缘清晰或呈模糊的云雾状。胞核呈圆形或椭圆形,常偏位。核染色质呈粗颗粒网状,有1~3个核仁染成较清晰的淡蓝色。胞浆丰富,为深蓝色或淡蓝色,常有空泡,离核较远处常有椭圆形淡染区,偶见少许嗜天青颗粒。

5. 脂肪细胞

脂肪细胞是网状细胞或组织细胞摄取脂肪滴形成的。胞体较大,直径为 30~50μm,呈圆形或椭圆形,胞膜极易破裂,边缘不整齐。胞核较小,形态不规则,常被挤在一边,核染色质致密,无核仁。胞质内充满大量大小不一的脂肪空泡,起初为小脂肪空泡,以后逐渐变大,最后融合为大脂肪空泡,中间有网状细丝,在核旁呈多色性。

6. 组织细胞

组织细胞的胞体大小不一,为长椭圆形或不规则形,长轴可达 20~50μm 甚至以上,边缘不整齐,呈撕扯状。胞核呈圆形或椭圆形。核染色质为粗网状,常有1~2个较清晰的蓝色核仁。胞浆丰富,呈深蓝色或淡蓝色,内有许多嗜天青颗粒及吞噬的色素颗粒、脂肪滴、血细胞、细菌等。

7. 吞噬细胞

吞噬细胞不是一种独立的细胞,而是胞体内含有吞噬物的一组细胞的总和,具有吞噬功能的细胞有单核细胞、组织细胞、粒细胞、血管内皮细胞、纤维细胞等。吞噬细胞的形态并不一致,由吞噬物的类型及吞噬物的多少而定。其胞核呈圆形、椭圆形或不规则形,一般有1个核,有时为双核,常被挤压至一侧。核染色质疏松,核仁有或无。胞质多少不一,呈淡蓝色或淡红色,有空泡、色素、颗粒、有核细胞、红细胞、血小板、炭核、细菌等。

8. 退化细胞

退化细胞多数是推片时人为造成的。

(1) 涂抹细胞。其大小不一,常有1个退化的核,无胞质,胞核肿胀、核结构常模糊不清,染成均匀淡紫红色,有的可见核仁。由于推片易拉成扫帚状,形如竹篮,故为篮细胞。

(2) Ferrata 细胞。Ferrata 细胞为晚期早幼粒细胞推散所致的退化细胞。胞体大,胞膜破裂,边缘不整齐,细胞扁平而无立体感。胞核较大,呈卵圆形。核染色质呈粗网状,着色较淡,常可见核膜不完整。胞浆呈淡蓝色,其间散在许多嗜天青颗粒,呈堆散在分布。有人将破坏的嗜酸性粒细胞称之为 Ferrata 细胞。

二、血象检查

为造血系统疾病时,血象中的细胞数量、形态、功能等会发生变化,因此血象检验与骨髓象检验是最为密切的。临床上,初诊和复诊的患者做骨髓检查时均应做血片检查。这里介绍血象检查中的细胞形态学检查。

(一) 血片检查步骤与内容

1. 血片瑞氏染色
2. 计数与分类

计数、分类一定数量(至少100个)的有核细胞同时要注意各种细胞的类别形态(包括红细胞、血小板的形态),并且全面观察其他部位的细胞。血片观察如下。

(1) 粒细胞系统。观察各期粒细胞的数量及形态(包括胞体、胞核及胞质),注意有无幼稚细胞、原粒细胞、棒状小体,粒细胞的中毒改变、核分叶状况、巨幼变等。

(2) 红细胞系统。观察成熟红细胞的大小、形态、淡染区、色泽、内含物,注意有无幼红细胞、环形红细胞、多色红细胞、嗜碱性点彩红细胞、豪周小体、卡波环等。

(3) 淋巴细胞系统。观察成熟淋巴细胞的数量及形态,注意有无幼稚细胞、异型淋巴细胞等。

(4) 浆细胞系统。观察成熟细胞的数量及形态,注意有无幼稚细胞及胞浆内小体颗粒等。

(5) 单核细胞系统。观察成熟单核细胞的数量及形态,注意有无幼稚细胞及胞浆内小体颗粒等。

(6) 巨核细胞系统。观察血小板的数量、大小、形态、颗粒、聚集性、浆色等形态学特征,有无大血小板、巨大血小板、畸形、巨核细胞等。

(7) 注意血片内有无寄生虫、恶性肿瘤及恶性淋巴瘤细胞等异常细胞。

(二) 血片检查的重要性

不同的血液疾病、血象及骨髓象存在着相同和不同之处。因此,观察血片对骨髓细胞学检查有鉴别意义,二者的关系有五个方面。

1. 骨髓相似而血象有区别

如溶血性贫血、缺铁性贫血和急性失血的骨髓象非常相近,但血象却不同。某些恶性肿瘤所致的类白血病反应,其骨髓象与血象相近,且与慢性粒细胞白血病(CML)相近,但血象中的粒细胞增多不如慢性粒细胞白血病显著;神经母细胞瘤骨转移时,骨髓显示弥漫性瘤细胞增多,与急性粒细胞白血病相似,但前者血象中中性粒细胞增多伴左移,后者白细胞增多伴原始粒细胞及早幼粒细胞增多。

2. 骨髓象变化有区别而血象相似

如传染性单核细胞增多症(IM)和慢性淋巴细胞白血病,血象皆有小淋巴细胞增多,但 IM 骨髓象中淋巴细胞稍增多,而慢淋骨髓中淋巴细胞明显增多。

3. 骨髓象不显著而血象显著

如 IM 骨髓象中异性淋巴细胞增多不如血象中明显。

4. 骨髓象显著而血象不显著

如从多发性骨髓瘤(MM)、戈谢病、尼曼-皮克病等的骨髓象分别看到特异性病理细胞,但血象中很难看到。

5. 骨髓象细胞难辨认而血象细胞较易辨认

血象中细胞来源于骨髓,因此血象中的白血病细胞分化程度较骨髓好,易于辨认,故结合血象对于白血病的诊断分型有帮助。

三、骨髓检查

骨髓细胞可通过多种手段检查,如细胞形态学、细胞生化学、细胞免疫学、细胞遗传学等。而细胞形态学可有普通光学显微镜、相差显微镜、透射电镜、扫描电镜、荧光显微镜等检查手段。其中普通光学显微镜是最实用的一种,通过对骨髓细胞的检查可以了解骨髓中各种细胞的数量、形态有无异常等,从而协助疾病的诊断及判断预后。骨髓检查包括常规检查(细胞分类)、特殊检查(细胞化学染色检查)。此处介绍常规细胞形态学检查。

(1) 骨髓标本的采集。由临床医师选择穿刺部位进行操作。

(2) 骨髓片制作。由于骨髓液容易凝固,因此必须立即制作骨髓片,方法同血片的制作。

(3) 骨髓片染色(瑞氏染色)。

(4) 骨髓细胞的显微镜形态学检查

1) 判断骨髓取材的质量。骨髓小粒的多少、油滴、有无稀释、髓片的薄厚、染色效果等。

2）骨髓有核细胞的增生程度。骨髓中有核细胞的多少可反映骨髓的增生程度。一般按五级分类，即为：增生极度活跃；增生明显活跃；增生活跃；增生降低和增生极度降低。

3）巨核细胞计数分类。由于巨核细胞大，全片数目少，故巨核细胞计数是在低倍镜下完成的。巨核细胞分类应在高倍镜下进行。

4）全片观察有无形态异常的细胞，特别要在片尾部观察有无骨髓瘤细胞、恶性组织细胞、淋巴瘤细胞、戈谢细胞、尼曼－皮克细胞、神经母细胞瘤细胞等。

5）观察各系细胞的形态有无病理改变，并计数200个以上有核细胞，列出分类积分表。细胞形态的观察主要注意以下内容。

a. 粒细胞系统。增生程度、占有核细胞的比值、各期粒细胞的大小、形态、核染色质结构、核仁（包括大小、数量、颜色和清晰度）、核形、核浆发育平衡度、胞浆量及内含物（如颗粒、空泡、棒状小体、杜勒小体等）。

b. 红细胞系统。增生程度、占有核细胞的比值、各期红细胞的大小、形态、核染色质结构、核仁、核形、胞质量、浆色；有无畸形核、多核、核碎裂、核固缩；核浆发育平衡度；幼红细胞岛、豪周小体、卡波氏小体、嗜碱性点彩、网织红细胞、嗜多色红细胞、大红细胞、小红细胞、靶形红细胞、球形红细胞、镰刀形红细胞、口形红细胞、泪滴形红细胞、红细胞内外有无寄生虫等。

c. 单核细胞系统。增生程度、占有核细胞的比值、各期单核细胞的大小、形态、核染色质结构、核仁（包括大小、数量、颜色和清晰度）、核形、核浆发育平衡度；胞浆量、胞浆颜色及内含物（如颗粒、空泡、有无畸形、有无单核原幼细胞和棒状小体等）。

d. 淋巴细胞系统。增生程度、占有核细胞的比值、各期单核细胞的大小、形态、核染色质结构、核仁（包括大小、数量、颜色和清晰度）、核形、胞浆量及颗粒、胞浆颜色；有无原淋巴细胞、幼淋巴细胞、异型淋巴细胞等。

e. 浆细胞系统。增生程度、占有核细胞的比值、各期单核细胞的大小、形态、核染色质结构、核仁、胞浆量及颗粒、胞浆颜色、空泡、有无拉塞尔小体、Mott细胞、火焰细胞等。

f. 巨核细胞系统。全片巨核细胞数量；分类一定数目巨核细胞中各类及各阶段巨核细胞的比例；巨核细胞的大小、形态、核形、核染色质、核仁、胞浆量、颗粒等；有无空泡、微小巨核细胞、小巨核细胞、单核巨核细胞、多核巨核细胞、分叶过多巨核细胞等；有无血小板的数量、形态、大小、聚集、畸形、巨大等。

g. 其他细胞。如退化细胞、肥大细胞、组织细胞、吞噬细胞、成骨细胞、破骨细胞、内皮细胞、核分裂象细胞等变化。

h. 骨髓小粒结构。如核细胞量、有核细胞类型、油滴等。

i. 有无寄生虫（如疟原虫）、恶性组织细胞、恶性淋巴瘤细胞、戈谢细胞、尼曼－皮克细胞、转移癌（瘤）细胞等。

j. 对于细胞形态不明确者，做细胞化学染色及细胞表面 CD 检查。

(5)计算结果及骨髓象、血象特征性描写。

(6)填写诊断报告书。根据骨髓象、血象、细胞化学染色、临床表现及相关检查，诊断出符合事实的临床需要的报告。骨髓诊断报告可分以下五种。

1)肯定性诊断。骨髓呈特异性变化，如各种白血病、巨幼性贫血、多发性骨髓瘤、骨髓转移癌、尼曼-皮克病、寄生虫病等。

2)支持性诊断。血象、骨髓象有形态变化，可解释临床表现如缺铁性贫血、再生障碍性贫血、溶血性贫血等，同时建议做相应检查。

3)可疑性诊断。骨髓象有部分变化或出现少量异常细胞，临床表现又不典型，可能为某种疾病的早期或前期或不典型期病例，如难治性贫血等，要结合临床、做相应的检查，并动态观察。

4)排除性诊断。如临床上为怀疑某种血液病，血象及骨髓象不符合可以排除者，报告可排除某种血液病。

5)形态学描写。骨髓象有些变化，但提不出上述性质的诊断意见，可简述其形态学检查的主要特征，并建议动态观察及可能进一步检查的建议。

四、骨髓象分析

(一)骨髓有核细胞增生程度

1. 增生极度活跃

反映骨髓造血功能亢进，常见于各种急性白血病、慢性粒细胞白血病、淋巴细胞瘤等。

2. 增生明显活跃

反映骨髓造血功能旺盛，常见于缺铁性贫血、巨幼细胞贫血、溶血性贫血、失血性贫血、原发性血小板减少性紫癜、骨髓增生异常综合征、慢性淋巴细胞白血病、类白血病及化疗后恢复期。

3. 增生活跃

反映骨髓造血功能基本正常，见于正常骨髓象、传染性单核细胞增多症、不典型性再生障碍性贫血、多发性骨髓瘤、骨髓造血功能较差的贫血等。

4. 增生减少

反映骨髓造血功能降低，见于再生障碍性贫血、阵发性睡眠性血红蛋白尿、骨髓增生低下、低增生白血病、骨髓纤维化、化学治疗后、标本稀释等。

5. 增生极度减少

反映骨髓造血功能衰竭，见于再生障碍性贫血、低增生白血病、骨髓纤维化、化学治疗后、标本稀释等。

(二)血细胞数量的改变

1. 粒红细胞比值的改变

(1)粒红细胞比值增加。由粒细胞过多和幼红细胞减少所致,见于各种粒细胞白血病、类白血病、纯红细胞再生障碍性贫血等。

(2)粒红细胞比值正常。由粒细胞和幼红细胞比例正常或同时减少或增多所致,见于正常骨髓象、多发性骨髓瘤、再生障碍性贫血、传染性单核细胞增多症、原发性血小板减少性紫癜、骨髓增生异常综合征、骨髓纤维化等。

(3)粒红细胞比值下降。由粒细胞减少和幼红细胞增多所致,见于粒细胞减少症、巨幼细胞贫血、溶血性贫血、急性红白血病、慢性红白病、真性红细胞增多症、急性失血等。

2. 粒细胞数量的改变

(1)粒细胞增多

1)以原粒细胞增多为主。见于急性粒细胞白血病(原始粒细胞≥30%)、慢性粒细胞白血病急性变(原始粒细胞≥20%)、急性粒-单核细胞白血病。

2)以早幼粒细胞增生为主。见于急性早幼粒细胞白血病(颗粒增多的早幼粒细胞≥30%)、慢性粒细胞缺乏症恢复期、早幼粒细胞型类白血病反应。

3)以中幼粒细胞增生为主。见于急性粒细胞白血病 M2b 型、慢性粒细胞白血病、粒细胞型类白血病反应。

4)以中性粒、晚幼粒、杆状粒细胞增多为主。见于慢性粒细胞白血病、粒细胞型类白血病反应、汞中毒、洋地黄中毒、烧伤、急性失血、大手术后等。

5)嗜酸性粒细胞增多。见于变态反应性疾病、寄生虫感染、嗜酸性粒细胞白血病、慢性粒细胞白血病(急性变期、慢性期)、恶性淋巴瘤、嗜酸性肉芽肿、家族型嗜酸性粒细胞增多症等。

6)嗜碱性粒细胞增多。见于慢性粒细胞白血病(急性变期、慢性期)、嗜碱性粒细胞白血病、放射线反应等。

(2)粒细胞减少

见于粒细胞缺乏症、再生障碍性贫血、急性造血停滞等。

3. 红细胞数量的改变

(1)红细胞增多

1)以原红细胞和早幼红细胞增多为主。见于急性红血病、急性红白血病。

2)以中幼红细胞增多和晚幼红细胞增多为主。见于溶血性贫血、急性失血、原发性血小板减少性紫癜急性期、真性红细胞增多症、铅中毒、红血病等。

3)巨幼红细胞或巨幼样红细胞增多。见于巨幼红细胞贫血、急性红血病、急性红白血病、骨髓增生异常综合征、白血病化学治疗后、铁粒幼细胞贫血等。

4）铁粒幼细胞增多。见于铁粒幼细胞贫血、骨髓增生异常综合征。

（2）红细胞减少

纯红细胞再生障碍性贫血、急性白血病、慢性白血病、化学治疗后等。

4. 巨核细胞数量的改变

（1）巨核细胞增多。见于骨髓增生性疾病（包括真性红细胞增多症、慢性粒细胞白血病、骨髓纤维化等）、急性巨核细胞白血病、全髓白血病、原发性血小板减少性紫癜、Evens综合征、脾功能亢进、急性大出血、急性血管内溶血等。

（2）巨核细胞减少。见于各种急慢性白血病、再生障碍性贫血、化疗后及纯巨核细胞再障。

5. 单核细胞数量的改变

（1）以原始及幼单核细胞增多为主。见于急性发病、慢性粒细胞白血病急单变、急性粒-单核细胞白血病等。

（2）以成熟单核细胞增多为主。见于慢性单细胞白血病、慢性粒单细胞白血病、单核细胞型类白血病反应、某些感染等。

6. 淋巴细胞数量的改变

（1）以原始及幼稚淋巴细胞增多为主。见于急性淋巴细胞白血病、淋巴瘤白血病、慢性粒细胞白血病急淋变、慢性淋巴细胞白血病急变等。

（2）以成熟淋巴细胞增多为主。见于慢性淋巴细胞白血病、再生障碍性贫血、淋巴细胞类白血病反应、传染性单核细胞增多症、其他病毒感染、巨球蛋白血症等。

7. 其他血细胞数量的改变

（1）浆细胞增多。见于多发性骨髓瘤、浆细胞白血病、淋巴瘤、肝硬化、过敏性疾病、再生障碍性贫血、巨球蛋白血症、寄生虫感染、慢性细菌性感染等。

（2）组织细胞增多。见于恶性组织细胞病、感染性疾病、恶性贫血、真性红细胞增多症、多发性骨髓瘤、原发性血小板减少性紫癜、戈谢病等。

（三）血细胞形态改变

在病理情况下，各系统、各阶段的血细胞形态，包括胞体、胞核、胞质等方面都会出现异常改变。

1. 胞体异常

（1）大小异常。大小比同期细胞明显增大或缩小。如巨幼红细胞，直径为 $22\sim28\mu m$，见于巨幼红细胞性贫血、红白血病、急性造血功能停滞；小型原始红细胞，直径为 $10\sim12\mu m$，见于缺铁性贫血及感染；巨大原始粒细胞，直径为 $17\sim22\mu m$，见于急性粒细胞白血病；小型原始粒细胞，直径为 $8\sim12\mu m$，与淋巴细胞相似，见于急性粒细胞白血病等。

(2)形态异常。幼稚细胞形态畸形显著,有不规则、多形性、瘤状突起,如幼单核细胞、原始粒细胞、恶性组织细胞、成熟红细胞,如红细胞的椭圆形、球形、口形、靶形、镰刀形、泪滴形、盔形、碎解形、不规则形等形态异常。

2. 胞核异常

(1)数目异常。正常时单核细胞在异常时变为双核及多核,见于各种白血病等。

(2)形态异常。奇形怪状,极不规则,可出现凹陷、分叶、切迹、折叠、笔架形、S形、W形、V形、肾形等,见于白血病细胞、异常组织细胞病等。各阶段红细胞的胞核本为圆形,异常时变为分叶或不规则状(如晚幼红细胞核呈花瓣状)。中性粒细胞核分叶困难,出现粗杆状、花生状或眼镜状异常。

(3)核染色质异常。可表现为核染色质疏松、粗糙,如巨幼红细胞、类巨幼红细胞等。

(4)核仁异常。大小不一、数目增多、色泽改变等,见于急性白血病的原始细胞、恶性组织细胞病的异常细胞。

(5)异常核分裂。正常血细胞核分裂数目为 0.1% ~ 0.2% ,在白血病细胞、异常组织细胞中易见异常核分裂,即分裂体大小不等、数目多少不一、形态不规则、排列紊乱等。

3. 胞质异常

(1)胞质量异常。较正常血细胞减少或增多。

(2)内容物异常。出现 Auer 小体、Döhle 小体、中毒空泡、Chediak – Higashi 畸形、Alder – Reilly 畸形及 May – Hegglin 畸形、卡波环、豪周小体、嗜碱性点彩、变性珠蛋白、浆细胞内拉塞尔小体等。

(3)着色异常。如成熟红细胞出现嗜多色性红细胞、嗜碱性红细胞、高色素大红细胞及低色素小红细胞,常见于溶血性贫血、巨幼细胞贫血、缺铁性贫血。

(4)颗粒异常。颗粒大小异常、增多或减少,如早幼粒细胞白血病细胞的天青胺蓝颗粒明显增多、部分巨幼细胞贫血者出现中晚幼粒细胞颗粒减少。

(5)内外质现象。指胞质内外发育不平衡,在色泽、颗粒大小及分布方面有明显的差别,见于白血病细胞。

4. 核质发育不平衡

核发育落后于胞质,即幼核老质;胞质发育落后于核的发育。见于白血病、巨幼红细胞贫血、缺铁性贫血等,在各系统各阶段均可见,巨核细胞白血病可见于产血小板的幼巨核细胞、先天性 pelegr – huët 异常等。

5. 特殊异常细胞

特殊异常细胞如 Reed – Sternberg 细胞、戈谢细胞、尼曼 – 皮克细胞、Mott 细胞等。

(袁倩倩 褚福第)

第二节　细胞化学染色检查

细胞化学染色是细胞学和化学相结合而形成的一门学科,它以细胞形态为基础,结合运用化学反应的原理对细胞内的各种化学物质(如酶类、糖、铁、蛋白质、核酸等)做定性、定位、半定量的分析。

细胞化学染色在临床上可用于以下方面。推断细胞的来源系列,借以分类白血病;病理情况下某种细胞化学成分的含量改变,如感染情况下粒细胞的碱性磷酸酶升高,而慢性粒细胞白血病降低等;观察疾病的治疗疗效及探讨发病机制,不同的细胞化学染色其步骤不同,但基本步骤如细胞的固定、显示、复染步骤相同。

1. 固定

为了保持细胞的原有结构及形态、化学物质不变,需要对细胞进行固定。选择合适的固定液,使细胞内的蛋白质、酶类、糖类等物质变为不溶性物质。固定方法有物理的和化学的,临床上一般用化学法固定。物理法包括干燥、火焰固定;化学法包括甲醛、乙醇、甲醇、丙酮等。

(1) 蒸汽固定。甲醛是一种常用的固定剂,甲醛极易挥发、氧化,故用40%的甲醛溶液在密闭的容器里血膜朝下5~10分钟,备用。

(2) 液体固定。将涂片浸在如甲醛、乙醇、甲醇、丙酮等溶液里3~5分钟,用蒸馏水冲洗,备用。

2. 显示

显示的过程就是通过化学染色剂的化学反应,最终在细胞体内外形成稳定有色显像的过程,通常有偶氮偶联法、联苯胺蓝法、普鲁士蓝法、过碘酸-雪夫反应及金属沉淀法。

(1) 偶氮偶联法。用含萘酚的底物,在相应的条件下释放出萘酚,萘酚与重氮盐结合,偶氮偶联出有色沉淀。重氮盐包括坚固紫蓝酱、坚固蓝B、六偶氮副品红等。可采用的染色法包括中性粒细胞碱性磷酸酶染色、特异性酯酶染色、非特异性酯酶染色、酸性磷酸酶染色等。

(2) 联苯胺蓝法。粒细胞和单核细胞中的过氧化物酶能分解氧化物氢释放出新生态氧,使无色的联苯胺氧化为有色的沉淀,如过氧化物染色。

(3) 普鲁士蓝法。细胞内外的铁与酸性亚铁氰化钾作用,生成蓝色沉淀,颜色如孔雀蓝色。

(4) 过碘酸-雪夫反应。过碘酸氧化细胞内糖类中的乙二醇醛酸、醛基与雪夫试剂作用,使无色品红生成红色沉淀物。

(5) 金属沉淀法。金属及金属化合物一般都有颜色,故形成的沉淀物为有色物质,如钙-钴法中性粒细胞碱性磷酸酶染色。

3. 复染

复染的目的在于使各种细胞及细胞的不同部位能显示出来,便于细致观察。复染物的颜色应与有色沉淀的颜色形成鲜明对比,既能显示细胞结构,又能显示细胞的化学染色,如铁染色常用中性红,过碘酸-雪夫反应常用甲基绿。对细胞核着色较好的有中性红、甲基绿、苏木精、坚固红、沙黄等,着色效果次之的有伊红、刚果红、光绿等。

由于细胞化学染色试剂实行规范化,均使用标准试剂盒,故这里只介绍各种细胞化学染色的原理、染色结果及临床意义。

一、过氧化物酶染色

1. 原理

过氧化物酶(POX)染色是粒细胞和部分单核细胞的溶酶体颗粒含有过氧化物酶能释放新生态的氧(H_2O_2),进而使四甲苯胺氧化成为蓝色联苯胺蓝(或者与亚铁氰化钠结合生成蓝色物质)沉淀于细胞之内。

2. 正常血细胞的染色反应

(1) 粒细胞系统。分化差的原始粒细胞为阴性;分化好的原始粒细胞至中性成熟粒细胞为阳性,随着细胞的成熟阳性反应逐渐增强。中性分叶核成熟粒细胞为强中性,分叶核成熟粒细胞为强阳性,但衰老的中性分叶核成熟粒细胞阳性程度减弱至阴性。嗜酸性粒细胞阳性最强,其阳性颗粒最大,有折光性;嗜碱性粒细胞单核细胞系统则多为阴性。

(2) 多数单核细胞系统的细胞呈阴性或弱阳性,阳性颗粒少而细小。

(3) 其他细胞。淋巴系统、红细胞系统及巨核细胞系统均为阴性;浆细胞及组织细胞呈阴性、吞噬细胞有的呈阳性。

3. 临床意义

过氧化物酶(POX)染色是辅助判断急性白血病细胞类型的首选、最重要的细胞化学染色。在观察细胞的 POX 染色前,要注意成熟粒细胞是否呈强阳性,以判断 POX 染色是否成功。

(1) 帮助鉴别急性白血病的类型

1) 为急性粒细胞白血病时,原始粒细胞为阳性,阳性颗粒较多、较粗大、常显局限性分布,但阴性也不能排除本病;急性淋巴细胞白血病时,原始淋巴细胞和幼淋巴细胞均阴性,但少数为阳性细胞,有人认为此为原粒细胞,故 FAB 分型规定急性淋巴细胞白血病其阳性率小于3%;急性单核细胞白血病时,原单核细胞为阴性,少数细胞为弱阳性,但阳性颗粒细小且弥漫分布。

2) 小型原始粒细胞和原始淋巴细胞不易区别,如果小型原始细胞的 POX 染色呈阳性反应,可确定为小型原始粒细胞。

3）急性早幼粒细胞白血病有时需与急性单核细胞白血病鉴别。如果白血病细胞呈过氧化物酶强阳性反应,应确定为急性早幼粒细胞白血病。

4）急性单核细胞白血病有时需与组织细胞白血病和恶性组织细胞病鉴别,组织细胞白血病和恶性组织细胞病细胞呈阴性反应,白血病幼单核细胞呈弱阳性反应。

(2) 成熟中性粒细胞的POX染色变化

1）活性升高。见于再生障碍性贫血、感染、急性淋巴细胞白血病和慢性淋巴细胞白血病。

2）活性降低。见于急性粒细胞白血病、慢性粒细胞白血病、急性单核细胞白血病、骨髓增生异常综合征、放射病和退化的中性粒细胞。

二、中性粒细胞碱性磷酸酶染色

1. 原理

中性粒细胞碱性磷酸酶(NAP)染色方法有Gomori钙钴法和Kaplow偶氮偶联法,因为钙钴法操作较为复杂,故多采用Kaplow偶氮偶联法。Kaplow偶氮偶联法的原理为成熟中性粒细胞碱性磷酸酶在pH9.6碱性环境中,能水解基质中的磷酸萘酚钠底物,释放出萘酚与重氮盐偶联,生成不溶性的有色沉淀,定位于细胞质酶的所在处。

2. 正常血细胞的染色反应

(1) NAP主要存在于中性粒细胞(包括杆状和分叶核中性粒细胞)中,呈阳性反应,其他细胞基本为阴性。

(2) 成熟中性粒细胞碱性磷酸酶积分计算。在油镜下,计数100个成熟中性粒细胞和杆状核中性粒细胞,分别记录积分0分、1分、2分、3分、4分,计算阳性细胞的阳性总分值。

3. 参考值

NAP积分正常值为35~70分。

4. 临床意义

(1) 生理变化

1）年龄变化。新生儿的NAP活性升高,随后下降。儿童各年龄大致相似,成人较儿童活性降低,老年期更低。

2）应急状态下变化。紧张、恐怖、激烈运动等NAP活性升高。

3）月经周期中的变化。经前期升高,行经后降低,经后期恢复。

4）妊娠期变化。妊娠2~3个月的NAP活性轻度升高,以后逐月升高,分娩时最高,产后恢复正常。

(2) 病理变化

1）NAP积分升高。见于细菌感染、再生障碍性贫血、某些骨髓增殖性疾病(慢性粒细胞白血病的急变期、骨髓纤维化、真性红细胞增多症、原发性血小板增多症)、急性淋巴细胞白血病、慢性淋巴细胞白血病、恶性淋巴瘤、骨髓转移癌、肾上腺糖皮质激素及雄性激素治疗后。

2) NAP 积分下降。见于慢性粒细胞白血病(慢性期)、陈旧性睡眠性血红蛋白尿、骨髓增生异常综合征、恶性组织细胞病等。

三、过碘酸-雪夫反应

1. 原理

过碘酸是氧化剂,使含有乙二醇基(-CHOH-CHOH)的多糖类物质(糖原、黏多糖、黏蛋白、糖蛋白及酯糖)氧化,形成双醛基(-CHO-CHO)。醛基与过碘酸-雪夫试剂中的无色品红结合,生成紫红色化合物,定位于含有多糖类的细胞内。

2. 正常细胞的染色反应

(1)粒细胞系统。分化差的原始粒细胞为阴性,分化好的原始粒细胞至中性分叶核粒细胞为阳性,并随着细胞的成熟度而增强。嗜酸性粒细胞的是酸性颗粒不着色,而颗粒间的胞质呈红色;嗜碱性粒细胞颗粒呈阳性,而颗粒之间胞质不着色。

(2)红细胞系统。幼红细胞及红细胞为阴性。

(3)单核细胞系统。分化差的原单核细胞为阴性,其他为阳性,其阳性颗粒呈细颗粒状,有时分布在细胞边缘的阳性颗粒较大。

(4)淋巴细胞系统。大多数淋巴细胞系统的细胞为阴性,少数淋巴细胞为阳性,阳性颗粒呈块状或粗颗粒状。

(5)巨核细胞系统。巨核细胞系统的细胞,包括血小板为阳性,阳性颗粒呈块状或粗颗粒状。

(6)其他细胞。浆细胞为阴性,少数为阳性,阳性颗粒呈细颗粒状;吞噬细胞为阳性,呈细颗粒状。

3. 临床意义

(1)红细胞系统疾病。红血病、红白血病、骨髓增生异常综合征中幼红细胞可为阳性(呈均匀的块状),有时幼红细胞阳性反应强,甚至红细胞也为阳性。在某些红细胞性疾病(如缺铁性贫血、地中海性贫血)中幼红细胞也可为阳性,且阳性率较高。巨幼细胞贫血、溶血性贫血、再生障碍性贫血等中幼红细胞也可为阴性,有时个别细胞为阳性。

(2)白细胞系统。主要用于鉴别急性白血病的类型,因为不同细胞类型的急性白血病其阳性反应可不同。为急性淋巴细胞白血病时,原淋巴细胞及幼淋巴细胞的阳性率升高,呈颗粒状或块状;为急性粒细胞白血病时,少数原粒细胞呈阳性,阳性呈细颗粒或均匀的红色;为急性单核细胞白血病时,原单核细胞和幼单核细胞可呈阳性,阳性呈细颗粒弥漫分布,有时胞质边缘处颗粒较粗大,慢性淋巴细胞白血病的阳性率升高,呈粗颗粒或块状;为恶性淋巴瘤时淋巴瘤细胞的阳性率升高,呈粗颗粒或块状。

（3）其他细胞。戈谢细胞呈强阳性,尼曼-皮克细胞呈阴性或阳性,巨核细胞呈阳性,Reed-Sternberg 细胞呈阴性或阳性,骨髓转移癌的腺癌细胞呈强阳性。

四、铁染色

1. 原理

在正常人的骨髓中铁主要存在于骨髓小粒和幼红细胞。骨髓中的铁在酸性环境下与亚铁氰化钾作用,生成普鲁士蓝色的亚铁氰化铁沉淀,定位于含铁部位。

2. 正常血细胞的染色反应

骨髓中的储存铁分为细胞内铁和细胞外铁。细胞外铁主要分布于骨髓小粒的吞噬细胞内;细胞内铁是指储存在中幼红细胞、晚幼红细胞及成熟红细胞中的铁(包括铁粒幼细胞、环形铁粒幼细胞及铁粒红细胞)。

（1）细胞外铁。根据观察,骨髓小粒中的铁蓝色可呈无、弥漫状、颗粒状、小珠状、块状,判断为(-)(+)(++)(+++)(++++)。

（2）细胞内铁。观察 100 个中幼及晚幼红细胞,计算出铁粒幼细胞的百分比。铁粒幼细胞是指胞质中出现蓝色颗粒的幼细胞,根据蓝色颗粒的多少及粗细分为Ⅰ型、Ⅱ型、Ⅲ型、Ⅳ型及环形铁粒幼红细胞。环形铁粒幼细胞是指幼红细胞胞质中的蓝色颗粒在 6 颗以上环绕核周 1/2 以上者。成熟红细胞中出现铁颗粒为铁粒红细胞。

3. 参考值

（1）细胞外铁。约 2/3 的人为(++),约 1/3 的人为(+)。

（2）细胞内铁。铁粒幼细胞阳性率为 19%~44%,以Ⅰ型为主,少数为Ⅱ型,无环形铁粒幼细胞及铁粒红细胞。

4. 临床意义

铁染色是临床应用广泛的细胞化学染色之一,由于铁易污染,故化学试剂和试验用器作除铁处理。

（1）缺铁性贫血。细胞内外铁明显降低或为无,因此铁染色是诊断本病的重要依据。

（2）铁粒幼细胞贫血。铁粒幼细胞增多,其中的环形铁粒幼细胞增多,有时可见铁粒红细胞,细胞外铁明显增多。

（3）骨髓增生异常综合征。伴环形铁粒幼细胞增多的难治性贫血,其中环形铁粒幼细胞大于 15%,细胞外铁也增加。

（4）非缺铁性贫血。溶血性贫血、巨幼细胞贫血、再生障碍性贫血、多次输血后、白血病等细胞内外铁正常或增加;感染、肝硬化、慢性肾炎、尿毒症、血色病等细胞外铁明显增加,而铁粒幼细胞减少。

五、酸性磷酸酶染色

1. 原理

酸性磷酸酶(ACP)存在于细胞溶酶体的颗粒中,有的细胞中酸性磷酸酶耐酒石酸,故抗酒石酸酸性磷酸酶染色有助于某些疾病的诊断及鉴别诊断。染色方法有偶氮偶联法和Gomori硫化钴法,以前者常用,两种方法原理如下。

(1)偶氮偶联法。血细胞中的酸性磷酸酶在酸性(pH5.0)条件下,能水解基质中的磷酸萘酚AS-BI,释放出萘酚AS-BI与基质液中的重氮盐偶联,形成不溶性有色沉淀,定位于胞质。本实验用的重氮盐为六偶氮副品红,故沉淀为红色。

(2)抗酒石酸酸性磷酸酶染色。用相同的方法制备两份基质液,一份加入L-酒石酸,另一份不加。取两张标本涂片,分别用不同的基质液做酸性磷酸酶染色,如果血细胞内的酸性磷酸酶耐L-酒石酸,两张标本涂片均阳性;如不耐L-酒石酸,不加L-酒石酸者阳性,加L-酒石酸者阴性反应。

2. 正常血细胞的染色反应

粒细胞、单核细胞、淋巴细胞、巨核细胞、血小板、浆细胞、吞噬细胞呈阳性。

3. 临床意义

临床酸性磷酸酶(ACP)染色应用较少,主要用于多毛细胞白血病的诊断和脂质代谢障碍性疾病的鉴别。

(1)多毛细胞白血病。毛细胞呈强阳性,阳性反应不被L-酒石酸抑制。慢性淋巴细胞白血病的淋巴细胞和恶性淋巴瘤ACP染色也为阳性,但可被L-酒石酸抑制呈阴性。

(2)鉴别戈谢细胞和尼曼-皮克细胞。戈谢细胞呈阳性,尼曼-皮克细胞呈阴性。

(3)鉴别T淋巴细胞B淋巴细胞。T淋巴细胞呈阳性,B淋巴细胞呈阴性。

六、α-醋酸萘酚酯酶染色

1. 原理

血细胞内的α-醋酸萘酚酯酶(α-NAE)在pH中性条件下水解基质溶液中的α-醋酸萘酚,释放出α-萘酚,进而与基质中的重氮盐偶联,生成有色沉淀物,定位于细胞质含此酶的部位。本实验用重氮盐为坚固蓝B,故沉淀为棕黑色或灰黑色。

2. 正常细胞的染色反应

(1)单核细胞系统。分化差的原单核细胞为阴性,分化好的原单核细胞为强阳性,幼单核细胞和成熟单核细胞为阳性。单核细胞的阳性反应可被氟化钠抑制,所谓抑制是指氟化钠实验的抑制率大于50%,抑制率的计算公式如下。

氟化钠抑制率＝[（抑制前阳性率－抑制后阳性率）/抑制前阳性率]×100%

（2）粒细胞系统。各期粒细胞多为阴性，有时少数粒细胞为弱阳性，阳性反应不能被氟化钠抑制。

（3）淋巴细胞系统。各期淋巴细胞多为阴性，少数淋巴细胞为弱阳性，阳性反应不能被氟化钠抑制。

（4）其他细胞。巨核细胞和血小板为阳性，阳性反应不能被氟化钠抑制。幼红细胞多为阳性，少数幼红细胞为弱阳性，阳性反应不能被氟化钠抑制。浆细胞为阴性。

3.临床意义

α－醋酸萘酚酯酶染色为一种非特异性酯酶染色，是急性白血病鉴别的常用染色。

（1）主要用于辅助鉴别急性白血病细胞类型。为急性单核细胞白血病时，单核系细胞大多数为阳性，阳性反应能被氟化钠抑制；为急性粒细胞白血病时，原粒细胞呈阴性或阳性，阳性反应不被氟化钠抑制；为急性早幼粒细胞白血病时，早幼粒细胞呈强阳性，阳性反应不被氟化钠抑制；为急性淋巴细胞白血病时，原幼淋巴细胞多为阴性，少数淋巴细胞为弱阳性，阳性反应不被氟化钠抑制；为急性粒－单核细胞白血病时，原粒细胞呈阳性或阴性，阳性反应不被氟化钠抑制，单核系细胞阳性反应能被氟化钠抑制。

（2）辅助诊断红血病和红白血病。确诊时，异常幼红细胞呈阳性反应，不能被氟化钠抑制。

七、其他血细胞化学染色

由于血细胞表面分子学的迅速发展和实验应用，血细胞化学染色方法（如α－丁酸萘酚染色、氯化醋酸AS－D萘酯酶染色等）已不再常用，故不做介绍。

（王芳）

第三节 骨髓组织病理学检验

一、骨髓活体组织检验

在骨髓穿刺检查中绝大多数患者成功提取骨髓液供细胞学检查，但原发性或继发性骨髓纤维化（多由肺癌、胃癌、前列腺癌、乳腺癌等恶性肿瘤骨转移所致）、某些白血病（毛细胞白血病）、淋巴瘤等患者，骨髓穿刺常不成功。在干抽的情况下，用穿刺针芯管内存留物做少许涂片，以供检验，但因取材少难以有阳性结果，故采用骨髓活体组织检验，简称骨髓活检，能够弥补骨髓穿刺的不足。骨髓活检的优点在于取材多、能够全面观察骨髓结构，显示骨髓细胞间及组间的相互关系、骨髓组织中造血细胞密度及所占百分比、造血组织的分布，以及骨髓小梁、血管、脂肪和结缔组织基质间的解剖学关系。

(一)适应证

(1)骨髓穿刺多次失败，疑为骨髓纤维化、骨髓转移癌、多发性骨髓瘤、多毛细胞白血病、某些急慢性白血病及骨髓硬化症者。

(2)血象显示全血细胞减少，反复穿刺为骨髓稀释者或骨髓增生低下者，临床疑为再生障碍性贫血、骨髓增生异常综合征(MDS)、低增生性白血病者等。

(3)某些贫血、原因不明的发热、脾或淋巴结肿大、骨髓涂片不能确定结果者。

(4)对白血病治疗观察。有时骨髓片检查已达完全缓解，但骨髓活检仍可检出白血病性细胞簇。对白血病化学治疗长期无病症生存者应定期做骨髓活检。

(二)检查方法

1. 方法

取材部位常选择髂后上棘和髂前上棘，患者的部位、局部消毒、穿刺技术基本上与骨髓穿刺相似。不同之处在于骨髓活检选用活检穿刺针，以一定方向的旋转(如骨皮质)，活检针固定后，将连手柄针芯拔出，套入并按住，将针芯插入针座和针套筒内，以一定的方向旋转推进一定深度(1~1.5cm)，以一定的方向旋转几周，然后以一定方向旋转退针，将针管内的骨髓组织(约米粒大小)用针芯推出，放入10%的甲醛液(或95%的乙醇液)中备用。

2. 注意事项

(1)与骨髓穿刺相同。

(2)开始进针不宜太深，否则很难取出骨髓组织。

(3)如遇出血趋势，取材后应采取局部加压。

(三)骨髓活检报告的书写

1. 镜下观察结果的描写

显微镜的观察常先用低倍镜，后用高倍镜，必要时用油镜。

镜下观察结果的描写内容包括：

(1)骨髓组织的整体结构，包括骨髓小梁、造血细胞和基质反应(如炎症反应、坏死、肉芽肿、网状纤维增加及纤维化、血管病变)等。

(2)各系血细胞的比例及血细胞与脂肪细胞的比例。

(3)各系(主要指红细胞系、粒细胞系、巨核细胞系)不同成熟阶段的细胞形态。

(4)有无外源性病理细胞及寄生虫。

2. 病理诊断

(1)诊断注意点。必须与骨髓、血片及临床资料相结合，才能作出正确诊断，其中以骨髓切片和血片检查的综合分析为主。因为骨髓涂片的检查诊断率为50%~70%，二者结合诊断率为90%左右。

(2)诊断的分类。①阴性诊断,为正常的骨髓组织象或未取到病灶;②确诊诊断,即根据骨髓活检就能诊断疾病;③协助诊断,协助骨髓或血涂片的检查。

(四)正常骨髓组织学特点

骨髓由造血组织和非造血组织构成。不同年龄的人的造血组织其增生度(指骨髓切片内造血组织与脂肪组织的容积比)与年龄相关。可分以下三期。1期(30岁前)造血组织容量为79%vol(32%~95%);2期(30~70岁)造血组织容量为47%vol(16.3%~81.3%);3期(大于70岁)造血组织容量为29%vol(11.3%~47%)。

造血组织主要是由网状结缔组织和造血细胞组成。网状细胞和网状纤维构成造血组织的支架,网眼中充满着处于不同发育阶段的各种血细胞、少量造血干细胞、吞噬细胞、脂肪细胞、未分化的间充质细胞等,且发育中的各种血细胞在骨髓造血组织中的分布有一定规律。苏木精-伊红染色在(HE染色)切片中,红细胞系染色较深,粒细胞系染色较浅,巨核细胞胞体较大,这就构成了细胞很不一致的骨髓切片图像。

骨髓活检切片中可见骨质(包括皮质骨及网状骨质两种构成)及间质成分。脂肪细胞和血管、神经纤维、结缔组织、网状纤维及网状-吞噬细胞共同构成造血组织的间质。

二、临床评价

骨髓活检能弥补骨髓涂片检查的不足,骨髓活检与穿刺涂片联合检查的结果是血液病诊断的金标准,也是探索更复杂诊断技术的起点。

(一)骨髓活检的临床意义

(1)可确切地了解骨髓增生程度、粒/红比值及骨髓内铁的储存状况,对于某些疾病(如再生障碍性贫血、缺铁性贫血及骨髓增生异常综合征)及化学治疗后骨髓抑制程度有明显的诊断意义。

(2)可以发现骨髓穿刺涂片检查不易发现的病理变化(如骨髓纤维化、骨髓坏死、胶样变化及肉芽肿),对相关疾病的诊断、骨髓造血微环境及骨髓移植的研究有重要意义。

(3)对各种急慢性白血病和骨髓增生异常综合征有确诊和判断预后的意义,骨髓转移癌、恶性组织细胞病、戈谢病、尼曼-皮克病等阳性率高于骨髓涂片细胞学检验。

(4)可协助诊断慢性骨髓增生性疾病,如真性红细胞增多症、原发性血小板增多症、骨髓纤维化等。

(二)常见血液病的骨髓活检组织病理学特点

1.再生障碍性贫血

(1)造血组织减少而致骨髓增生减退,造血组织与脂肪组织的容积百分比降低(小于vol34%),脂肪细胞和基质增多。

(2)红系、粒系、巨核系细胞减少,淋巴细胞相对值增高,典型病例可见残存的孤立性幼红细胞岛,即所谓"热点"常局限于静脉窦附近。

(3)间质内浆细胞、肥大细胞、网状细胞等非造血细胞增多,可有间质水肿、出血甚至液性脂肪坏死。

2. 巨幼细胞贫血

(1)骨髓增生明显活跃或极度活跃,造血组织容纳百分比大于91%,以不同的发育阶段红细胞为主,脂肪细胞减少。

(2)处于不同发育阶段的吞噬细胞弥漫性浸润,粒/红比值降低。

(3)分裂象易见。

3. 缺铁性贫血

(1)骨髓增生明显活跃或极度活跃,以不同发育阶段的红细胞为主,粒/红比值降低。

(2)切片内幼红细胞岛丰富,以中晚幼红细胞为主,细胞核小而致密,胞质量少,边缘常不整齐。

(3)间质可有轻度水肿。

(4)切片铁染色比骨髓涂片更能反映体内铁的实际情况。

4. 溶血性贫血

(1)骨髓增生明显活跃或极度活跃,以不同发育阶段的红细胞为主,粒/红比值降低。

(2)切片内幼红细胞岛丰富,以中晚幼红细胞为主,细胞常显多形性,各阶段粒细胞明显减少。

(3)间质内微动脉、小动脉增多,部分红细胞渗出血管外。

5. 急性髓细胞性白血病

(1)骨髓增生明显活跃或极度活跃,以原始细胞为主,脂肪细胞大部分或完全消失。

(2)切片内白血病细胞呈弥漫性浸润,原有的骨髓造血特征消失,不同亚型的白血病原始细胞的类型及比例不尽相同,胞质内可存在不典型的 Auer 小体,可见增生细胞的形态异常(核仁明显、胞质少等),可见病理核分裂象。

(3)正常造血细胞严重受抑制,可有间质水肿、出血等。

6. 急性淋巴细胞白血病

(1)骨髓增生明显活跃或极度活跃,以原始细胞为主,切片内白血病细胞呈弥漫性浸润。

(2)胞体大小不等的白血病原幼淋巴细胞为主,原有的骨髓造血特征消失。

(3)可有间质水肿、出血。

7. 慢性粒细胞白血病

(1)骨髓增生明显活跃或极度活跃,以不同的发育阶段粒细胞为主,粒/红比值增高。

（2）切片内以中幼粒细胞为主，原早幼粒细胞一般大于10%，并伴有吞噬细胞的增加，形成"星空状"图像。

（3）巨核细胞增加，形态正常。

（4）嗜酸性和嗜碱性粒细胞有时增多。

（5）核分裂象多见，但无病理性核分裂象。

（6）可有间质水肿出血，网状纤维无异常改变，部分慢粒可发展伴骨髓纤维化，此时网状纤维增加。

8. 真性红细胞增多症

（1）骨髓增生多数（80%）呈极度活跃，脂肪细胞消失，血窦受压而狭窄；或增生较活跃（20%），可见少数脂肪细胞。

（2）红系、粒系、巨核系细胞不同程度增生，呈散在分布。粒细胞系增生活跃，各阶段比例分布正常，近骨小梁表面偶见成片的早幼、中幼粒细胞；远离骨小梁区，杆状、分叶核粒细胞较多，嗜酸性粒细胞增多；骨小梁旁常见扩张的血窦，窦内充满粒、红系各阶段细胞。红细胞增生活跃，各阶段细胞呈散在分布，不呈岛状，各阶段比例无明显异常，可见凋亡红系细胞。巨核细胞增生活跃，呈散在、簇状甚至片状分布，以成熟多叶巨核细胞多见，胞体大，可见单圆核巨核细胞、裸巨核细胞、无核巨核细胞及小巨核细胞。

（3）淋巴细胞、浆细胞、肥大细胞等非造血细胞少见，偶见胶样变性。

（4）可伴骨小梁减少、变细或呈虫蚀状缺损。

9. 慢性淋巴细胞白血病

（1）骨髓增生极度活跃，正常造血组织部分或完全受抑制，脂肪细胞部分或完全消失。

（2）细胞以单型性小圆淋巴细胞多见，大小淋巴细胞混合型少见，切片内白血病细胞呈弥漫性、结节性或混合性浸润，结节一般大于骨髓内的正常淋巴小结且无生发中心。

（3）可见骨小梁的破坏现象，可见骨碎片、间质水肿、出血。

10. 骨髓增生异常综合征

（1）骨髓增生明显活跃或极度活跃（本病约15%属于增生降低型）。

（2）切片内除可检出红系病态造血外，多数可检出巨核细胞系病态造血现象。

（3）切片内出现3~5个甚至5个以上的原粒细胞，与早幼粒细胞聚集成簇，位于小梁间区或小梁旁区者，这种现象称为未成熟细胞前体异常定位，对诊断有特异性。

（4）骨髓的组织学特征之一是切片检出不典型微巨核细胞，直径为10~15μm，α-醋酸萘酚酯酶染色呈强阳性，可见间质水肿、出血及肥大细胞、浆细胞增多。

（5）间质可见嗜酸性、嗜碱性粒细胞浸润。

11. 多发性骨髓瘤

（1）骨髓增生明显活跃，脂肪细胞与正常造血组织均减少，以小梁间区不同分化的浆细胞弥漫性浸润占优势,正常骨髓结构被破坏。

(2)切片以单一的瘤细胞浸润为主,当瘤细胞分化较好时,形态似正常浆细胞;当瘤细胞分化较差时,异型性增强。核仁明显,胞质呈嗜碱性,胞质及核内可见嗜酸性包涵体,为识别浆细胞的特征之一。

(3)可见间质水肿、出血、基质增多。

12.骨髓纤维化

(1)骨髓造血组织容量早期正常,晚期减少,脂肪组织容量也减少,骨髓基质增多。

(2)造血组织与纤维增生、变性区相互交织,可见成纤维细胞在切片中弥漫存在。

(3)单位面积内巨核细胞增多或正常,常呈簇存在且有明显多形性,其他造血细胞减少,甚至仅残留少数不典型的幼稚细胞或成熟细胞。

13.恶性组织细胞病

(1)骨髓增生活跃或明显活跃,脂肪细胞与造血组织容积一般正常,早期骨髓组织结构多数保持正常,随病情进展,骨髓正常结构被破坏。

(2)幼红细胞岛及幼粒细胞岛增生正常。巨核细胞形态及数量正常。

(3)肿瘤性组织细胞可分为5种类型,包括淋巴样组织细胞型、单核样组织细胞型、吞噬性组织细胞型、异常组织细胞型、多核巨细胞型组织细胞,其中具有较高诊断价值的是异常组织细胞型、多核巨细胞型组织细胞。

(王芳)

第四节 细胞免疫标记检验

细胞分子生物学的发展,为血液病的诊断提供了最有价值的诊断依据,由于细胞表面及细胞内所携带或表达的一系列特异性抗原,应用单克隆抗体进行免疫标记测定,提高了白血病诊断的科学性、准确性与客观性。

一、生物素-亲和素酶标法

1.原理

亲和素酶标法(ABC)以亲和素和生物素两者间有很强的亲和力为依据。生物素可以和抗体相结合,且结合后仍保持与亲和素连接的能力。辣根过氧化物酶标记在亲和素与生物素复合物上形成生物素-亲和素-过氧化酶复合物,即SABC,细胞抗原成分与特异性抗体第1抗体结合后,与已标记上生物素的第2抗体反应,再与SABC结合。SABC上的辣根过氧化物酶作用于显色剂,使其产生有色沉淀,指示抗原的存在。

2. 结果

同碱性磷酸酶-抗碱性磷酸酶法侨联酶标。

二、碱性磷酸酶-抗碱性磷酸酶侨联酶标法

1. 原理

碱性磷酸酶-抗碱性磷酸酶侨联酶标法,是用碱性磷酸酶作为标记物,标记已知抗体或抗抗体,进行抗原抗体反应。先用鼠单抗制备一种碱性磷酸酶-抗碱性磷酸酶单克隆抗体复合物,然后按照细胞抗原成分与第1抗体(鼠抗人单抗)、第2抗体(免抗鼠抗体)、碱性磷酸酶-抗碱性磷酸酶单克隆抗体复合物依次结合后,通过碱性磷酸酶水解外来底物显色而达到定位。

2. 结果

高倍镜下计数200个有核细胞,其中细胞膜或细胞质内有红色标志物着色的细胞为阳性,无红色标志物着色的细胞为阴性,可计算出阳性率。

三、流式细胞仪检测法

1. 原理

流式细胞仪(FCM)是将标本用荧光素标记单克隆抗体悬液标记测定细胞,通过流式细胞仪的毛细管,分辨细胞形态、大小及荧光特征。流式细胞仪利用计算机记录处理,快速对各个细胞采取参数定量分析。

2. 结果

流式细胞术的数据显示以直方图形式表示。

(1) 单参数直方图。单参数直方图是一维数据用得最多的图形,可用来进行定性分析和定量分析。在图中横坐标表示荧光信号或散射光强度的相对值,其单位为"道数";纵坐标通常表示细胞出现的频率或相对细胞数。

(2) 二维点阵图。为了显示两个独立数与细胞定量的关系,可采用二维点阵图表示。例如,点阵图的横坐标是CD8淋巴细胞的相对含量,纵坐标是CD4细胞的相对含量。图上每个点代表一个细胞,每个点与纵轴的距离表示该点的相对值(CD4值)。可以由点阵图得到两个直方图,但两个直方图无法反演成一个二维点阵图。

3. 临床意义

抗人白细胞抗原CD系列单克隆抗体与流式细胞仪和多色荧光染料的联合应用,成为研究造血细胞免疫表型、分化发育、激活增殖、生物学功能、恶性变关系及造血细胞分离纯化强有力的手段,促进了血液学和免疫学的发展。

(1) 对造血干、祖细胞的研究或$CD34^+$造血干细胞(HSC)、祖细胞(HPC)的分析与鉴

定。由于 CD34$^+$、HSC、HPC 具有自我更新、多向分化及重建长期造血细胞的细胞生物学性质与功能,分离纯化造血干、祖细胞具有重要的理论与应用价值,也是研究造血增殖、分化、调节机制、干细胞和祖细胞体外扩增、干细胞库的建立、造血干细胞移植净化及基因治疗的条件和手段。人类 CD34$^+$ 细胞已成为识别人类最早造血干、祖细胞的重要标志。人类 CD34$^+$ 细胞分别占骨髓、脐血和外周血有核细胞的 1%~4%、0.5%~1.5% 和 0.05%~0.1%。

(2)T 淋巴细胞亚群检测。用 CD4 和 CD8 单抗可将外周淋巴器官和血液中的 T 细胞分为 CD3$^+$CD4$^+$CD8$^-$(Th)和 CD3$^+$CD4$^-$CD8$^+$(Ts)两个主要亚群,同时也可测定 NK 细胞、B 淋巴细胞亚群等。临床上常测定 T 淋巴细胞亚群,计算 CD3$^+$CD4$^-$CD8$^-$、CD3$^+$CD4$^+$CD8$^-$(Th)和 CD3$^+$CD4$^-$CD8$^+$(Ts)的量,并计算 CD3$^+$CD4$^+$CD8$^-$(Th)/CD3$^+$CD4$^-$CD8$^+$(Ts)比值作为某些疾病的诊断、病情分析、监测治疗和判断预后的参数,同时又是移植排斥反应的参考指标。

(3)急性白血病分型诊断。白血病是白血病细胞分化到某个阶段受到阻滞后呈克隆性异常增殖的结果。它的发病是多阶段的,不同病因引起的白血病其发病机制不同。白血病细胞具有与其对应的正常细胞相同的分化抗原,利用白血病细胞表面的抗原标记进行免疫分型,该法结合细胞形态学、细胞化学可明显提高对血液细胞的识别能力,对白血病分型诊断的准确率由传统的 60%~70% 提高到 97%。

(4)恶性淋巴瘤分类。淋巴瘤的正确分类有助于提高诊断及治疗效果,以及对预后的客观判断。免疫表型、组织病理学和细胞学的结合,使淋巴瘤的分类与诊断更为合理、准确,能反映其生物特性。

1)通过淋巴细胞表型进行连续评价,可弄清淋巴细胞分化过程中各阶段细胞抗原表达的情况。一个单一表型淋巴细胞群体的检出,表明某一淋巴细胞亚群的单克隆性增生,这是恶性淋巴瘤的特征。

2)利用单克隆抗体和细胞免疫标记技术不仅可以确定淋巴瘤细胞的来源(B 淋巴细胞、T 淋巴细胞、组织细胞或树突细胞),而且可对细胞在组织中的分布情况进行精确观察。如 B 淋巴细胞瘤单一细胞群体的标志,是具有某一种类型的轻链、重链或某种特定 B 淋巴细胞抗原的表达。

(5)白血病微量残留的检测。通过检测白血病细胞特异性抗原来研究微量残留,观察有无特异性抗原标志细胞的比率大小,某些特殊标志物(如 TdT)正常只表达于 T 细胞上,存在于胸腺和骨髓细胞中,大部分白血病细胞表达 TdT。因此,如果在外周血和脑脊液里发现 TdT 阳性细胞,可判定为恶性细胞。应用多种标志组合的方式,包括 CD34、CD56、TdT、淋巴抗原,结合其抗原密度,可以灵敏地检测大部分白血病的微量残留。

(6)对血小板的研究。血小板膜糖蛋白是血小板参与止血、血栓形成等多种病理生理反应的基础。应用抗血小板膜糖蛋白抗体作为分子探针对血小板进行免疫荧光标记检测,对临床上诊断先天性、获得性血小板膜糖蛋白异常所致的疾病诊断、治疗、预防,尤其是针对血栓性疾病的诊断、预防有重要的理论与实践依据。如 CD62P、CD63 是活化血小板最具特异灵敏度的分子标志物。为血小板无力症时其 CD41、CD61 明显缺乏。巨大血小板综合征有 CD42b、CD42ad 缺乏。

(7)骨髓移植及免疫重建的鉴定。当克隆抗体检测外周血中的干细胞并定量,可通过标记的 CD34 进行鉴定。对移植前骨髓细胞免疫表型进行分析,可了解骨髓处理状况(如 T 淋巴细胞的剔除)、化学净化和用免疫磁珠对特殊细胞进行剔除的结果,并能确定患者进行移植的类型。上述分析还可研究各种细胞因子在移植前的变化与并发症的因果关系,并可检测活化淋巴细胞,以诊断移植排斥反应。若发现 $CD8^+$、HLA^-、DR^+ 细胞增加,表示可能产生排斥现象。

(王芳)

第五节 造血细胞培养检验

一、造血祖细胞培养检验

1. 原理

血液、骨髓液或脐血经过分离获得单个核细胞,在适当的 HGF 作用下,体外半固体琼脂上可形成由不同成熟阶段的粒细胞和单核细胞组成的细胞集落。参与 CFU-GM 生长的集落刺激因子,包括 GM-CSF、IL-3、G-CSF、M-CSF、SCF 等。每个集落可视为由一个粒、单核细胞系的造血祖细胞增殖、分化而来。集落数的多少可以反映一定有核细胞数量条件下的粒单细胞水平。

2. 结果判断

培养 7 天后,将培养皿置于倒置的显微镜下观察。半固体琼脂上大于 40 个细胞团称为集落,小于 40 个细胞团称为簇,一般 3~5 个细胞为小簇。

3. 参考值

各个实验室的 CFU-GM 产率随条件不同而有差异。BM 参考值为 (150 ± 60) 个$/2 \times 10^5$ 有核细胞,细胞簇与集落之比为 $(5 \sim 20):1$。

外周血:集落数为 BM 的 1/10。

脐血:(48 ± 6) 个$/2 \times 10^5$ 有核细胞。

4. 临床意义

(1)CFU-GM 减少。常见于再生障碍性贫血、阵发性睡眠性血红蛋白尿、急性白血病、红血病、骨髓纤维化及骨髓增生异常综合征。

(2) CFU-GM 增加。常见于慢性粒细胞白血病、真性红细胞增多症(部分患者伴白细胞增多)及部分缺铁性贫血的患者。

(3) CFU-GM 逐渐恢复在参考范围内。再生障碍性贫血、急性白血病缓解期及慢性粒细胞白血病缓解期。

(4) CFU-GM 生长特性与白血病关系。①CFU-GM 在急性粒细胞白血病中有四种生长类型,包括不生长型、小细胞簇型、大细胞簇型及集落型,大细胞簇型和不生长型的缓解率低;②CFU-GM 在急性白血病时,细胞簇与集落之比增高,这种表现主要与急性白血病细胞释放白血病抑制物有关。

(5) CFU-GM 与 MDS 的关系。若 CFU-GM 的集落数降低,而细胞簇与集落之比正常者,转变为白血病的可能性降低 10%;若生长型和小细胞簇型者,约为 15% 转化为白血病;若细胞簇与集落之比值增高且细胞培养为大细胞簇型或无生长型者,则大多数病例变成急性白血病。

二、红系祖细胞培养

1. 原理

在培养体系中选择甲基纤维素做支架物,加入适量的 EPO 和血清爆式集落刺激活性(BPA),使骨髓中的造血细胞形成 BFU-E 和 CFU-E。每个集落可视为同一个红系祖细胞增殖分化而来,所以集落生长多少可反映所培养的造血细胞中红系祖细胞的量。由于 BFU-E 和 CFU-E 对 EPO 和 BPA 的敏感性及集落细胞多少的不同,培养方法也有差别。

2. 结果判断

CFU-E 集落有 8~50 个细胞组成的团;BFU-E 集落有 50 个以上细胞组成的团,形似烟火礼花,故称 BFU-E。红系集落在倒置显微镜下的特点与粒系集落不同,与 CFU-GM 相比,红系集落背景稍暗,集落内细胞圆整,体积较小,因为细胞质内有血红蛋白的合成,集落呈暗黄色。晚幼红细胞为主组成的集落表现更为明显,也可用过氧化物染色技术来鉴定血红蛋白(Hb)的存在。

3. 参考值

(1) 骨髓

BFU-E 集落:(25 ± 8) 个/2×10^5 有核细胞。

CFU-E 集落:(140 ± 68) 个/2×10^5 有核细胞。

(2) 外周血

BFU-E 集落:(26 ± 4) 个/2×10^5 有核细胞。

BFU-E 集落:(76 ± 7) 个/2×10^5 有核细胞。

4. 临床意义

(1) BFU-E 和 CFU-E 减少。见于再生障碍性贫血、单纯性红细胞再生障碍性贫血、急性白血病、慢性粒细胞白血病急变、红白血病及铁粒幼细胞性贫血。

(2) BFU-E 和 CFU-E 增加。见于真性红细胞增多症、原发性骨髓纤维化及部分慢性粒细胞白血病患者。

(3) BFU-E 和 CFU-E 逐渐恢复正常,与白血病、MDS 有关。

三、巨核系祖细胞培养

1. 原理

以血浆凝块或甲基纤维素为支架物,加入再生障碍性贫血患者的血清或 TPO、IL-3、SCF 等生长因子,使骨髓中巨核细胞系祖细胞形成巨核系集落形成单位(CFU-MK)。人 CFU-MK 培养仍不稳定,有较多的因素影响 CFU-MK 的产率。

2. 结果判断

培养 10~14 天后,用倒置显微镜观察,含有 3 个以上巨核细胞者为 CFU-MK 集落,含有 20~200 个巨核细胞集落者称爆式巨核系集落形成单位(BFU-MK)。CFU-MK 可进行形态学及免疫化学鉴定。以血小板膜糖蛋白 GPⅡb/Ⅲa(CD41/CD61) 阳性为 CFU-MK 的标准。

3. 参考值

骨髓:(16.4 ± 10.3) 个 $/2 \times 10^5$ 有核细胞。

4. 临床意义

(1) CFU-MK 减少。常见于再生障碍性贫血、获得性无巨核细胞性血小板减少性紫癜、骨髓增生性疾病、血小板减少症和白血病。

(2) CFU-MK 增加。常见于慢性粒细胞白血病,在慢性粒细胞白血病急变时有较高的 CFU-MK。

四、混合祖细胞培养

1. 原理

以甲基纤维素为支架物,配以各种造血因子(IL-3、GM-CSF 和 EPO),细胞条件培养液(PHA-LCM)加 EPO 作为混合集落生成单位(CFU-MIX)刺激因子,体外受检者骨髓造血细胞可形成含有粒、红、单核及巨核细胞系的混合集落(CFU-GEMM)。

2. 结果判断

培养 14 天,用倒置显微镜观察、鉴别集落,每个集落至少有 50 个细胞,大多为粒细胞和吞噬细胞,巨核细胞和有核红细胞数量不定。难以从形态学鉴定的 CFU-GEMM 可用染色法、细胞化学、免疫荧光染色等技术来鉴定。

3. 参考值

国内报道:(10.8 ± 4.9) 个$/2 \times 10^5$ 有核细胞,在 CFU - GEMM 中,单纯粒、红混合集落为 34.5%,含吞噬细胞者为 56.3%。

4. 临床意义

(1) CFU - GEMM 有助于调节多向祖细胞分化与增殖,并对各种刺激因子的生物活性进行定量研究。

(2) CFU - GEMM 产率低,临床疾病研究较少,再生障碍性贫血时 CFU - GEMM 减少,慢性粒细胞白血病时其增殖率高。

总之,造血祖细胞体外培养或克隆分析概括有以下几个作用:①研究造血细胞的分化成熟及调节机制;②各种细胞因子对造血的调节作用机制;③造血细胞与非造血细胞之间相互作用及调控的分子机制;④药物对骨髓造血的影响;⑤药物的筛选及生产;⑥造血系统疾病的发生机制、诊断和疗效分析。

(王芳)

第六节 血细胞染色体检验

血细胞染色体检验主要包括染色体非显带技术、染色体显带技术、染色体高分辨显带技术、姐妹染色体单体互换技术、染色体脆性部位显示技术、早熟凝集染色体技术等。20 世纪 80 年代,发展了染色体原位杂交技术,这一技术将分子探针与染色体杂交结合,它不仅用于分裂中期细胞,而且可检测分裂间期细胞,拓展了检验范围,提高了检测的灵敏度。自动化染色体分析技术提供了采单式操作,故简单易行,在资料储存、染色体图像处理和核型分析方面显示了独特优势,提供了高效、快速和方便的细胞遗传学研究手段。

一、染色体非显带技术

(一) 原理

非显带技术是制备染色体的基础。染色体制备的关键是获得足够的分裂期细胞。人体增殖细胞(如骨髓)可直接获得分裂中期细胞,而外周血需体外培养,植物凝集系(PHA)刺激细胞分裂可获得分裂中期细胞,骨髓细胞染色体制备方法包括直接法和培养法。

1. 直接法

用抗凝骨髓不经培养,以外周血(PBC)稀释后加秋水仙素"阻断"中期细胞,经低渗液处理后,再经预固定、固定后即可制片镜检。秋水仙素能干扰有丝分裂纺锤体的形成,使细胞"阻留"在分裂中期，增加可供分析的中期细胞数目。低渗处理则使染色体彼此铺展开来，便于分析。

2. 短期培养法

抗凝骨髓标本在含小牛血清的培养基中于370℃培养24或48小时，加入秋水仙素"阻断"中期细胞，其他同直接法。

(二) 非显带染色体命名

1. 染色体的结构和形态

每一中期染色体的两条染色单体通过着丝粒联结，该处为染色体的缩狭处，故又称为主缢痕，其位置在各个染色体上也各不相同，因而把染色体分为大致相等或长短不同的两个部分，较短的一端称短臂，较长的一端称长臂。根据着丝粒的位置可分为以下三种：①着丝粒的位置若接近染色体中央，称中着丝粒染色体；②着丝粒若偏于一端，称亚中着丝粒染色体；③着丝粒若接近一端，称近端着丝粒染色体。有些着丝粒染色体的短臂可见一个球形小体，称随体。在正常人的染色体中，可以出现随体的有13、14、15、21和22五对，但并不是每个人的每个细胞都同时出现。

2. 染色体识别的指标

着丝粒的位置和相对长度是染色体最主要的特征，由此就有了识别染色体的三个重要指标：①染色体相对长度，即每条染色体的长度占22常染色体和一条X染色体总长度的百分率；②臂率，即测到的长臂(q)与短臂(p)之比，即q/p；③着丝粒指数，指每条染色体短臂的长度占该染色体总长的百分率。随体的有无亦是识别染色体的一个指标。

3. 染色体的分组和正常核型

(1) 染色体分组。人类有23对(46条)染色体，其中22对为男性和女性共有，称常染色体；另一对与性别有关，称性染色体，男性为XY，女性为XX。依据以上识别指示，按大小将人类染色体顺序编号为1~22，并分为A~G共七个组，性染色体表达为X和Y，分别归入C组和G组。

(2) 正常核型。正常核型指个体体细胞的染色体组成。用显微摄影或显微描绘的方法得到单个细胞中所有的染色体，并按照编号顺序系统地进行排列，观察核型。正常男性记作"46,XY"；正常女性记作"46,XX"。

二、染色体常规显带技术

(一) 原理

1. G显带方法

G显带方法指标本先经某种处理，再用吉姆萨染色使染色体显带的方法。G显带的机制较复杂，一种观点认为DNA上富含A-T碱基对的DNA和组蛋白结合紧密，胰酶处理时不易高度抽提，染料亲和力强，呈深带；而富含G-C碱基对的区段结合蛋白质被胰酶抽提，染料亲和力降低，呈浅带。

2. R 显带方法

R 带的带纹与 Q 带、G 带正好相反，即前者的阳性带相当于后者的阴性带，而前者的阴性带相当于后者的阳性带。R 带按制备方法不同可分为荧光 R 带和吉姆萨 R 带两种类型。Dutrillaux 等所创立的热处理 R 显带为最基本方法。其显带机制尚未完全明了，可能由于 DNA 受热变性，使富含 A－T 碱基对的区段单链化，故不易被吉姆萨染色，呈浅色；而富含 G－C 碱基对的区段仍保持正常的双链结构，易于染色，呈深带。

（二）显带染色体的命名

1. 显带染色体的概念

经某种特殊处理或染色后，染色体上可显示出一系列连续的明暗条纹，称显带染色体。显带染色体解决了染色体识别的困难，为深入研究染色体异常和基因定位奠定了基础。

2. 显带染色体的命名

显带染色体上的明暗条纹称为带，染色体上明显而恒定的形态特征，如着丝粒和某些特别的带称作界标。两个界标之间的区域称为染色体区。区的划分以着丝粒开始向短臂（p）或长臂（q）的臂端延伸为依据，依次编为1区、2区、3区等，用作界标的带就是该区的1号带。例如，6 p 23 表示第 6 号染色体短臂，2 区，3 带。由上可知，在表示一个指定的带时需要四项内容，即染色体号、臂号、区号、带号。如果一个带需要再分，就成为亚带，亚带的描述就是在带的后面加一小数点，再写出指定的亚带数，如 6 p 23.1 即是第 6 号染色体短臂，2 区 3 带的第 1 亚带。

三、染色体高分辨显带技术

中期染色体常规显带方法在一套单倍体中仅能显示 322 条带，分裂中期的早、中阶段染色体较长，而晚中期以后的染色体较短小，为了获得较长而带纹更加丰富的染色体，采用某些药物（如氨甲蝶呤等）阻断 DNA 的合成达一定时间，细胞高度阻滞在细胞周期的某一位置，当阻断作用解除后各细胞的 DNA 合成重新同步进行，细胞即处于同一分裂周期，可获得分裂较早期的细胞。在上述同步化基础上，使某种抑制剂抑制染色体的收缩，可使染色体长度增加 20% 左右，显带后可达 400～800 条带，即所谓的染色体高分辨显带。

四、姐妹染色体单体互换技术

姐妹染色体单体互换技术的原理，是将 5－溴脱氧尿嘧啶核苷掺入 DNA 分子，DNA 分子双链如经过两次复制均掺入 5－溴脱氧尿嘧啶核苷则染色变浅。其方法是在细胞培养液里加入 5－溴脱氧尿嘧啶核苷，其作为胸苷的类似物在 DNA 链的复制过程中取代了胸苷。由于 DNA 复制是半保留复制,在第一个周期时每条染色体单体的 DNA 双链中均有一条链被取代,因而两条单体没有不同。但到了第二次复制后,染色体的一条单体的双链中仍有一条未被取代,而另一条则被 5-溴脱氧尿嘧啶核苷取代。此时,用 hoechst-33258 荧光染料染色,DNA 双链上均有 5-溴脱氧尿嘧啶核苷的染色单体,其荧光强度比一股 DNA 含有 5-溴脱氧尿嘧啶核苷的染色弱。现可用吉姆萨染色显示姐妹染色体单体互换,而不需要用荧光染色。该技术为肿瘤细胞遗传学、染色体分子结构、DNA 复制、DNA 损伤修复、细胞周期、检验多种致癌剂的发病机制等研究提供方法学。

五、临床评价

(一)染色体异常

染色体异常是指染色体数量和结构异常,也称作染色体畸变。

1. 染色体数目异常

(1)多倍体。人类生殖细胞染色体为 23 条,体细胞染色体 46 条,称二倍体(2n)。在某些病理条件下,染色体的数目成倍增加,称多倍体,如三倍体(3n)、四倍体(4n)等,在恶性血液病中常见。

(2)非整倍体。染色体数目的增加或减少不是成倍的,称为非整倍体。少于 46 条者称亚二倍体,少于 69 条者亚三倍体,多于 46 条者称超二倍体,多于 69 条者超三倍体。如果染色体是 2n,但不是正常的 23 对,而是个别的染色体增加,其他染色体相应减少,称为假二倍体。在急性白血病及恶性淋巴瘤中常见多种非整倍体。

(3)嵌合体。同一个体具有两种或两种以上不同核型的细胞,称为嵌合体。有性染色体和常染色体嵌合体,常见于先天性异常的患者。人体恶性肿瘤的核型改变不能算嵌合。

2. 染色体结构异常

导致染色体发生结构改变的基础是断裂及断裂后的重排。染色体的断裂可以是自发的,也可是某种致畸因素引起的。常见的染色体结构异常为如下几种。

(1)缺失(del)。缺失是指染色体的长臂或短臂部分阶段的丢失,包括末端缺失和中间缺失;可见于急性单核细胞白血病的 del(11)(q23),即是 11 号染色体长臂 2 区 3 带断裂,末端缺失。

(2)倒位(inv)。一条染色体两处断裂后形成三个片段,重建的染色体片段倒转 180°后又重新结合,即倒位。如 inv(3)(q21 q26)就是发生在 3 号染色体长臂内的倒位。

(3)易位(t)。易位是指染色体断裂的断片离开原来的位置而接到同一条染色体的另一处或另一条染色体上,从而导致染色体的重排。无着丝粒的断片易位到同一条染色体上称移位;无着丝粒的断片易位到另一条染色体上称转位;两个染色体发生断裂后相互交换片段称相互易位。易位是白血病、淋巴瘤中十分常见的染色体结构异常。

(4) 环状染色体。当染色体的长臂和短臂末端处断裂，两端断裂面相互连接，即形成环状染色体，在辐射时常见。

(5) 等臂染色体。由于染色体的分裂不是纵裂，而是横裂，结果产生两条新的染色体，一条有原来染色体的两条长臂没有短臂，另一条染色体有短臂而没有长臂，这种染色体称为等臂染色体。

(6) 脆性位点。脆性位点指在接触某种特殊的化学物质或体外培养时所出现的非随机的染色体裂隙、断裂。

3. 异常核型的表示

对异常核型有简式和繁式两种描述方法，临床多使用简式描述。对肿瘤细胞等异常核型的描述，按照人类遗传学命名体制国际标准（ISCN）对肿瘤细胞进行命名。染色体的数目异常描述可分为以下两类，若"+"或"-"号后写上染色体号或性染色体，表示该染色体获得或丢失；若"+"或"-"号写在染色体后，表示该染色体部分获得或部分丢失。例如46,XY,-5,表示少了一条5号染色体；46,XY,5-,表示5号染色体部分缺失。然后描写结构异常，如46,XY,t(5;17)(q32;q12)，表示第5号和第17号染色体出现易位，断点在5号染色体长臂第3区2带及第17号染色体长臂第1区2带。

(二) 染色体异常的临床意义

血液病染色体检验是血液检验的重要内容，也是遗传性疾病、恶性血液病研究不可缺少的方法。染色体异常特别是染色体易位，常涉及癌基因易位，新产生的融合基因及产物在肿瘤的发生、发展中起重要的生物学作用；特异染色体异常同肿瘤细胞的形态学、肿瘤的预后及治疗效果判断有密切关系，临床上已经用于疾病的诊断、分型、治疗方案的选择，在预后判断、微小残留病灶的检测等方面，发挥着重要作用。

1. 染色体异常在白血病中的作用

(1) 染色体异常在白血病诊断和分型中的应用。常规显带技术可在50%～80%急性髓细胞性白血病中发现克隆性染色体异常，在AML中最常见的染色体异常是+8、-7和-5，在大多数AML亚型中可见到这几种异常。染色体易位、缺失、倒位是常见的染色体结构异常，特异性（原发性）染色体异常是指在疾病的早期阶段发生、与疾病的发生有关并决定疾病的基本生物学特征的一类染色体异常。如t(8;21)(q22;q22)异常绝大多数见于AML-M2型，t(15;17)(q22;q22)目前仅见于AML-M3型，可作为M3的诊断标准。75%左右的急性淋巴细胞白血病（ALL）患者可见染色体数目和结构异常。数目异常特别是超二倍体较多见，亚二倍体较少见。结构异常则可发现几十种之多。染色体异常与ALL的免疫分型相关，例如，Ph染色体t(9;22)(q34;q11)可见于20%～30%的前B淋巴细胞-ALL；t(4;11)(q21;q23)可见于早期前B淋巴细胞-ALL。

(2) 染色体异常在白血病预后判断、指导治疗中的作用。AML 中具有 t(15;17)、inv(16)、t(8;21) 异常的患者对治疗反应良好,缓解期较长;而具有 -5、-7 及 t(9;22) 的 AML 患者则预后较差。在 AML 中,染色体数超过 50 的超二倍体对治疗反应良好,其次是 47~50 的异常者及正常核型者,而 t(9;22)、t(4;11) 和 t(8;14) 者预后很差,中位数生存期多小于 1 年。

当慢性粒细胞白血病患者出现双倍体 ph、+8、i17q 等新的异常克隆时,往往预示着急变。

(3) 染色体异常可用于鉴别白血病微小残留病灶。微小残留白血病(MRL)是指白血病经化学治疗或骨髓移植后达到完全缓解,体内残留微量白血病细胞的状态。估计此时仍有 106~108 个白血病细胞存在,但形态学方法难以检出白血病细胞。在白血病微小残留病灶检测中,FISH 技术的灵敏性远远超出常规技术,通过设计多种探针直接对中期和间期染色体检测,可以发现各种染色体数目和结构异常,达到 103 个细胞中检出一个异常细胞的水平。常规显带技术若能观察到 500 个分裂象,异常细胞的检出率为 1%。因此,细胞遗传学技术常用来做疾病即将复发的监测。当临床及形态学还没有复发的证据时,检测到原已消失的克隆性染色体异常和新的克隆性染色体异常时,往往预示疾病的复发。

2. 染色体异常在骨髓增生异常综合征中的应用

染色体异常常见于 40%~80% 的 MDS,常表现为染色体的丢失、部分缺失,亦可见染色体增加和结构异常,如 -7、-17、-Y、5q-、7q-、+8、+11、t(3;3)(q21;q26)、t(5;17)(q32;q12) 等。

3. 染色体异常在淋巴瘤中的应用

越来越多的证据表明核型异常与淋巴瘤亚型有关,如大多数 Burkitt 淋巴瘤具有 t(8;4),少数为 t(2;8)、t(8;22)。淋巴瘤核型异常的预后价值也是明显的,如约 85% 的滤泡性淋巴瘤具有 t(14;18),或单独存在,或与其他异常一起存在,前者预后良好而后者预后较差。

4. 染色体异常在其他血液病中的应用

在骨髓增生性疾病中,细胞遗传学为真性红细胞增多症是一种克隆性疾病提供了依据。约 40% 的真性红细胞增多症有克隆性染色体异常,常见的染色体异常有 del(2v)(q11),+8 和 +9,可见于本病的始终,对临床表现和病程影响很小。染色体核型分析对鉴别原发性和继发性红细胞增多症提供了有力证据。

原发性骨髓纤维化染色体异常核型检出率为 30%,常见有 -7、-9、+8、+2、1q、13q 等结构异常。

5. 染色体异常在骨髓移植中的应用

在骨髓移植中性染色体常作遗传标记,方法稳定而简便。在供受体性别不合时,当男性受者接受了女方的骨髓,在移植后造血细胞中的 X 染色体消失或女方受者接受了男性骨髓,造血细胞中出现 Y 染色体,均说明完全植入。利用显带技术等,经常发现于 13、14、15、21、22 等染色体上的随体也可以作为植入的遗传证据。如果移植前具有随体的受体,移植后随体消失;或移植前无随体的受体,移植后出现随体,均可说明植入。

(郭忠燕)

第七节　细胞凋亡检验

一、细胞凋亡形态学检测

1. 显微镜观察

体外培养细胞一旦凋亡,即离壁变圆、解聚、膜皱褶、遮光性下降。HE 染色见核浓缩,聚集至核膜下形成半月形、蹄形或镰形。电镜或相差显微镜能见到核碎裂的三维改变。用于染色的染料有:蛋白质染料二脒-2-苯基吲哚(PAPI)、硫酸罗丹明 101、DNA 染料碘化丙啶(PI)、7-氨基放线菌素 D(7-AMD)或吖啶橙(AO)。

2. FCM 分析

细胞凋亡的早期出现皱褶、体积变小、密度增加和光散射降低。通过 FCM 分析可发现前向光散射(FSC)降低和侧向光散射(SSC)增加,但机械损伤的坏死细胞也可见 FSC 降低。

二、细胞凋亡的细胞膜结构和功能改变检验

1. 染料排除法

除了电镜能反映细胞膜完整外,还可以用染料排除法,如台粉蓝、PI 等。坏死细胞膜破损,可被染料着色;而凋亡细胞膜完整,不被着色,但在体外培养的细胞最终也会发生继发性坏死。因此,该法不能单独用来判断细胞凋亡。

2. 膜磷脂酰丝氨酸(PS)检测

凋亡细胞早期膜结构的改变,是活细胞膜脂质双层内侧的 PS 翻转至外侧。抗凝剂 annexin-v 与 PI 有很高的亲和力,annexin-v 与凋亡细胞结合的最佳时间在胞浆膜对 PI 排除力丧失之前,染色质浓缩之后。因此,用荧光标记的 annexin-v 与 PI 双染色,可同时区分活细胞(annexin-v 与 PI 双阴性)、凋亡早期细胞(annexin-v 阳性,PI 阴性)和凋亡晚期或坏死细胞(annexin-v 与 PI 双阳性)。本法操作时将细胞收集后应在 220℃ 立即标记,然后加 PI,立即在 FCM 上检测,时间过长会影响结果的准确性。膜磷脂酰丝氨酸检测能区别凋亡早、晚或坏死细胞,并能确定三者的比例,但并不是所有细胞凋亡均表现出 PS 的外翻,故限制了其广泛应用。

三、凋亡细胞 DNA 断裂检测

1. 凝胶电泳法

凋亡细胞核 DNA 断裂成 180~200bp 倍数的单/寡聚核苷酸,提取的 DNA 在凝胶电泳中形成梯形条带,它是凋亡较特异的结果。也有 DNA 降解虽属典型凋亡,方法简便,可进行定性及定量分析,但无法显示组织细胞形态结构,也不能反映凋亡细胞与周围组织的关系。

2. DNA 原位变性敏感性检测

在适当条件下,AO 可与单链和双链 DNA 产生不同标记,与单链 DNA(ssDNA)反应时发出红荧光,插入双链 DNA(dsDNA)时发出绿荧光。增殖和凋亡细胞有大量染色质浓缩,DNA 对变性的敏感性高于静止期细胞。AO 标记前者发出强烈的红荧光和微弱的绿荧光;相反,静止期细胞发出强烈的绿荧光和微弱的红荧光。本法优点是检测无核内核小体 DNA 降解,而其他方法又检测不出凋亡细胞。

3. DNA 链断裂点标记

常用末端核苷酸转移酶(TdT)脱氧三磷酸核苷酸(dNTP)缺口末端标记(TUNEL)法。只要有 DNA 链断裂即可检出,甚至早于形态学改变,本法是目前普遍采用的一种方法,技术已成熟,且有较好的试剂盒供应。

4. DNA 含量检测

DNA 链断裂后形成的小分子 DNA 片段从细胞漏出,使细胞内 DNA 减少,PI 标记 FCM 分析时,在 G0~G1 期峰前出现亚 G1 期峰或 A 峰。本法简便、快捷、易于掌握,标本可固定后同批处理,最大优势是能确定细胞周期,应用广泛。但细胞生长并非同步,在一个周期内常有凋亡早、晚期和已坏死尚未解体的细胞混在一起,呈不规则分布。因此,不一定能准确反映周期特异性。

四、临床意义

血液系统疾病尤其是血液系统肿瘤的致病原因是多方面的,而现在的研究发现,造血细胞的凋亡或抑制凋亡与疾病(如白血病、淋巴瘤)有密切关系。因此,研究和分析细胞凋亡在血液病中有重要意义,表现为以下方面:①阐明血液系统疾病发生的分子机制;②阐明抗肿瘤药物在治疗血液系统疾病中的意义;③在诊断或辅助诊断上的价值;④提供恶性血液病基因治疗的新方法。

1. Fas/APO-Ⅰ与血液肿瘤

Fas 是肿瘤坏死因子受体,是细胞膜表面分子。研究证明,Fas 与 APO-Ⅰ均为细胞膜表面分子,其实为同一分子。它们与相应的配体或抗体结合后,介导表达 Fas 或 APO-Ⅰ

分子的细胞凋亡发生。

(1) Fas/APO－Ⅰ与急性淋巴细胞白血病。Fas/APO－Ⅰ对 ALL 的恶性淋巴细胞生长有调节作用。而 Fas/APO－Ⅰ阳性的 ALL 可能是 ALL 的新亚群,可用抗 Fas/APO－Ⅰ抗体或配体诱导细胞凋亡的机制,来设计 ALL 的新方案。

(2) Fas/APO－Ⅰ与成人 T 淋巴细胞白血病。在本病的 T 淋巴细胞上有明显的 Fas/APO－Ⅰ抗原的表达,用患者的 T 淋巴细胞与 Fas/APO－Ⅰ抗体孵育,可以抑制自发的或细胞因子介导的 DNA 合成,因而提高 Fas/APO－Ⅰ介导的 T 细胞凋亡是设计 ALT 治疗方案的新思路。

(3) Fas/APO－Ⅰ与 Burkitt 淋巴瘤。Burkitt 淋巴瘤患者多数为 EB 病毒(EBV)阳性,但 EBV 阳性、EBV 阴性的 BL 细胞表达皆为 $CD10^+$、$CD21^-$、$CD23^-$、$CD30^-$、$CD39^-$、$CD70^-$、$CD77^+$。Fas/APO－Ⅰ抗原阳性的 BL 细胞膜上的抗原型可以漂移。正常的 B 淋巴细胞表达 APO－Ⅰ抗原。在 B 淋巴细胞成熟、增生及清除过程中,都有 Fas 抗原分子的表达和参与。因此,细胞上表达 Fas,可以用 Fas/APO－Ⅰ诱导细胞的凋亡。

2. bcl－2 与 B 细胞淋巴瘤

bcl－2 基因可抑制或阻断细胞凋亡,因此认为这是 B 细胞淋巴瘤能不断繁殖的一种分子机制。有资料表明,p53 与 bcl－2 之间存在某种关系,bcl－2 基因的转移和表达在一定程度上抑制了 p53 诱导的细胞凋亡。在慢性 B 淋巴细胞白血病的模型研究中,证明了用抗 Fas 单克隆抗体诱导慢性 B 淋巴细胞白血病细胞凋亡,bcl－2 的信使核糖核酸(mRNA)转录水平显著降低。因此,bcl－2 和 Fas/APO－Ⅰ之间存在某种关系,即正负调节细胞凋亡。

3. bcr－abl 与慢性粒细胞白血病

慢性粒细胞白血病发生的重要分子机制与 ph 染色体形成 bcr－abl 融合基因,该基因编码的分子量为 210 000 的融合蛋白,此蛋白具有较高的酪氨酸激酶活性。针对 bcr－abl 融合基因断裂位点的分子可特异性诱导 CML 患者造血前体细胞的凋亡过程。因此,bcr－abl 是抑制 CML 患者造血前体细胞凋亡的一种基因。

4. 细胞凋亡与抗肿瘤药物

较多的抗肿瘤药物治疗肿瘤的一个机制是诱导肿瘤细胞的凋亡,如治疗白血病的 4－羟基过氧化环磷酰胺、阿糖胞苷、氮芥类、顺铂等。体外可用细胞株进行凋亡分析。抗肿瘤治疗失效的主要原因是耐药,现在的研究证明多耐药性与细胞凋亡有关,多耐药性是影响程序性细胞凋亡的一个重要原因。

(郭忠燕)

第八节 血液分子生物学检验

血液分子生物学检验以血红蛋白为先导，已经在多种遗传检测、产前诊断和携带者检查中发挥作用。自采用分子杂交技术成功地进行了α-地中海贫血的基因诊断以来，基因诊断技术迅速发展，如聚合酶链式反应（PCR 技术）、DNA 测序技术、限制性片段长度多态性、转基因技术、基因芯片技术等，成果累累。随着人类基因组计划的完成，推动了后基因组计划、蛋白质基因组学和细胞组学的发展，造血细胞与非造血细胞之间的关系分子又是血液病基因诊断的一项新内容。细胞与蛋白质的关系依赖于遗传基因。因此，基因的表达、细胞间和细胞内的信号传导、特异的血液病基因或融合基因的检测将是血液分子检验的主要内容和方向。可见血液分子生物学检验在血液疾病的基因分析、诊断、分型、指导治疗、判断预后、微小残留病灶的检测等方面起着重要作用。

一、核酸分子杂交技术

1. Southern 印迹杂交

Southern 印迹杂交是一种常用于分析 DNA 结构的杂交技术，由 Southern 印迹和分子杂交两部分组成。待测基因的 DNA 经限制性核酸内切酶消化后，酶解片段经琼脂凝胶电泳，将 DNA 片段按分子大小分开，再将其从凝胶中印迹置于硝酸纤维素滤膜或尼龙膜上，以放射性或非放射性标记的 DNA 探针与固相支持上的 DNA 杂交，根据探针的标记特性用相应的方法显示杂交带，对待测 DNA 进行分析。

2. Northern 印迹杂交

Northern 印迹杂交是一种常用于分析 DNA 结构的杂交技术。待测 RNA 经变性及琼脂糖电泳分离后，RNA 分子按大小不同相互分开，随后将其转移至硝酸纤维素滤膜或尼龙膜上，然后用 DNA 或 RNA 探针杂交，按探针的标记特性对杂交信号进行检测，对待测 RNA 进行分析。

3. 核酸原位杂交

核酸原位杂交以放射性或非放射性标记的 DNA 或 RNA 探针在组织、细胞及染色体上与其相关的核酸序列杂交。由于非放射性标记探针具有前述优点，并且在原位杂交中具有稳定性好、显色快、易于观察等优点，近年来应用普遍。其中，荧光原位杂交技术将生物素标记的探针与中期或间期染色体杂交，通过间接免疫荧光法使信号放大，染色体显带后用 IP 染色，根据 FITC-PT 的激发发射光的波长状态，选择荧光显微镜进行观察，染色体显红色，染色体上特异杂交带显黄绿色。中期染色体的原位杂交可用于基因定位、基因缺失、基因易位及融合基因的检测。在分裂象细胞数目量少或质量差时，间期细胞的原位杂交可在短时间内对大量细胞进行分析，对于检测染色体异常、肿瘤致病基因和肿瘤微小残留病灶有广阔的发展前景。

二、聚合酶链式反应

1. 原理

PCR 是一种模拟天然 DNA 合成过程的选择性体外扩增方法。在加热条件下，DNA 变性，螺旋解开，在退火条件下，引物与模板 DNA 结合，在 TaqDNA 聚合物、镁离子及合适的 pH 缓冲液存在的条件下，引物延伸过程第二轮基因拷贝扩增反应，把基因拷贝由 2 个增至 4 个。在反应初期，原来的 DNA 起模板的作用，随着循环数的递增，由引物介导延伸的片段急剧增多而成为主要模板。重复上述过程 20~30 个循环，就可以把基因拷贝数以指数形式增加上百万倍，从而达到体外扩增核酸序列的目的。

2. PCR 产物分析

（1）琼脂糖凝胶电泳。在 pH 为 8.0 时，DNA 分子带负电荷，在电场中向正极移动，其移动的速率与分子的大小成反比。待分离的 PCR 产物中要加入溴化乙啶，在紫外灯下观察电泳条带时，溴化乙啶与 DNA 结合后发出棕红色的荧光。

（2）Southern 印迹杂交。将琼脂糖凝胶电泳分离的 PCR 产物，在原位变性，并将变性产物转移到硝酸纤维素或尼龙膜上，然后用生物素等标记探针检测该产物。

（3）斑点杂交法。当扩增产物是多条带纹时，用斑点杂交法分析 PCR 产物，首先将扩增的片段固定在硝酸纤维素或尼龙膜上，然后用生物素等标记探针杂交，将不同的探针固定在同一尼龙膜上，用标记的 PCR 产物做探针杂交，根据杂交点的位置即可判断产物序列变异的种类。斑点杂交有助于遗传病的基因诊断，还可用于基因多态性分析。

（4）PCR-ELISA 法。待测的 PCR 产物需携带有生物素等固定集团和 PCR 地高辛等检测集团。这可通过将 PCR 反应中的两个引物端分别标记生物素和地高辛来实现。PCR 反应产物中带生物素标记的引物延伸链与带地高辛的引物延伸链形成双链，生物素等固定集团可与微孔板上包被的亲和素结合，向微孔板中加入酶标记的地高辛抗体和生色底物，即可对 PCR 产物进行 ELISA 分析。

（5）原位杂交法。PCR 产物可用原位杂交法检测，所用探针可用生物素、地高辛或荧光标记。

三、基因芯片技术

基因芯片技术又称 DNA 微陈列，基因芯片技术已成为 21 世纪生命科学中广泛应用的一项快速、高效的分子生物学技术。所谓的基因芯片（DNAchip）就是固定大量以特定方式排列的基因探针或基因片段的硅片－玻片和塑料片，样品 DNA/RNA 通过 PCR 扩增、体外转录等技术掺入荧光标记分子，与微陈列杂交后再通过荧光扫描仪及计算机分析,即可获得样品大量的基因序列及表达信息。DNAchip 应用广泛,现在主要用于病原检测、细胞的基因表达检测、疾病相关基因突变、单核苷酸多态分析等。

四、临床评价

分子生物学的发展推动了血液分子生物学的发展,利用分子生物学技术对红细胞、白细胞、血小板等进行分子水平的基础研究,不断地从分子水平阐明造血功能及分子调节机制、细胞因子及其受体分子结构、促凝和抗凝因子及纤维蛋白系统的机构和功能关系、抗原受体基因的重排等。血液分子生物学的基础研究为血液病基因诊断提供了依据,血液分子生物学检验的主要目标也是对血液病基因诊断。体细胞基因突变可引起各种遗传学血液病,如 α-珠蛋白基因的缺陷造成 α-地中海贫血;凝血因子Ⅷ基因的点突变、缺失和插入导致甲型血友病;基因的扩增、基因点突变、基因重排及基因融合的形成常引起恶性血液病(如白细胞和淋巴瘤)的发生。可见血液分子生物学检验在血液疾病的基因分析、诊断、分型、指导治疗、判断预后和微小残留病灶检测等方面有重要作用。

1. 恶性血液病融合基因的检测

(1)慢性粒细胞白细胞 bcr-abl 融合基因。应用传统的 southern 印迹杂交法,以 BCR 为探针,发现所有 pH 阳性的慢性粒细胞白血病均有该基因的重组,而多数 pH 阴性的慢性粒细胞白血病也有 bcr-abl 基因重组。由于 PCR 方法灵敏、快速,目前多采用逆转录酶-PCR 法来检测慢性粒细胞白血病的融合基因,即以待测 mRNA-ABL 转录本为模板,用逆转录酶合成 bcr-abl 接头部顺序的 Cdna 设计扩增引物,经 PCR 扩增后检测扩增产物。目前,采用 FISH 法对染色体原位检测 bcr-abl 也是有效的方法。

(2)急性早幼粒细胞白血病 PML-RARA 融合基因。通过 southern 印迹杂交,RT-PCR 及 FISH 法进行检测。也有少数患者无 t(15;17),而有 PML-RARA 融合。少数患者细胞遗传学检查为 t(11;17)或 t(5;17),经分子水平检测分别为 PLZF-RARa 和 NPM-RARa 融合基因,或有更复杂的染色体易位。

2. 免疫球蛋白重链(IgH)基因和 T 细胞受体基因重排的检测

IgH 和 TCR 的编码基因具有多态性。IgH 基因重排是产生抗体多样性和独特性的重要原因。由于白血病细胞起源于造血干细胞,所以白血病细胞是单克隆性的。用 PCR 方法对重排基因进行扩增,正常白细胞的扩增产物大小不等,呈模糊的阶梯状,而白血病细胞扩增产物经电泳后条带是单一的。约80%的 B 淋巴细胞性白血病可检测到 IgH 基因重排。通过 PCR 方法检测 IgH 和 TCR 基因重排,有助于急性淋巴细胞白血病的分型及微小残留病灶病的检测。

3. 遗传血液病的诊断

血红蛋白病是常见的遗传性溶血性疾病,血友病是常见的遗传性出血性疾病。基因缺陷,包括基因缺失、点突变、插入、倒立等。对于基因重排,可通过 PR-PCR 进行检测;对于点突变可用 PCR 结合酶切位点分析,即当点突变使某一酶切位点消失或在某一区域出现新的酶切位点时,可用该酶切点两侧的引物进行扩增,然后将扩增产物用适当的内切酶切割,根据电泳图谱来判断有无内切酶的改变。对于与限制性内切酶点无连锁的点突变则可以采用 PCR 结合特异寡核苷酸探针斑点杂交法进行诊断。

4. HLA 基因多态性检测

采用 PCR 扩增产物的反向杂交十分简便。将每个位点的所有寡核苷酸探针固定在固相支持物上,引物先经生物素化后,进行待测 DNA 的基因扩增,从而得到生物素化的 DNA 扩大产物。用此产物与膜上的探针杂交,然后进行染色或化学发光,这样每个标本只需杂交一次即可完成。此方法用于骨髓移植的 HLA 基因配型及 HLA 基因与疾病的相关性分析。

5. 肿瘤细胞多耐药性基因的检测

耐药性(MDR)是指肿瘤细胞接触了一种药物后,不但对该药产生了耐药性,而且对其他结构和作用机制不同的药物也产生了耐药性。研究发现,MDR 的出现与多耐药基因过度表达有关,目前已建立 northern 印迹法、斑点印迹法、狭缝印迹法、PR-PCR 法及原位杂交法,从 mRNA 水平对患者进行测定,了解肿瘤细胞的耐药性。

6. 基因治疗

基因治疗的目的是应用 DNA 重排技术和基因转移技术,把野生型的基因导入患者体细胞中,合成为正常的基因产物,来弥补缺陷基因的功能,从而使疾病得到纠正。目前认为基因治疗的靶细胞是造血干细胞、间充质干细胞等,常用的载体是逆转录病毒和腺病毒。采用含人因子Ⅸ基因的逆转录病毒载体转染血友病 B 患者的原代皮肤成纤维细胞,使其表达一定浓度的因子Ⅸ,这将为血友病 B 治疗提供新的方法。

(郭忠燕)

第九节 细胞因子检验

一、集落刺激因子检测

1. 原理

(1)生物学检测。集落刺激因子(CSF)体外培养骨髓细胞或依赖株细胞,可形成造血祖细胞集落,其集落倍数的多少与 CSF 生物活性有关。而 CSF 的依赖株在相应的 CSF 作用下,其生长速度与 MTT 或 ^{3}H-TdR 掺入量有关。因此,前者用体外形成的集数来反映体内 CSF 的活性,后者用平均通过时间(MTT)或氚标记脱氧胸苷测定 ^{3}H-TdR 来反映体内 CSF 的活性。

(2) 免疫学检测方法。①ELISA 法。由于集落刺激因子的骨髓细胞培养及依赖株增殖试验存在一定缺陷。因此,近几年来逐步被免疫学方法代替,其中 ELISA 法被许多实验室采用。ELISA 法包括夹心法、间接法和竞争法三类。②免疫荧光法。细胞膜上结合的因子或细胞内源性因子可用特异性抗体作间接免疫荧光测定。待测细胞可以是悬浮的活细胞,也可以是固定细胞或组织切片。③蛋白质电泳转移法测定。采用电泳方法将蛋白质从凝胶转移到硝酸纤维素膜上,这种方法称蛋白质电泳转移。

2. 临床意义

集落刺激因子测定已用于临床,但因为集落刺激因子在体内含量低,生物体内同时存在一些抑制因子,因此 CSF 的测定受到限制。临床实验室主要以 G-CSF、M-CSF、GM-CSF 检测为主,其中用 ELISA 法测定 G-CSF 的国外报道较多,关于集落刺激因子测定的参考值未统一,各种方法有相应的参考值。因此,在实际工作中,要结合人群的年龄、病种,建立自己的实验室参考值,否则难以评价集落刺激因子的测定意义。

CSF 在体内由多种细胞和组织产生,这种产生机制在正常情况和病理条件下存在明显差异,因此,CSF 检测在临床上主要有几个方面的意义:①有助于阐明有些疾病的发生机制,因为 CSF 质和量的改变会导致相应的病变;②指导临床治疗;③阐明某些对造血系统有过药物作用机制;④判断某种因子在新的宿主细胞中有无表达,主要用于基因工程的研究;⑤对某些疾病的诊断及疗效观察有帮助。

(1) 在血液系统疾病中的意义。CSF 检测对血液系统疾病发病机制、诊断、疗效观察有一定意义。

1) 再生障碍性贫血。再生障碍性贫血尤其是重症再生障碍性贫血(SAA),其血清中 GM-CSF、EPO、G-CSF、粒-单核细胞集落刺激活性及血清爆式集落刺激活性(BPA),平均水平均增高。G-CSF 可以作为 SAA 治疗效果判断的一项指标。一般认为血清中 G-CSF 水平增高的 SAA 患者其疗效及预后较差。G-CSF 水平在 SAA 治疗过程中呈动态变化,随着病情好转,其血清 G-CSF 水平逐渐降至正常水平。SAA 患者的 EPO 水平明显高于正常人。在 SAA 治疗过程中 EPO 水平下降,说明治疗有效。

2) 白血病。CSF 异常可能与肿瘤有关,对造血细胞株的研究发现,经过基因转染而连续表达 CSF,可能导致肿瘤,这些是否因果关系值得探讨。有现象表明,急性白血病中有 CSF 的产生,白血病患者的原始细胞中 GM-CSF、G-CSF 基因表达增加。

在急性早幼粒细胞白血病(APL)用全反式视黄酸治疗的过程中,用 ELISA 法检测血清、骨髓单个核细胞及 NB4 细胞,用全反式视黄酸诱导前后上清液中 G-CSF 水平,结果治疗前血清 G-CSF 检出率为 28%,治疗后检出率增加,在白细胞达到高峰前其阳性率最高,而后逐渐降低至阴性。说明 G-CSF 在 APL 患者用全反式视黄酸治疗的过程、白细胞升高的发生机制中起一定作用,APL 细胞不分泌 G-CSF。

(2)感染性疾病中的意义。G-CSF 水平的检测可作为细菌性感染的一个早期、快速、敏感的指标。用 ELISA 法检测各种细菌感染性疾病,大多数出现 G-CSF 水平的检出阳性率的增高。

二、白细胞介素检测

1. 原理

(1)生物学活性检测。主要根据细胞因子对特定的白细胞介素依赖株或敏感效应细胞的促进或抑制作用,以细胞增殖时 DNA 的合成或酶活性作为指标,通过与标准品对比,间接推算出细胞因子的活性单位,一般用活性单位(U/mL)表示。通过这种方法检测的白细胞介素主要有 IL-1、IL-2、IL-3、IL-6、IL-7 等。此方法灵敏,能测出 PG 水平的白细胞介素,能显示白细胞介素的生物活性。缺点:白细胞介素存在一个因子多种功能和多种因子一种功能,因此,白细胞介素依赖株无法区别,除非采用单抗阻断;体液中存在的白细胞介素拮抗剂或受体能抑制细胞因子的功能,导致测出的白细胞介素水平较实际低。

1)促进细胞增殖和增殖抑制法。检测白细胞介素促生长或抑制生长活性是将不同稀释度的待测样品或细胞因子标准品与培养的依赖细胞株共同培养一段时间,然后检测增值的细胞数。前者的细胞增殖数与细胞因子的含量成正比,而后者的细胞增殖数与细胞因子的含量成反比。常用的细胞增殖的方法有 ^{3}H-TdR 掺入法、比色法、染色法、直接计数法等。其中,测定细胞代谢酶反应细胞增殖数的比色方法包括 MTT、XTT、MTS、N-乙酰葡糖胺(NAG)等方法,可在酶标仪上自动化检测,且不接触同位素,较为常用。

2)反向溶血空斑试验(RHPA)。RHPA 是一种体外检测抗体分泌试验,其测定白细胞介素分泌细胞原理是将待测细胞分泌白细胞介素的细胞置于单层经 PSA 包被的绵羊红细胞(SRBC)中,抗白细胞介素抗体被 SPA 固定在 SRBC 表面并结合待测细胞所分泌的白细胞介素。在补体存在时,白细胞介素和抗体的复合物激活补体,溶解附近的红细胞形成溶血空斑。空斑的大小与细胞分泌的白细胞介素的量成正比。本实验亦可用免疫化学方法染色溶血空斑中心的细胞以确定分泌白细胞介素的细胞类型。

(2)免疫学检测。将白细胞介素作为抗原进行定量分析,再通过标准曲线推算样品的含量。目前,用于白细胞介素的免疫学方法主要有免疫斑点法、ELISA 法、RIA 法、免疫印迹法、酶联免疫斑点法(ELISPOTS)和反向溶血空斑法。每种白细胞介素只有相应的单克隆抗体可溶性受体均可采用免疫学法检测。此方法简单可靠,不需要维持细胞系。缺点:只能确定白细胞介素的含量,不能确定其生物活性;各种来源的抗体尤其是单克隆抗体所针对的表位不同,对白细胞介素的亲和力不同,因此结果有较大误差;免疫学方法的灵敏度较生物学方法低,但近几年 ELISA 法的灵敏度、准确性和客观性有了明显提高。ELISPOTS 方法能检测到单个细胞分泌的白细胞介素,即能反映分泌白细胞介素的细胞频数,而且其显色后的结果分析已由原来的显微镜下计数发展为计算机扫描分析,其灵敏度、准确性大大提高。ELISPOTS 的原理是先用抗细胞因子抗体包被固相载体(常用硝酸纤维膜),再加入相应的酶标抗白细胞介素抗体,即可通过酶测定与底物显色反应的深浅反映出结合在载体上的白细胞介素量。所用包被抗体与酶标抗体应分别针对白细胞介素的不同抗原决定簇。

(3)分子生物学方法检测。目前主要采用的方法有 RNA 印迹法、核酸保护分析、斑点杂交、原位杂交和 PR-PCR。主要通过细胞因子的基因转录 mRNA 的量,推断细胞因子的合成量。此法敏感度较高,有些细胞尽管有基因转录,却始终没有蛋白质的表达。因此,分子生物学方法的检测并不能真实反映细胞的分泌状态,故分子生物学方法不能完全替代生物学方法或免疫学方法,而且其方法较复杂,受试剂及仪器的条件限制。

(4)细胞内白细胞介素的检测。随着流式细胞仪技术的广泛应用,采用 FCM 免疫荧光技术从单个细胞水平检测细胞内细胞因子,更确切地反映了不同细胞或细胞亚群产生细胞因子的能力,应用多色标记的荧光抗体可在一个细胞内测定多种不同的细胞因子。

2.临床意义

白细胞介素水平经常在有炎性反应或免疫应答时升高。

(1)HIV 感染、急性病毒性肝炎等多种微生物感染时 IL-1、IL-2、IL-6、IL-8、IL-9、IL-12、IL-18 等升高;曼氏血吸虫感染、线虫感染时 IL-4、IL-5、IL-9 升高。

(2)患有类风湿性关节炎、系统性红斑狼疮等自身免疫性疾病时,IL-4、IL-6、IL-8、IL-9、IL-10 水平升高,而 IL-1 下降。

(3)移植排斥反应、预防接种继发反应时,IL-2、IL-4、IL-5 转录(mRNA)升高,而 IL-1 下降。

(4)患有宫颈癌、多发性骨髓瘤、淋巴瘤、单核细胞白血病等恶性肿瘤时 IL-6、IL-8 升高。

(郑海波)

第十节 血细胞的超微结构

血细胞超微结构是指在电子显微镜下或结合各种超微结构技术,如酶细胞化学、免疫学、放射自显影、X 线衍射等,所观察到的血细胞微细结构。电子显微镜检查一般包括透射电镜和扫描电镜两种检查方法。前者多用于观察细胞的超微结构,后者多用于观察细胞的表面微结构。应用电镜观察血细胞的超微结构有助于研究血细胞的发育、生理作用和功能状态及在病理状态下的变化特点,为疾病的诊断、鉴别诊断、治疗及病因、发病机理的研究提供重要依据。

一、正常血细胞的超微结构

(一)透射电镜下的超微结构

透射电子显微镜具有与光学显微镜相似的结构系统,所不同的是电子枪产生的电子射线为光源,由电磁透镜代替了光学显微镜中的玻璃透镜,由荧光屏代替了肉眼直接观察。由于电子射线穿透力差,因此所用切片必须用薄片,其制片技术包括固定、脱水、包埋、切片、染色等步骤。血细胞一般用戊二醛和锇酸双重固定,细胞脱水后用环氧树脂包埋,然后切成 70μm 左右的超薄切片,用醋酸铀和枸橼酸铅染色后即可观察。

在透射电子显微镜下,各种血细胞都具有胞膜、胞质、胞核等基本结构。胞质由细胞器和周围的胞质组成,主要细胞器有内质网、高尔基体、溶酶体、过氧化物酶体、线粒体、内体等。胞核由核膜、染色体、核仁和核骨架等组成,是细胞代谢、生长、增生、分化及功能的控制中心,不同类型的细胞其超微结构又有差别。

1. 粒细胞系统

(1)原始粒细胞。原始粒细胞呈圆形或椭圆形,平均直径 10μm 左右,表面平滑,微绒毛很少。胞核大,占整个细胞的大部分,呈圆形或椭圆形,可有浅凹陷。胞核内常染色体占优势,异染色质少,仅在核膜处显薄层凝集,有 1 至几个核仁。胞质少,内有大量的游离核糖体;粗面内质网较少,呈短管状;线粒体多,呈圆形或椭圆形,随着细胞的发育,线粒体数目逐渐减少;高尔基体较小,发育差;胞质内一般没有溶酶体和其他有界膜的颗粒,但少数可见少量大小不等的致密颗粒。

(2)早幼粒细胞。早幼粒细胞较原始粒细胞大,外形与原始粒细胞相似,平均直径 15μm 左右,胞核较原粒细胞小,呈圆形或椭圆形,随着细胞的发育逐渐出现凹陷,胞核内常染色体占优势,但异染色质在核膜处显凝集,核仁常见。胞质比原粒细胞丰富,内有大量的游离核糖体;粗面内质网比原粒细胞丰富;线粒体多,呈圆形或椭圆形,随着细胞的发育,线粒体数目逐渐减少;高尔基体发育好,常呈半圆形围绕着中心体;胞质内出现一些非特异性 A 颗粒,颗粒内可见致密核心,呈圆形或卵圆形。

(3)中性中幼粒细胞。中性中幼粒细胞比早幼粒细胞小,呈圆形或椭圆形,有时外形不规则。胞核较早幼粒小,可有凹陷,核内常染色体相对减少,异染色体在核周凝集进一步增加,并逐渐向核中央发展,两种染色质的比例相近,核仁少见。胞质更丰富,游离核糖体、粗面内质网、线粒体较早幼粒细胞减少,线粒体从小圆形逐渐变成杆状;高尔基体发育好,常呈半圆形围绕着中心体;胞质内出现很多特异性 S 颗粒,颗粒形态多样,大小不一,直径为 0.1~0.5μm,多数 S 颗粒小,形态不一,呈椭圆形、杆状或哑铃状,有些颗粒较大,圆形,颗粒密度低,胞浆中 A 颗粒较早幼粒细胞少。

(4)中性晚幼粒细胞和中性杆状粒细胞。在超薄切片中,中性晚幼粒细胞和中性杆状粒细胞形态相近,此两种细胞略小于中幼粒细胞,但外形相似。胞核较小,肾形或凹陷明显,核内异染色质占优势,仅有少量常染色质位于中央部位,整个胞核电子密度较高,核内无核仁。胞质比中性中幼粒细胞多,可见大量糖原颗粒,使胞质密度增加;胞质内游离核糖体、粗面内质网和线粒体的数目均减少;高尔基复合体逐渐减少,呈不活跃状态;胞质内 S 颗粒增多,其中大部分是较小的颗粒,A 颗粒数目极少,大多呈卵圆形。

(5)中性分叶核粒细胞。中性分叶核粒细胞平均直径为 $10\sim12\mu m$,细胞表面有少量的短小微绒毛,核一般分 3~4 叶,各叶之间有异染色质丝相连,无核仁,核孔较少。胞质多,有少量核糖体,粗面内质网极少;线粒体也很少,呈杆状,嵴不清晰;高尔基复合体少,有时可见中心体;胞质内有丰富的糖原颗粒,使细胞质密度增高,有时可见少量脂肪滴。胞质内大部分是特异性颗粒,尚有少量 A 颗粒,A 颗粒较大,呈圆形或椭圆形,电子密度高,其数目不超过中性颗粒数的 10%。

(6)嗜酸性中幼粒细胞。嗜酸性中幼粒细胞较中性中幼粒细胞略大,呈圆形、卵圆形或不规则形,表面微绒毛很少。胞核大,可有凹陷,核内常染色质减少,异染色质增加,在核周凝集较明显,常染色体与异染色体比例相近,核仁少见。胞质内游离核糖体、粗面内质网较丰富;线粒体呈杆状;高尔基复合体发育良好,有时可见包围中心粒;胞质内有丰富的嗜酸性颗粒,较中性 A 颗粒大,直径为 $0.5\sim1\mu m$,呈圆形或椭圆形,颗粒外有界膜包围,大部分颗粒内有一个矩形结晶为核心,核心一般均质,还有一些颗粒内容致密,无核心。

(7)嗜酸性晚幼粒细胞和嗜酸性杆状粒细胞。这两类粒细胞略小于嗜酸性中幼粒细胞,外形相似,核逐渐向内凹陷并向分叶发展,核内异染色质占优势,在核周凝集明显,常染色质减少,核仁消失。胞质较多,游离核糖体和粗面内质网明显减少;糖原颗粒不断增多,使胞质密度相应升高;线粒体很少,呈杆状;高尔基复合体逐渐变小,胞质内嗜酸性颗粒增多。

(8)嗜酸性分叶核粒细胞。嗜酸性分叶核粒细胞较中性分叶核粒细胞略大,呈圆形或卵圆形,直径为 $10\sim15\mu m$,细胞表面平滑,微绒毛很少,核分叶一般分为两叶,核内异染色质在核周高度凝集,无核仁,核孔较少。胞质内粗面内质网极少;有少量核糖体;线粒体少,呈杆状,但比中性分叶核粒细胞多见且较大,高尔基复合体比中性分叶核粒细胞大,有时可见中心粒;胞质内有大量糖原颗粒和少量脂肪滴,脂肪滴没有界膜,易与其他颗粒区别,胞质内有大量嗜酸性颗粒。

(9)嗜碱性中幼粒细胞。嗜碱性中幼粒细胞较中性中幼粒细胞小,呈圆形或卵圆形,微绒毛很少。胞核较大,圆形或卵圆形,可有凹陷,核内常染色质减少,异染色质增多,在核周凝集较明显,核仁不常见。胞质内核糖体较多;粗面内质网较多;线粒体呈圆形或卵圆形,比中性中幼粒细胞多且大,间质致密;高尔基复合体发育良好,常见中心颗粒;胞质内出现很多嗜碱性颗粒,颗粒较大,直径为 $0.5\sim1\mu m$,外有界膜包围。

（10）嗜碱性晚幼粒细胞和嗜碱性杆状核粒细胞。这两类粒细胞较中性晚幼粒细胞小，外形相似。核较小，呈肾形，并逐渐凹陷向分叶发展，核内异染色质占优势，在核周凝集明显，常染色体减少，核仁消失。胞质内核糖体和粗面内质网明显减少，但可见一定数量的线粒体，呈圆形或卵圆形，间质致密；高尔基复合体变小；糖原颗粒出现并不断增多，使胞质密度升高，胞质内嗜碱性颗粒增多。

（11）嗜碱性分叶核粒细胞。嗜碱性分叶核粒细胞比中性分叶核粒细胞小，平均直径为 $8\sim10\mu m$，微绒毛很少。胞核分叶，异染色质在核周高度凝集，无核仁。胞质内核糖体和粗面内质网极少；线粒体也很少，呈杆状，嵴不明显；高尔基体比中性分叶核粒细胞发育好，常与中心颗粒在一起；糖原颗粒多，使胞质密度增加。

2. 红细胞系统

（1）原始红细胞。原始红细胞较原始粒细胞大，呈圆形或卵圆形。胞核大，占整个细胞的大部分，一般呈圆形或卵圆形，核内常染色体占优势，只有少量异染色体在核周凝集，常见一个至数个较大的核仁。胞质内游离核糖体丰富，其数量较原粒多；线粒体多，呈圆形、卵圆形或杆状；基质密度较高，粗面内质网少，分散分布，呈细长条状；高尔基体发育良好，常包围中心粒。胞质内偶见板层小体；胞质内一般没有颗粒，有时高尔基体附近可见少量的溶酶体颗粒，内含酸性磷酸酶。细胞表面开始出现吞饮活动和胞饮泡。

（2）早幼红细胞。早幼红细胞较原始红细胞小，胞体直径为 $10\sim18\mu m$，外形不规则。胞核大，呈圆形或卵圆形，异染色体聚集呈粗网状，核仁可见或少见。胞质内有丰富的核糖体；粗面内质网少；线粒体较原红细胞少；高尔基体发育良好，常包围中心颗粒。细胞表面开始出现吞饮活动和胞饮小泡，主要以吞饮铁为主，供细胞合成血红蛋白用，由于胞质内已合成少量血红蛋白，使胞质电子密度比原始红细胞高。

（3）中幼红细胞。中幼红细胞较中幼粒细胞小，呈圆形或不规则形。胞核较早幼红细胞小，核内异染色质占优势，呈大块状凝集，使胞核电子密度很高，无核仁。胞质内游离核糖体和线粒体逐渐减少；高尔基复合体不常见；在细胞表面可见较多的吞饮泡。

（4）晚幼红细胞。晚幼红细胞略大于成熟红细胞，胞核缩小，核内异染色质高度凝集，核逐渐向细胞边缘移动，最后排出细胞外，排出的细胞核往往被吞噬细胞吞噬。胞质内的血红蛋白大量增加，使胞质电子密度升高。胞质内核糖体和线粒体进一步减少；高尔基体偶见；除吞饮泡外，有时还可见少量由铁蛋白颗粒聚集而成的铁蛋白小体，胞质电子密度很高。

（5）网织红细胞。网织红细胞大于红细胞，细胞内除含有大量血红蛋白外，还有少量分散的残留细胞器，如线粒体、高尔基复合体、空泡致密颗粒等，随细胞的成熟，残留的细胞器逐渐消失，最后成熟为红细胞。

（6）红细胞。红细胞呈双凹陷盘形，直径为 $6\sim7\mu m$，因切面不同在电镜下呈圆形、卵圆形、哑铃形等不同形态,红细胞外有细胞膜包围,胞质均匀,无结构,由于细胞内含有大量血红蛋白、胞质电子密度很高。

3. 单核细胞系统

(1)原单核细胞。原单核细胞较原粒大,外形相似,胞核大,占整个细胞的大部分,呈圆形或卵圆形,有时有凹陷。核内常染色体占优势,异染色质少,但比原粒多,在核周呈薄层凝集,常见一至数个核仁。胞质内有丰富的游离核糖体;粗面内质网较少;线粒体较多,呈圆形或卵圆形;高尔基复合体较少;有时可见少量有界膜的小颗粒,常位于高尔基复合体的附近。

(2)幼单核细胞。幼单核细胞呈圆形或不规则形,直径为 $10\sim16\mu m$,细胞表面有少量微绒毛。胞核大,有凹陷,是原单核细胞发育成幼单核细胞的重要标志,随幼单核细胞的逐渐成熟和凹陷而加深,外形不规则。核内异染色质在核周凝集,较原单核细胞明显增多,可见一至数个核仁。胞质内有丰富的游离核糖体;粗面内质网较少;线粒体较多,呈圆形或卵圆形;高尔基复合体发育良好,参与单核细胞颗粒的形成。胞质内有时可见一些小颗粒,直径在 $0.1\sim0.2\mu m$ 之间,形态不一,呈圆形或卵圆形,少数呈杆状,有时可见较大的未成熟颗粒,界面与基质间有间隙,随着幼单核细胞的成熟,颗粒增多、变小。

(3)单核细胞。单核细胞是外周血中最大的细胞,平均直径为 $15\mu m$ 左右,呈圆形、椭圆形或不规则形,细胞表面有一些不规则的微绒毛。胞核较大,有凹陷,呈肾形、马蹄形,常染色体丰富,异染色体在核周中度凝集,核内有时可见核仁。胞质较多,有一定数量的游离核糖体和粗面内质网,分散于胞质中;高尔基复合体发育良好;有很多小泡,分散于胞质中,在高尔基复合体周围和细胞表面尤多;线粒体较多,有中等电子密度的基质,嵴清晰;胞质内可见少量糖原颗粒和微丝,微丝常位于细胞核周围。胞质内有一定数量的较小颗粒,形态不一,可为圆形或卵圆形,少量成杆状,簇形分布,颗粒外有界膜包围,内含酸性磷酸酶等,是初级溶酶体。

4. 巨核细胞系统

(1)原始巨核细胞。早期原始巨核细胞与原粒细胞相似,呈圆形或椭圆形,随着细胞发育体积增大,直径达 $15\sim30\mu m$。胞核大,占整个细胞的大部分,呈圆形或椭圆形,表面多处可有凹陷。核内常染色体占优势,异染色质在核周的凝集较原粒细胞明显,核仁较多,可达 $5\sim6$ 个。胞质内有丰富的游离核糖体;粗面内质网短小,分散;线粒体多而小,大多呈圆形;高尔基复合体发育良好。

(2)幼巨核细胞。随着细胞发育胞体逐渐增大,幼巨核细胞的直径可达 $15\sim40\mu m$,甚至更大,外形不规则,表面平滑,仅有少量微绒毛。胞核大,不规则,有时分叶,异染色质在胞核的周围凝集增加,可见核仁。胞质内有丰富的游离核糖体,粗面内质网少而分散;线粒体小,呈圆形;高尔基复合体发育良好,常形成几个区,可能参与血小板颗粒的形成;胞质内糖原颗粒增多,常呈小堆状分布。胞质内可出现一种血小板分界膜系统,是一种光面膜系统,由细胞膜内陷形成,开始局限于细胞的一个部位,随着细胞成熟而不断增多,并扩展到整个胞质。血小板颗粒不断增多,直径为 $0.2\sim0.3\mu m$,呈圆形或椭圆形,外有界膜包围,内容均匀,有时可见密度较高的核心。

(3)巨核细胞。巨核细胞直径大,可达 $100\mu m$ 左右,外形不规则,核形不规则,可有很多分叶,异染色质在核周围明显凝集,有时可见核仁。胞质内有大量血小板分界膜系统,使整个细胞呈海绵状,血小板就是沿着血小板分界膜系统裂开而形成。胞质内有少量分散的核糖体和粗面内质网;线粒体呈小圆形;糖原颗粒丰富,但不如幼巨核细胞明显。胞质内有大量血小板颗粒,随着血小板的形成而分散到每个血小板中。此外,在细胞表面常有一层无细胞器的外质层。

(4)血小板。血小板呈两面微凸的圆盘状,直径为 $2\sim3\mu m$,呈圆形、胞膜包围,膜外有时可见一层较厚的(50nm)细胞外衣。血小板内有很多颗粒和细胞器,包括:①α 颗粒,是血小板内最多的颗粒,直径为 $0.2\sim0.3\mu m$,呈圆形、椭圆形或杆状,外有界膜,内容均匀,电子密度中等,有些 α 颗粒中央有电子密度稍高的核心,形似牛眼,有时呈牛眼颗粒;②致密颗粒,较 α 颗粒小,呈圆形,电子密度很高,致密度基质与界膜间有一较大的空隙;③糖原颗粒,常成堆存在;④线粒体,也称 β 颗粒,很小,呈圆形;⑤微管,位于血小板单位膜下层;⑥开放管道系统,是一些电子透明的管泡系统;⑦致密管道系统,由短而窄的管道系统组成,管内电子密度与周围细胞基质相同,有时还可见少量核糖体、微丝和形似高尔基体复合体的结构。

5. 淋巴细胞系统

(1)原始淋巴细胞。原始淋巴细胞较原粒细胞小,形态较规则,呈圆形或椭圆形,细胞表面有微绒毛及吞饮运动的胞饮作用。胞核大,占整个细胞的大部分,圆形或椭圆形。常染色体占优势,异染色质少,但比原粒细胞和原单核细胞多,在核周凝集,可见大的核仁 $1\sim2$ 个。胞质少,有较多核糖体;粗面内质网少;微小管较多;高尔基复合体较小;线粒体较大,呈圆形或椭圆形;胞质内可见 $1\sim2$ 个溶酶体;有时在高尔基复合体的附近可见少量致密颗粒,有界膜,呈圆形或椭圆形。

(2)幼淋巴细胞。幼淋巴细胞与原淋巴细胞相似,胞核大,占整个细胞的大部分,呈圆形或椭圆形,可有浅的凹陷。异染色质较原始淋巴细胞多,在核周凝集较原始淋巴细胞明显,可见大的核仁 $1\sim2$ 个。胞质少,游离核糖体较丰富,粗面内质网少而散在;高尔基复合体发育较差,位于核凹陷处;线粒体较大,数量少;胞质内可见少量有界膜的颗粒,呈圆形或椭圆形,基质电子密度高,常聚成一堆,位于高尔基复合体附近。

(3)淋巴细胞。淋巴细胞直径为 $5\sim10\mu m$,圆形或椭圆形,细胞表面有少量短小的绒毛。胞核大,占整个细胞的大部分,呈圆形或椭圆形,可有浅的凹陷。异染色质多,在核周高度凝集,核内有时可见核仁。胞质少,有丰富的核糖体,粗面内质网少,线粒体少,呈卵圆形,常集中在细胞的一侧。高尔基复合体发育较差,有时可见中心粒,胞质内可见少量有界膜的颗粒,呈圆形或椭圆形,常聚成一堆,形似溶酶体。

6. 其他细胞

(1) 幼浆细胞。幼浆细胞呈圆形或椭圆形。胞核大,占整个细胞的大部分,呈圆形或椭圆形。常染色质占优势,异染色体在核周凝集,可见核仁1~2个。胞质核糖体较丰富;粗面内质网较多;在粗面内质网的腔内可见一些颗粒状的物质;高尔基复合体发育较差;线粒体大而长;在核周可见含蛋白质的颗粒,可能是免疫球蛋白;胞质内可见无色的空泡。

(2) 浆细胞。浆细胞大小不一,细胞呈圆形或椭圆形,细胞表面光滑,有少量微绒毛。胞核较小,常偏位,呈圆形或椭圆形,常染色质和异染色体交替排列,胞核使染色质呈车轮状凝集,有时可见核仁。胞质内有丰富的核糖体和粗面内质网,粗面内质网常呈平行或同心圆排列,内质网内常充满中等电子密度的物质,有时可见内质网腔膨大;高尔基复合体发育良好;线粒体很多,较大,呈圆形或椭圆形,基质电子密度较高,在线粒体周围常有粗面内质网包围;在高尔基复合体周围有一些电子密度较高的颗粒,外有界膜包围,其中有颗粒内含有酸性磷酸酶,是一种初级酶体,还有些颗粒含有蛋白质,可能是免疫球蛋白颗粒。

(3) 吞噬细胞。吞噬细胞较大,外形不规则,细胞表面可有较多的微绒毛和伪足。胞核大,呈椭圆形,常有凹陷,核内常染色质多,异染色质少,在核周凝集,可见1~2个核仁,核膜上核孔较多。胞质多,有一定数量的核糖体和粗面内质网;线粒体较多,大小不等,呈圆形或椭圆形,基质电子密度较高;高尔基复合体发育良好,有很多高尔基体小泡;胞质内有很多初级溶酶体、吞噬物和次级溶酶体。初级溶酶体中有些是很小的小泡,与高尔基小泡相同;次级溶酶体主要是一些不同消化阶段的吞噬小体和各种形态的残余体。在细胞表面常见由吞噬活动形成的凹陷和大小泡状结构。

(4) 组织嗜碱性细胞。组织嗜碱性细胞呈椭圆形,表面有微绒毛,胞核较大,呈椭圆形,核内异染色质在核周凝集,胞质内核糖体较多,高尔基复合体发育良好,粗面内质网较多。

(二) 扫描电镜下的表面结构

扫描电子显微镜简称扫描电镜(SEM),是近来用于研究血细胞表面微结构的新工具。其结构与原理与电视机相似,由电子源发射电子,经过一些透镜聚焦,然后在标本上扫描,由于电子撞击标本所产生的二次电子分布不同,再通过电子管所形成的电子束在所观察的荧光屏上扫描,并合成图像。扫描电镜的分辨率多在10nm,可放大20万倍。

1. 红细胞

(1) 成熟红细胞。成熟红细胞直径为6~7μm,呈同心性双面凹盘状,表面光滑,中心凹陷,直径一般不超过红细胞外围直径的一半,厚度约为2.5μm。

(2) 网织红细胞。网织红细胞可见两类形态,包括:①球形网织红细胞,呈球形,表面有多个大小不等、深浅不一的凹陷,同时有高低不一的凸起或裂隙,有时形似拳状或马铃薯样,这是晚幼红细胞脱核后不久的网织红细胞;②盘状网织红细胞,外形与成熟红细胞相似,但中心凹陷较浅,表面亦存在深浅不一的凹陷及高低不等的凸起。

2. 白细胞

(1)中性粒细胞:外形呈圆形、椭圆形或阿米巴样,表面皱膜多而明显,可有多个嵴样突起。

(2)嗜酸性粒细胞:外形与中性粒细胞相似,表面较多皱膜及一些球状颗粒。

(3)嗜碱性粒细胞:外形与中性粒细胞相似,表面较多短棒状结构。

(4)单核细胞:单核细胞较中性粒细胞大,多呈阿米巴样,表面皱膜宽且长,有时似飘带状或蛇状,其间有少数长绒毛。

(5)淋巴细胞:①T淋巴细胞,呈圆形,较小,表面光滑或带有少数皱纹或少数球状、短指样突起,这些突起在细胞半个球面上一般不超过25根;②B淋巴细胞,呈圆形,稍大,表面有很多微绒毛,细胞的半个球面上平均有150根左右,此种细胞称为绒毛型细胞。

3. 血小板

血小板为盘状,表面光滑,但有散在的锯齿样结构,为血小板管道系统的外在开口处。离体的血小板为球形,尤其是在放入血小板诱导剂后更为明显。在腺苷二磷酸(ADP)的作用下,血小板为球形且表面有伪足和长刺;在胶原的诱导下,表面可出现多发性泡状体,可能是血小板释放物;与IL-6共同孵育时血小板有球状、树突状结构。

二、病理血细胞的超微结构

(一)白血病细胞的形态

1. 白血病原始细胞

此类细胞的超微结构与正常原始细胞相比有以下基本特征。

(1)细胞大小差别大,甚至同一病例其差别也很大,细胞形态不规则。

(2)胞核的形态不规则,常有深浅不一的凹陷,有时核畸形明显,甚至分叶。

(3)胞核内的特殊结构。①核泡位于核的边缘处,形似鼓出的小泡,由异染色质的细带和两侧核膜组成,泡内有细胞质,有时可见细胞器。②假包涵体是细胞核凹陷的横切面,呈圆形、椭圆形,四周是核膜,中央是陷入的细胞质。一般认为核泡和假包涵体在超微结构上无本质区别,仅由于切面方位不同,是胞质陷入核凹陷处的表现,其形成与核形态不规则、扭曲、折叠有关。③核内小体位于核中部或靠近边缘的部位,没有界膜,四周被环形纤维状染色质包围,它由一些细丝状物质和少量的颗粒组成,电子密度较低。④核环是一个电子透明的环,呈圆形、椭圆形或长环形,位于核的边缘部位,环内和环外均为染色质,核环与核膜间由一条细长的异染色质带相隔。

(4)胞质内各种细胞器的数量和形态变化较大。核糖体丰富,线粒体有不同程度的退化,常见肿胀,部分基质空泡化、嵴不全、断裂、消失或髓鞘样变。粗面内质网和高尔基复合体膜囊结构出现肿胀和髓鞘样变,微丝束增多。

(5)胞质内可出现Auer小体,常见于急性粒细胞白血病、单核细胞白血病。

2. 急性粒细胞白血病

(1)透射电镜观察。原始粒细胞大小不一,细胞呈圆形或椭圆形,表面可见少量微绒毛,有些微绒毛相连成环状。胞核大小不一,呈椭圆形或不规则形,常有深浅不等的凹陷,可出现双核。核内常染色体占优势,异染色质细小分散,无核膜,异染色质轻度凝集,核仁较大,有1~2个,常位于核的边缘部位。在细胞核的表面常见核泡和假包涵体,核泡位于核的边缘部位,核泡在一个细胞切面上,可见1~2个,有的原始粒细胞核内可见单个核内小体。胞质少或极少,游离核糖体丰富;粗面内质网和线粒体数目变化很大,分布也不规则,粗面内质网呈短管状,散在分布,有的粗面内质网丰富,成不同程度扩张;高尔基复合体发育良好,这是与急性淋巴细胞白血病相区别的一个重要特点;可见中心粒,有时可见糖原颗粒(正常原粒细胞一般无糖原颗粒);胞质内无颗粒,但有的原粒细胞胞质内出现数目不等有界膜的颗粒,形态多样,呈圆形、椭圆形或杆状,基质电子密度低或中等。有时胞质内可见Auer小体,其内容物均匀,电子密度高,由于切面不同,Auer小体可呈不同形态。有时胞质内可见带状横纹结构、黏多糖小泡及脂肪滴。

(2)扫描电镜观察。较小的原粒细胞表面光滑或相对光滑,仅有少许隆起的皱纹或突起。较大的原粒细胞多数表面为狭窄的嵴样突起,少数细胞表面也可出现较小的褶皱。有的细胞表面同时有褶皱和嵴样突起。

3. 急性早幼粒细胞白血病

(1)透射电镜观察。白血病早幼粒细胞大小不一,直径为10~20μm,形态不一,呈圆形、椭圆形或不规则形,胞体光滑,有时可见部分突起,微绒毛者少见。胞核较大,畸形,核仁大而明显,多数核仁接近核膜或与核膜接触,核内异染色质较多,在核周有不同程度的凝集。胞质内核糖体丰富,高尔基体发达,粗面内质网增多,大部分扩大,且充满无定形物质。粗面内质网有两种不同的结构为板层状或环状。大部分胞质这两种结构同时存在,有的以板层状结构为主;胞质内出现一些有界膜的颗粒,呈圆形、椭圆形或杆状,颗粒密度差异很大,有均匀致密的基质,这些颗粒有时与其他颗粒融合,除基质外还有含量不定的髓磷脂纤维;胞质内可有较多的Auer小体,其形态和大小不尽相同,有杆状、环形或分叉等。Auer小体一般有三种形态,包括:①透明的棒状体,内有疏松的纤维状物质;②内含密度低的颗粒,兼有模样的结构;③电子密度高的杆状或裂片包涵体,其结晶样基质内充满平行排列的六角形小管,部分Auer小体由无定形物质组成,Auer小体常位于高尔基复合体区。

(2)扫描电镜观察。大部分白血病早幼粒细胞表面有高而窄的嵴样突起,少数细胞为光滑型,极少数细胞有褶皱和绒毛。

4. 急性单核细胞白血病

(1)透射电镜观察。原单核细胞较原粒细胞和原淋巴细胞大,细胞大小不一,外形常不规则,常有一些不整齐的凹陷,细胞表面有多少不等的伪足样突起或微绒毛。胞核大,核大小和形态不一,核常显不规则形,有深浅不一的凹陷,幼单核细胞的浆突起更明显;核型更不规则,有的折叠呈缎带样,核常染色质占优势,异染色质颗粒较粗;在核周可呈不同程度的凝集,核内常见1~2个核仁,有时核仁巨大,核孔较多,在核的边缘处常见核泡,有的核内可见核内小体。胞质较原粒细胞和原淋细胞多,游离的核糖体十分丰富;粗面内质网一般较多,呈细管状,散在分布,可以扩张,内含无定形絮状物;线粒体有较多退行变,呈圆形或椭圆形,部分可出现肿胀;高尔基复合体发育良好,有的附近可见中心粒;微丝增多,呈束状,多位于核的凹陷处。胞质内空泡较正常多,出现数量不等的颗粒,其大小和形态与正常单核细胞相似,电子密度高,颗粒基质与界膜之间有一层明显的空隙。胞质内可见 Auer 小体或包涵体。

(2)扫描电镜观察。原单核细胞表面出现皱膜,也有少许嵴样突起。原单核细胞表面的皱膜较短密,甚至相对光滑,而幼单核细胞和单核细胞的表面为典型的波浪式皱膜。

5. 急性淋巴细胞白血病

(1)透射镜观察。原始淋巴细胞较原粒细胞和原单核细胞小,呈圆形或椭圆形,表面可见少量微绒毛或短小突起。胞核大小不一,呈不规则形,常有深的凹陷,可出现双核,核内常染色体占优势,异染色质在核周呈轻度、中度凝集。在核内可见1个核环,少数原始淋巴细胞的核内可见1个核内小体。胞质量少,含有丰富的游离核糖体;粗面内质网不多,较急性粒细胞白血病和急性单核细胞性白血病的原始细胞少,呈细管状分散分布;线粒体数目大小和形态在每个细胞中变化较大,一般比急性粒细胞白血病少;高尔基复合体发育不良,一般较小;微丝的含量较正常淋巴细胞多,但较急性粒细胞性白血病和急性单核细胞性白血病的原始细胞少,可见糖原颗粒增多,胞质内无颗粒,这是与急性粒细胞性白血病和急性单核细胞性白血病区别的重要特征;有时少数细胞的高尔基复合体附近可见少量致密颗粒,有界膜,可呈圆形或椭圆形,常聚集成堆;有的急性淋巴细胞白血病的原始淋巴细胞在核凹陷处可见各种方向的微管,有时可见微管从凹陷处伸向中心粒。有的急性淋巴细胞白血病的原始淋巴细胞质内可见包涵体,如脂滴、次级溶酶体、多泡体等。

(2)扫描电镜观察。T 细胞型急性淋巴细胞白血病的原始淋巴细胞表面光滑、相对光滑或出现短微绒毛。B 细胞型急性淋巴细胞白血病的原始淋巴细胞表面出现长而多的微绒毛,非 T 非 B 细胞型急性淋巴细胞白血病的原始淋巴细胞表面主要为光滑型。

6. 急性巨核细胞白血病

(1)透射电镜观察。白血病性原始巨核细胞的大小和形态与原始粒细胞相似,呈圆形或椭圆形,细胞表面光滑,微绒毛很少,常有一些光滑的细胞质突起,突起部位一般无细胞器。胞核大,占整个细胞的大部分,呈圆形或椭圆形,可有深浅不一的凹陷,但少有白血病细胞常有的细胞核不规则现象。核内常染色质占优势,异染色质较粗大、分散,在核周呈薄层凝集,可见一个或几个较大的核仁,核孔较多。胞质内游离核糖体丰富;粗面内质网较少,呈细条状,分散;线粒体多而小,呈圆形或椭圆形,部分为杆状,基质电子密度较高,分散在胞质内,也可集中于细胞一侧;高尔基复合体发育一般较好;胞质内一般无颗粒,但有的细胞质内可见少量致密的颗粒;胞质内微丝束常增多,常位于核的周围。

(2)扫描电镜观察。原始巨核细胞表面有一些结节状突起,一般无绒毛和皱褶突起。

7.慢性粒细胞白血病

(1)透射电镜观察。白血病细胞与相应发育阶段的正常细胞在形态上基本相似,但有时可见异常表现,如核的边缘出现核泡、胞质内高尔基复合体发育欠佳、微绒毛增多、出现结晶性包涵体、特异性颗粒减少等。

(2)扫描电镜观察。白血病细胞表面以窄小的皱膜型为主,嵴样突起也较多,粒细胞成熟程度不同,其表面微结构也不相同,幼稚细胞以嵴样突起为主,甚至为光滑或相对光滑。

8.慢性淋巴细胞白血病

(1)透射电镜观察。白血病淋巴细胞与正常淋巴细胞相似,核常有深浅不等的凹陷,核膜上核孔较正常淋巴细胞多,可见1~2个核仁,在核边缘处常见核泡。胞质内游离核糖体丰富,粗面内质网一般较少,少数细胞有较多的粗面内质网;线粒体较大,呈圆形或椭圆形;高尔基复合体较小;微丝较正常淋巴细胞多;一般无颗粒,但少数细胞可见少数致密颗粒;胞质内偶见性质不明的包涵物,有些在粗面内质网的腔内。

(2)扫描电镜观察。慢性淋巴细胞性白血病绝大多数为B细胞型,因此细胞表面会长出长而多的微绒毛。

9.多毛细胞白血病

(1)透射电镜观察。多毛细胞大小和形态不一。胞核大,呈圆形或椭圆形,有的不规则,有时可见深切迹,异染色体在核周有不同程度凝集,核仁小。胞质较多,外周呈绒毛突起,可长达3μm;胞质内核糖体较少;高尔基复合体中等发育或不活跃;线粒体多而大,有的可见少数颗粒,多数颗粒的外周有较多的吞饮小泡和大小不等的空泡。

(2)扫描电镜观察。多毛细胞的表面呈多样化,既有波浪式宽大皱膜,同时还有少数嵴样突起和较长的绒毛,有时形似鞭毛或长发。

(二)病理性红细胞的形态

1.幼红细胞

(1)缺铁性贫血。透射电镜下,一些幼红细胞的胞质缺乏游离的铁蛋白,也称作无铁小体。幼红细胞的吞饮活动仍很活跃,但吞饮小泡内无铁蛋白。

(2) 铁粒红细胞贫血。透射电镜下,幼红细胞的线粒体内有铁质沉着,主要沉着在线粒体基质内,呈高电子密度的颗粒或团块,含有大量铁质的线粒体可出现明显的肿胀和变形,甚至结构大部分被破坏。由于幼红细胞的线粒体常位于核周,所以在核周可见环形铁粒沉着,称环形铁粒幼细胞。各阶段幼红细胞均可出现环形铁粒沉着,但以中幼红细胞多见明显。胞质内含铁蛋白的吞饮小泡和铁小体也较正常多。

2. 红细胞

(1) 口形红细胞。扫描电镜下,根据红细胞的内凹陷程度分为三型:Ⅰ型,单向凹陷,呈盘形;Ⅱ型,单项凹陷较深,似面盆或蘑菇帽状;Ⅲ型,单向凹陷更深,呈杯状或深臼样。口形红细胞增多主要见于遗传性口形红细胞增多症,也可见于肝疾病和肿瘤性疾病。

(2) 球形红细胞。扫描电镜下,红细胞呈球形,在一侧有下陷的小窝,细胞表面光滑。球形红细胞增多主要见于遗传性球形红细胞增多症及伴球形红细胞增多的其他溶血性贫血,如免疫性溶血性贫血。

(3) 椭圆形红细胞。扫描电镜下,长径较短的红细胞呈椭圆盘形,长径较长的红细胞凹陷较深呈船形,细胞表面光滑,较正常红细胞薄。多数红细胞中心有明显凹陷,少数似平板状。椭圆形红细胞增多主要见于遗传性椭圆形红细胞增多症,也可见于恶性贫血、白血病、严重的缺铁性贫血等。

(4) 靶形红细胞。扫描电镜下,红细胞中心向一侧凹陷,凹陷另一侧凸出,凸出的顶部较锐。根据凹陷深度分为Ⅰ～Ⅳ型,靶形红细胞增多主要见于缺铁性贫血、珠蛋白生成障碍性贫血及其他血红蛋白病。

(5) 棘状红细胞。扫描电镜下,红细胞表面伸出很多棘状突起,棘的长短相似,棘间距离也相等。棘状红细胞增多主要见于溶血性贫血、尿毒症、胃癌、丙酮酸激酶缺乏症、新生儿肝病。

(6) 刺状红细胞。扫描电镜下,红细胞表面伸出很多的刺状突起,刺的长短和刺间距离均不相等。刺状红细胞增多可见于遗传性β脂蛋白缺乏症、脾切除及慢性肝病。

(7) 裂红细胞。扫描电镜下,裂红细胞与光镜下相似。细胞形态不规则,表面光滑,在红细胞断裂面可见血红蛋白外溢。裂红细胞增多主要见于弥散性血管内凝血、血栓性血小板减少性紫癜等。

(8) 泪滴形红细胞。泪滴形红细胞也称网球拍样红细胞,扫描电镜下,红细胞向一侧伸长呈棒状蝌蚪尾状,中心凹陷明显,有时呈逗点符号形。泪滴形红细胞常见于骨髓纤维化、珠蛋白生成障碍性贫血、骨髓癌转移等。

(郑海波)

第三篇

红细胞检验

第四章 红细胞基本理论

第一节 红细胞系统形态

人体内红细胞的数量与骨髓红系细胞的增殖、分化密切相关。在生理情况下,正常红细胞的平均寿命为120天,每天约有红细胞总数的1/120(或0.8%)的红细胞被破坏,同时有同样数量的红细胞产生。在红细胞的生成与破坏之间维持着一种动态平衡。

应用放射性核素标记红细胞并用稀释法原理测定我国正常人循环的血容量,平均约为75.5mL/kg(男性为81.4mL/kg;女性为71.6mL/kg)。若按红细胞5×10^{12}/L计算,正常人每公斤体重约有350×10^9个红细胞,即体重为50kg的成年人每天约有1.3×10^{11}个新的红细胞生成。

一、红细胞的生成

正常人红细胞的生成,包括造血干细胞阶段、红系祖细胞阶段、红系前体细胞(原红细胞至晚幼红细胞)的增殖与分化阶段、网织红细胞的增殖及成熟过程,以及网织红细胞向外周血释放成熟红细胞的过程。

(一)造血干细胞阶段

目前,已知造血干细胞主要存在于骨髓、脾、肝等造血组织内,也有少量循环于外周血中。造血干细胞在体内的数量极少,在正常情况下99.5%以上的干细胞处于G0静止期。造血干细胞具有不断地进行自我更新、维持在体内一定的数量和自我保持的特性,同时又具有向骨髓红系、粒系和巨核系祖细胞分化的能力。一个造血干细胞分裂后产生的两个子细胞,只有一个立即分化为早期祖细胞,另一个仍保持干细胞的全部特征不变。这种不对称性分裂,无论进行多少次,始终可以维持干细胞的数量不变,故能维持正常机体长期、恒定的造血。造血干细胞的分化,受细胞、骨髓微环境、细胞表面、药物受体、环化酶系统、体液等多种因素的控制和调节。造血干细胞的内在基因控制也起一定的作用。

(二)红系祖细胞阶段

在红系祖细胞阶段,细胞是处于造血干细胞与红系前体细胞之间的细胞群。由红系祖细胞向红系前体细胞分化的阶段,是调节红细胞生成自体稳定机制中的一个关键过程。造血干细胞一旦变为早期祖细胞,立即出现对称性有丝分裂,其自我更新和自我维持的能力立即下降。晚期祖细胞则全部进行对称性有丝分裂,完全丧失了自我更新的能力。造血干细胞在骨髓造血微环境的影响下分化为红系祖细胞。造血微环境包括微血管系统、神经系统、造血间质等部分。通过体液因子、细胞因子对造血干细胞的分化,起特殊的作用和影响。红系祖细胞向红系前体细胞的分化是随机的系限过程,限制祖细胞只向单一红(红系)细胞发育。这种限制可能是由于细胞表面有特异性生长因子受体的表达,如红细胞生成素(EPO)受体等。此外,也可能是某些因素与骨髓微环境相互作用的结果。骨髓微环境对造血干细胞的定向分化起着决定性作用,如造血组织中血流量增加、组织氧分压增高、基质中的黏多糖倾向性变为中性,均有利于红系细胞的分化;否则,若组织氧分压降低、基质中的黏多糖倾向变为酸性,均不利于向红系细胞发育。由于,红系祖细胞可以在 EPO 的作用下向红系前体细胞的方向分化、增殖,最后成为成熟的红细胞。这类细胞也被称为 EPO 反应细胞(ERC)或 EPO 敏感细胞(ESC)。这类细胞无自我维持能力,故不能称为干细胞。ERC 或 ESC 在高浓度的 EPO 条件下,当连续培养 14~16 天,培养体系中会骤然生成由 30 000~40 000 个红系细胞组成的红系集落,称为红系爆式集落形成单位(BFU-E),是 ESC 群体中较早期分化的细胞。BFU-E 是更接近造血干细胞的红系祖细胞,可分化为红系集落形成单位(CFU-E),其比重沉降率较 CFU-E 缓慢。DNA 合成期的比例亦较少,仅为 0%~25%。在形态学上,较 CFU-E 更不成熟,呈轻度卵圆形,核染色体细,具有多个大的核仁,胞浆呈碱性,偶有伪足。BFU-E 的数量为 5~10/L×10 有核细胞,与 CFU-E 不同的是 BFU-E 可见于周围血中,数量极少,仅占 0.02%~0.05%。ERC 或 ESC 在加入 EPO 的体外半固体培养环境中培养 5~8 天,可生成由 8~65 个红系细胞组成的细胞团,称为 CFU-E。CFU-E 可以由 G-6-PD 同工酶分析确定,其形态学表现为核染色质细致,细胞核大,有大核仁,有清楚的核周带及少量的嗜碱性胞浆。人类骨髓中的 CFU-E 数量因不同的分离方法和培养条件而异,约为 50~400/L×10 有核细胞。大部分 CFU-E 处于活跃的 DNA 合成期(S 期),多数体外实验证实 CFU-E 细胞表面带有较密的 EPO 受体,且依赖 EPO 存活。BFU-E 和 CFU-E 是红系祖细胞群中两类性质不同的细胞亚群,它们的区别包括一般特性、对细胞因子的反应、抗原的表达、受体的表达。主要影响 BFU-E 阶段的细胞因子是 IL-3 和 GM-CSF。IL-3 可以影响 BFU-E 的整个增殖期,其他如 EPO、G-CSF 等。在培养液中,如无 IL-3,BFU-E 则不能生存。6 天后,80% 的 BFU-E 可消失。实验证实,早期阶段的 BFU-E 的增殖和分化均不依赖 EPO,BFU-E 在无 EPO 的环境下仍可存活 48~72 小时。晚期仅 20% 的 BFU-E 有低密度的 EPO 受体表达。α 和 β 干扰素对 BFU-E 有负性影响,后者可防止 BFU-E 进入细胞 S 期。BFU-E 进入 CFU-E 期后开始表达,可识别红系细胞的特征,这些具有特征的蛋白包括唾液酸糖蛋白、血型糖蛋白 A、Rh 抗原、血型抗原、ABHil 型等。CFU-E 细胞上还存在大量的 EPO 受体,在缺乏 EPO 的培养液中静置数小时,80% 的 CFU-E 细胞即不存在。EPO 受体在 CFU-E 及原始红细胞上表达最多,以后随红细胞的成熟逐渐减少,到晚幼红细胞已消失。

转铁蛋白受体(TfR)也是在 CFU-E 和红系前体细胞中表达最高,到网织红细胞中表达最低。TfR 是由双硫键联结的双链跨膜糖蛋白,分子量为 180kD,每个受体可结合 1 个或 2 个分子的转铁蛋白。TfR 是控制细胞摄取铁的重要因素,当红系细胞出现血红蛋白合成后,TfR 的表达明显增多,随着细胞的成熟,TfR 逐渐减少。BFU-E 和 CFU-E 上的 TfR 量较少,原始红细胞上的 TfR 最多,每个细胞可表达 80 000 个 TfR,至网织红细胞,TfR 的表达减少为 100 000 个/细胞,而成熟红细胞则无 TfR 表达。ERC(或 ESC)是非均一的放大过渡细胞群体,随其放大而成熟,其数量控制着细胞进入 CFU-E 的速率。EPO 在 ERO 晚期阶段可促成两级分化,生成下一级放大的过渡群体——红系细胞,其终末产物(成熟红细胞的数量)通过组织氧分压控制着 EPO 的生成水产。当 EPO 缺乏时,ERC 的 G1 期延长,红细胞的生成处于持续低水平。在贫血时 EPO 增加,ERC 的 G1 期明显缩短,促进细胞进入 S 期,ERC 池扩大,以适应加速红细胞造血的需要。

红系的前体细胞阶段与 BFU-E 及 CFU-E 不同,可以用形态学标准区分,包括原始红细胞、早幼红细胞、中幼红细胞、晚幼红细胞及网织红细胞阶段而达到成熟红细胞。细胞成熟的过程是血红蛋白增加和细胞核活性衰减的过程。随着细胞的成熟,有核红细胞中的血红蛋白含量不断增加,RNA 的含量不断减少。在中幼红细胞后期,细胞中血红蛋白含量≥13.5pg。红细胞内血红蛋白的增高促使核失去活性,不再合成 DNA 或 RNA。实验证实,这是由于血红蛋白通过核膜间孔进入核内,作用于核组蛋白,导致染色体失活而促进核凝缩。晚幼红细胞已失去继续分裂的能力,以后细胞核浓缩并逸出,被单核吞噬细胞吞噬或在脾脏内碎裂、溶解,成为无细胞核的网织红细胞。根据细胞内血红蛋白浓度增高会促使细胞核失去活性的理论,红细胞成熟过程分裂的次数、细胞最终的大小与血红蛋白合成的快慢有一定的关系。例如,缺铁时的小红细胞是因为血红蛋白的合成速度慢,需要较长的时间才能达到需要的血红蛋白浓度,故在细胞核停止活动(或聚缩)之前分裂的次数多,造成细胞体积小。相反,在大细胞时,过早地使细胞核变性,分裂的次数也会减少。如果红系前体细胞由于某种原因在从骨髓释放前或以后短期死亡,称为无效造血。正常人的红细胞无效造血只占极少部分(<10%),而在某些病理情况(如巨幼细胞贫血、珠蛋白生成障碍性贫血及铁粒幼细胞贫血)时,无效造血会明显增加。红细胞无效造血可能包括以下原因:①红系干(祖)细胞本身的缺陷使生成的红细胞胞质和数量出现异常;②幼稚红细胞的分裂周期延长,导致骨髓过度增生、成熟障碍,致使幼稚红细胞在骨髓内破坏;③有缺陷的红细胞生成及释放入血后不久即遭破坏;④骨髓幼稚细

胞内造血物质(卟啉、铁)转输和代谢加速,出现"血红素无效生成"也可出现无效红细胞生成。

决定红细胞外形及可变性的膜蛋白,如收缩蛋白、血型糖蛋白、带3蛋白、带4.1蛋白和锚蛋白均出现于 CFU-E 期。带3蛋白、带4.1蛋白及血型糖蛋白特别是血型糖蛋白 A 大量出现于 CFU-E 的晚期阶段或原始红细胞阶段。随着细胞的成熟,红系细胞的直径逐渐缩短,体积缩小。这是因为细胞内一些用于合成血红蛋白、基质蛋白及各种酶的细胞器(如线粒体、高尔基器、聚核糖体)逐渐减少,细胞器也逐渐退化消失。基因活性在红细胞成熟过程中被珠蛋白的表达所支配。珠蛋白在原始红细胞中仅占蛋白质的 0.1%,到网织红细胞时达 95%。对珠蛋白的研究及了解,在红细胞分子系列中是了解得最好的。已知成年人珠蛋白的合成主要是 HbA($\alpha 2\beta 2$),少量的 HbA2($\alpha 2\delta 2$)及 HbF($\alpha 2\gamma 2$)。目前,对 Hb 合成的数个酶基团已经克隆,如 δ-氨基-γ-酮戊酸(ALA)、胆色素原脱氧酶及血红素合成酶等。

应用放射性核素标记细胞增殖周期 DNA 合成能力作为指标,可以推算红系细胞的增殖时间。原始红细胞的增殖时间约为 20 小时,早幼红细胞约为 16 小时,中幼红细胞为 25~30 小时,晚幼红细胞不具备合成 DNA 的能力,属非增殖性细胞。故正常红系前体细胞由骨髓生成,经过增殖、分化直到新生网织红细胞从骨髓中逸出需 3~5 天。在贫血应激时,采用跳跃式分裂,此段时间仅可为 2 天。网织红细胞以后又在脾内停留 1~2 天,继续成熟且改变膜脂质成分后再进入血循环。

(三)红细胞的脱核与释放

晚红细胞通过增加本身的波状运动,再经过几次收缩,把核挤到胞浆的一端而后脱出。红细胞的释放是通过骨髓的窦壁、内皮细胞联合处的胞浆而入血的。红细胞通过骨髓血液屏障是一个复杂的过程。当红细胞进入血窦时,易变形的胞浆先进入,把细胞核留在血窦处。红细胞进入血窦后,内皮细胞即收缩使血窦孔闭合。骨髓的血窦间隙处尚有大量吞噬细胞分布(窦周吞噬细胞),它能吞噬脱出的红细胞核,筛过和移去缺陷细胞(约占 2%)。

二、红细胞形态

(一)正常红细胞形态

1. 原始红细胞

原始红细胞为幼红细胞最大型。胞体直径为 15~25μm,呈圆形或椭圆形,边缘常呈钝角状或瘤状突起。胞核为圆形,居中或稍偏于一旁。核染色质呈颗粒状比原始粒细胞粗密,核膜明显,核仁 1~2 个。原始红细胞大小不一,染浅蓝色。胞浆核量少,呈深蓝色,不透明,有油画蓝感,这是因为富含核糖体,血红蛋白合成旺盛的缘故。在核周围可见几处嗜碱性较弱的明亮部分,大的部分相当于高尔基体,小的部分相当于线粒体。

电镜下,核内常染色质占优势,仅有少量异染色质在核周凝集,核内常见一个或数个较大的核仁。胞浆内有丰富的核糖体,线粒体多,呈圆形或卵圆形,基质密度较高。高尔基体位于细胞核旁,常包围中心粒,胞浆内一般无颗粒,但有时在高尔基体附近可见少量溶酶体,内含酸性磷酸酶。

2. 早幼红细胞

早幼红细胞由原始红细胞进一步分化而来,体积较小。胞体直径为10~18μm,呈圆形或椭圆形。胞核呈圆形或椭圆形,居中或稍偏位。核染色质可浓集或有粗密的小块,其核染色质较原核红细胞粗糙。核仁模糊或消失。胞浆量多,呈不透明蓝色或深蓝色,仍可见瘤状突起及核周淡染区。

电镜下,细胞外形不规则,常有细胞质突起伸向吞噬细胞,骨髓中常有早幼红细胞群集于吞噬细胞周围。核内异染色质凝集成粗网状,核仁少而小。胞浆内线粒体比原始红细胞少,但高尔基体发育良好,常包围中心粒。细胞表面吞饮活动活跃,主要吞饮铁蛋白,供细胞合成血红蛋白用。细胞质内可看到电子密度高的铁蛋白颗粒,直径为10~11nm,可游离于细胞质内,也可密集在直径为0.3~0.5μm的空泡内(铁小体),或者位于吞饮小泡中。由于细胞内已合成少量的血红蛋白,所以细胞质电子密度比原始红细胞高。

3. 中幼红细胞

中幼红细胞体积更小,胞体直径为8~15μm,呈圆形。胞核呈圆形或椭圆形,约占细胞大小的1/2。核染色质紧密,浓集成块,排列呈车轮状,其中有明显空隙形如打碎的墨砚,核仁完全消失。胞浆内血红蛋白形成逐渐增多,嗜碱性物质逐渐减少,因含不等量的血红蛋白,可呈不同程度的嗜多色性。

电镜下,细胞核内异染色质占优势,呈大块凝集。胞核电子密度很高,核内没有核仁。胞浆内血红蛋白不断增加,因此电子密度也不断增加,可见铁蛋白颗粒和铁小体。细胞质内核糖体和线粒体逐渐减少,高尔基体不常见。在细胞表面可见少量饮液泡。

4. 晚幼红细胞

晚幼红细胞进一步缩小略大于成熟红细胞。胞体直径为8~12μm,呈圆形。胞核呈圆形或椭圆,占细胞大小的1/2以下。核染色质固缩密集,呈紫黑色团块状,有时可见核碎裂、核溶解或核旁碎片,此为不正常分裂的表现。胞浆量较多,不规则,因含有大量血红蛋白,其颜色几乎和成熟的红细胞相同,呈粉红色或略带蓝色,无颗粒。

电镜下,细胞核内异染色质占优势,呈大块凝集。胞核逐渐向细胞边缘移动,最后排出细胞外。排出的细胞核周围仅包有一层薄的细胞质,往往被吞噬细胞吞噬。核排出后剩下的细胞质即网织红细胞。细胞质内血红蛋白大量增加,电子密度很高,可见含铁蛋白的吞饮小泡和铁小体。游离核糖体和线粒体进一步减少,高尔基体偶见。

5. 网织红细胞

网织红细胞处于有核红细胞刚刚失去核的阶段,仍属尚未完全成熟的红细胞,浆内尚有嗜碱性物质。在正常血液内占 $0.5 \sim 1.5\%$,直径为 $8 \sim 9\mu m$。用煌焦油蓝做活体染色时,可在红细胞内看见蓝色网状、线状或颗粒状网织结构。此种结构越多,常表示细胞越不成熟,根据网织红细胞的发育阶段可分为以下四型:Ⅰ型,又称为丝球型,嗜碱性物质位于红细胞中央,如同致密的线团,此型多存在于正常骨髓中;Ⅱ型,又称为网型,红细胞中央的线团状结构开始松散,此型也多存在于骨髓中;Ⅲ型,又称为破网型,网状结构开始松散,呈不规则的枝点状散在于红细胞浆内,末梢血内可见到;Ⅳ型,又称为点粒型,红细胞浆内的嗜碱性物质进一步减少,呈单独的点状或短丝状。

电镜下,细胞内除大量血红蛋白外还有少量分散的细胞器,如残余的线粒体、高尔基体、空泡、致密颗粒等。随着细胞的成熟,残余细胞器逐渐消失,最后成为红细胞。

6. 红细胞

正常红细胞的平均直径为 $7.2\mu m$,形态呈双面微凹的圆盘状,中央较薄,边缘较厚,染色后呈淡红色略带紫色,中央部分较淡染,无核。

电镜下,红细胞呈两面微凹的圆盘形,直径为 $7.5\mu m$,边缘部厚度约为 $1.9\mu m$,中央部厚度约为 $1\mu m$。红细胞的这种双凹圆盘状形态,使其具有较大的表面积(约为 $140\mu m^2$),并可使细胞内任何一点距细胞表面都不超过 $0.85\mu m$,有利于细胞内外气体交换。

(二)异常红细胞形态

1. 红细胞大小不均

正常红细胞大小较为一致,直径为 $6 \sim 9\mu m$,平均直径为 $7.5\mu m$。凡直径大于 $9\mu m$ 者称为大红细胞;大于 $12\mu m$ 者称巨大红细胞;大于 $16\mu m$ 者称为超巨红细胞;小于 $6\mu m$ 者称为小红细胞。在缺铁性贫血时,小红细胞多见;在缺乏维生素 B_{12} 及叶酸所致的巨幼红细胞型贫血时,大红细胞、巨红细胞常见。后者可伴有严重的红细胞大小不均,各红细胞之间的直径可相关 $2 \sim 3$ 倍或更多。

2. 靶形红细胞

靶形红细胞为低色素性红细胞。红细胞中央色深,外周有苍白圈,在近红细胞边缘处颜色又较深,宛如射击之靶,故名靶形红细胞。靶形红细胞常见于各种低色素性贫血、HbSC症、阻塞性黄疸、卵磷脂-胆固醇酰基转移酶(LCAT)缺乏症,在地中海贫血时尤易见到。

3. 镰状红细胞

镰状红细胞两端尖锐,长而狭,形如镰刀样,常见于镰刀状红细胞型贫血(HbS症)。

4. 球形红细胞

球形红细胞的胞体直径缩短($<6.4\mu m$),厚度增加($>2.6\mu m$),细胞中心区的血红蛋白比周围多,呈小球状,故名球形红细胞。球形红细胞常见于遗传性球形红细胞增多症、自身免疫性溶血性贫血。

5. 裂红细胞

裂红细胞为红细胞的碎片,外形不规则,有的可呈半圆盘状,有 2~3 个尖角或呈盔形,称为裂红细胞。裂红细胞常见于弥散性血管内凝血、微血管病性溶血性贫血、癌转移等。

6. 椭圆形红细胞

椭圆形红细胞呈椭圆形,横径缩短,长径增大,横径/长径 <0.78。正常人的椭圆形红细胞也可高达 15%。这种红细胞多见于遗传性椭圆形红细胞增多症,一般要高于 25~50% 才有诊断价值。在巨幼红细胞性贫血中可达 25%,恶性贫血、严重缺铁性贫血、地中海贫血及镰刀形贫血中也可见到此细胞。

7. 棘形红细胞

棘形红细胞边缘有较大突起,其间距不规则,长度与宽度不一。这种红细胞常见于肝病、血浆 β 脂蛋白缺乏症。若制片不及时,正常红细胞也会变成棘细胞。

8. 口形红细胞

口形红细胞中央苍白区呈扁平口形,在正常人中这种细胞的数量 <4%,增高常见于口形红细胞增多症。急性乙醇中毒时口形红细胞的数量可 >5%。

9. 泪滴形红细胞

泪滴形红细胞向一侧伸长,呈棒状或蝌蚪尾状,中心凹陷明显,有时也呈逗点符号形。泪滴形红细胞常见于骨髓纤维化、珠蛋白生成障碍性贫血及骨髓癌转移。

10. 嗜多色性红细胞

整个红细胞或其中一部分呈灰蓝色则称为嗜多色性红细胞,它属于尚未完全成熟的红细胞,故细胞体积较大。嗜多色性红细胞的蓝色嗜碱性物质为胞浆中的核糖体,它随着细胞嗜多色性红细胞成熟而消失,嗜多色性红细胞增多说明其骨髓造血功能活跃。在各种增生性贫血时均见增多,以溶血性贫血时更为多见。

11. 嗜碱性点彩红细胞

在瑞氏染色条件下,嗜碱性点彩红细胞浆中存在着嗜碱性黑蓝颗粒,其颗粒较粗大,也可很细小,多少不一,其胞浆多具有某些嗜多性色调。此种细胞属于未完全成熟的红细胞,在正常人血片中极少见,约占 0.01%。此种细胞出现,表示再生加速并有紊乱的现象。有人认为它是由于在铅、铋、锌、汞中毒时红细胞膜被金属损伤,其胞浆中的核糖体发生聚集变性后着色。铅中毒患者此种细胞明显增多,为诊断的重要指标之一。

12. 铁粒细胞

在用铁染色的血片上可以发现有些红细胞中有 1~20 个或更多的蓝色小颗粒即为铁粒细胞。在正常情况下铁粒细胞数量很少(0.5~0.8%),但在铁粒细胞性贫血、白血病前期、中毒、溶血、恶性贫血、重度烧伤、脾切除后和新生儿中这种细胞会增多。

13. 豪周小体

豪周小体呈圆形，大小为 1~2μm，为紫红色，位于成熟红细胞或有核红细胞的胞浆中，可一个或多个。此种物质可能是细胞在分裂过程中出现的一种异常染色质，也可能是核碎裂或核溶解后所剩下的残核部分。豪周小体常见于溶血性贫血、恶性肿瘤、恶性贫血、脾切除后、严重贫血、新生儿、白血病等。

14. 卡波环

卡波环为一纤细的线状环，呈圆环状或"8"字形，染紫红色，存在于嗜多色性或碱性点彩红细胞之中。此种物质可能是纺锤体的痕迹，也可能是胞浆中脂蛋白变性所致。此种结构与豪周小体同时存在，常见于铅中毒、巨幼红细胞性贫血等。

15. 有核红细胞

正常人外周血中，只有成熟的无核红细胞，如出现有核红细胞，多表示红细胞系统增生活跃。在未成熟的儿童或新生儿外周血中可见到少量有核红细胞；溶血性贫血、巨幼红细胞贫血时，很容易见到有核红细胞。各种白血病，特别是红白血病时，外周血中可见到较多的有核红细胞。

16. 红细胞缗线状形成

涂片中红细胞沿长轴一个个相连，如一串缗线，这种现象在活体标本中更易见到。该症状常见于血浆中纤维蛋白原和球蛋白增高时，或血浆中有异常蛋白和长直链分子时（如右旋糖酐）。

三、红细胞生成的调节

红细胞生成的调节因素较为复杂。一般认为外周血中红细胞的数量和生理性平衡，主要是通过骨髓内红细胞生成的自身调节取得的。在生理情况下，循环中的红细胞总量通过对红细胞生成速率的反馈调节来维持衡定。在造血干细胞与成熟红细胞之间形成了一个互相关联、互相制约的复杂的动态平衡。当机体内的红细胞数量改变时，造血组织通过各种途径不断对这种动态平衡起着自身调节的作用。

目前对红细胞生成的调节机制还不十分清楚。近年来的研究认为，当外周血中红细胞数量减少和血红蛋白浓度降低时，红细胞携氧能力下降。血液和组织内氧张力降低，可刺激肾脏产生和释放 EPO，促进骨髓内红细胞的生成。影响红细胞生成的其他因素还有动脉血氧分压、心肺功能、血容量、血红蛋白与氧的亲和力及红细胞 2,3－二磷酸甘油酸（2,3－DPG）含量等，都可能通过肾脏内的 EPO 释放，对红细胞的生成产生反馈作用。

(一) 关于红细胞生成素

早在 1893 年，Miesche 发现动物组织缺氧可以促进红细胞的生成。1950 年，Reissmann 在动物实验中也证实缺氧可使红细胞的生成率增高。1953 年，Ersler 在失血性贫血的动物中获得了刺激红细胞生成的物质,称为红细胞生成素(EPO)。现已知 EPO 是一种糖蛋白激素,其基因定位于 7 号染色体,由 166 个氨基酸残基组成,分子量为 34 000,含有 30%～40% 的碳水化合物,其中 11% 为唾液酸。蛋白电泳在 γ 球蛋白区带上,其提纯品每毫克蛋白质中含有 70400 活性单位(每 1 个单位相当于初次国际标定的 1.48mg 制品,或相当于 5μmol 氯化钴所致的红细胞生成活性)。去除唾液酸的 EPO 在体外仍有促红细胞生长的作用,在体内则迅速丧失活性,易被肝脏清除。

EPO 在体内产生的部位主要在肾脏的肾小管周围细胞。当肾脏有组织破坏时,EPO 的产生降低,甚至停止。正常人约有 5%～10% 的 EPO 是由肾外组织产生的,主要是由肝细胞或肝内的枯氏细胞产生。

目前认为从肾脏提取的 EPO 有两种类型:一种在生物化学及生物活性方面,均与血浆 EPO 相同;另一种由肾皮质和髓质细胞的线粒体产生,缺乏 EPO 的活性,可能具有酶的特性及作用,称为肾脏红细胞因子。这种因子在释放入血后,可能使存在于血浆中的 EPO 前体或不具有 EPO 活性的 EPO 原转变为 EPO。EPO 在人体内的半衰期为 1～2 天,血浆中 EPO 的浓度因不同的生理和病理情况而有波动。通常在输注过量的红细胞或组织氧过高时,EPO 的浓度明显降低。再生障碍性贫血或骨髓增生异常综合征患者血浆 EPO 的浓度往往高于正常值许多倍。而在其他类别的贫血患者中,EPO 水平与血红蛋白水平往往呈负相关的关系。血红蛋白越低,血浆中 EPO 水平越高,同时尿液中 EPO 的排出量也越多。正常人每天从尿液中排出的 EPO 量为 1U～4U,而贫血患者尿液中排出量则明显超过此数。

(二) EPO 的作用

Jacobson 等研究证明 EPO 主要作用于红系祖细胞阶段。随着 EPO 使用剂量的加大,其作用可能会进一步扩及红系生成的全过程,成为影响红系细胞中血红蛋白合成的诱导物质和调节物质,并能促进 DNA 和 RNA 的合成。骨髓细胞培养液中加入 EPO 后,可在 15 分钟内观察红细胞系列的 RNA 增多,并可加速原始红细胞和早幼红细胞的增殖。体内观察显示,在应用 EPO 后可刺激骨髓红细胞的生成。经 4～5 天后,即可见较多的网织红细胞向外周血释放。这种网织红细胞大多胞体偏大、嗜碱物质致密,属未成熟的网织红细胞。

EPO 对红细胞生成的作用可归结为以下三种:①刺激有丝分裂,促进红系祖细胞的增殖;②激活红系特异基因,诱导分化;③能显著减缓红系集落形成单位 DNA 的降解速率,阻抑 CFU-E 的程序性死亡(凋亡),以及加速网织红细胞的释放和提高红细胞膜的抗氧化功能。

(三)其他红细胞生成的调节物质

1. 其他细胞因子

如红细胞分化因子(EDF)能直接诱导血红蛋白表达及间接地促进红系祖细胞生长;

红细胞分化去核因子（EDDF）能诱导后期红细胞排核；转录因子 GATA1 能激活多种红系特异基因，诱导细胞沿红系分化，并抑制细胞凋亡。

2. 雄激素

睾酮对红系造血所起的作用主要是刺激 EPO 的产生。雄激素可促使肾脏主质细胞产生更多的 EPO 或红细胞因子，并刺激正铁血红素的合成。雄激素可能还有增加 EPO 敏感细胞数目、驱使 G0 期的脾集落生成单位（CFU-S）进入 DNA 合成期和增加红系祖细胞数量的作用，也可直接刺激骨髓，促进红细胞的生成。

3. 雌激素

雌激素可能抑制红细胞的生成。小剂量雌激素可降低红系祖细胞对 EPO 的反应。在大剂量时，可能有抑制 EPO 生成的作用。

4. 其他

如甲状腺素、肾上腺皮质激素和生长激素等均可改变组织对氧的要求而间接影响红系造血。此外，环腺苷酸（cAMP）亦可刺激 EPO 的生成，其作用可被 EPO 抗体所阻断。在动物实验中，cAMP 可使骨髓细胞中的氨基-γ-酮戊酸合成酶的活性增加。近年来认为胸腺及 T 淋巴细胞对正常造血也有调节作用。T 淋巴细胞及其产物可促进 BFU-E 的形成，并与 EPO 共同调节红细胞生成。

除刺激红细胞生成各环节的体液调节因子外，已有许多事实证明，也有一些因子能抑制红细胞生成，如再障患者及慢性尿毒症患者尿中的红细胞生成抑制因子、正常新鲜血清中的红细胞抑制素、多血症动物血中的红细胞生成素抑制因子及单纯红细胞再生障碍性贫血患者血浆中的抑制因子。

上述刺激与抑制因子互相拮抗、互相影响，共同构成对红细胞造血稳定而灵敏的反馈调节，在机体红细胞生成的调节中发挥着重要作用。

四、红细胞的破坏

红细胞在体内的衰亡和破坏机制仍未完全清楚。正常人体内的红细胞寿命平均为 120 天，主要因衰老而消失。另有极少数红细胞可被其他因素影响，导致红细胞的变形性下降或细胞表面性质改变而过早破坏。成熟的红细胞在长期存活过程中逐渐衰老，表现为细胞膜的蛋白质脂质含量、红细胞酶活性、糖酵解能力下降、物质交换及能量转换均逐渐减少，对红细胞的重要生理功能有不良影响。老龄红细胞的唾液酸含量也降低，更可能影响红细胞的寿命，再加上膜表面电荷密度减少，表面积和容积的比值下降，细胞呈球形易被吞噬细胞识别吞噬。红细胞在体内破坏的场所主要在单核-吞噬细胞系统，首要器官是脾脏和肝脏，其次为骨髓及其他部位。脾脏具有清除老龄红细胞和消除已受损伤红细胞的功能。脾脏内葡萄糖浓度低，氧分压及 pH 值低，血流缓慢。正常红细胞通过脾小动脉进入白髓的边缘区从而进入红髓,通过狭窄的脾索而被挤压进入脾窦,再经过脾窦(含有单核-吞噬细胞)的内皮细胞孔隙,直接进入脾静脉。脾脏某些部位的血管内径特别细小,有的直径仅为3μm,细胞需要变形才能顺利地通过。如果衰老的或有损伤的红细胞易受机械性滤过作用,被阻留于脾脏内,更会加重葡萄糖的消耗,造成pH低、缺氧的非生理性环境,促使红细胞的脆性增加,易被吞噬细胞吞噬。血液通过脾脏的容量仅占全身的5%,而通过肝脏的容量高达35%,由于肝脏对红细胞的微细胞改变的识别能力较差,不如脾脏敏感,因而肝脏仅对畸变较明显的红细胞才有清除作用。

(一)红细胞老化的改变

红细胞在完全成熟后,其细胞内核糖体已消失,细胞本身已不再能合成蛋白。因而随着红细胞的老化,细胞体积、细胞密度、胞浆、质膜成分均有改变,红细胞内所含的许多酶系统的生物活性也会逐渐降低。随着红细胞年龄的增加,其生化和生理功能均有改变。

1. 糖酵解的改变

糖是红细胞组成的重要成分,在糖酵解中产生的腺苷三磷酸(ATP)是红细胞供给能量的主要来源,已知在老龄红细胞内葡萄糖酵解途径中的3个具有关键性的限速酶——己糖激酶、磷酸果糖激酶和丙酮酸激酶的活性均有降低。其他,如磷酸葡萄糖异构酶、醛缩酶、3-磷酸甘油醛脱氢酶和磷酸甘油酸激酶等活性均下降,结果使整个糖酵解速率迅速降低。

ATP的生成于红细胞生存60天后开始降低,ATP的减少会影响红细胞的能量供应和生理功能。2,3-二磷酸甘油酸(2,3-DPG)是红细胞内糖酵解旁路的代谢产物,在红细胞内是调节血红蛋白对氧亲和力的重要因素。2,3-DPG浓度增高可使氧离解曲线右移,以增加氧从血红蛋白释放到组织。老龄红细胞内参与糖酵解的酶系统活性降低,2,3-DPG的浓度亦会降低,使血红蛋白的氧离解曲线左移,氧释放量减少。糖酵解6-磷酸葡萄糖途径时,有一条磷酸戊糖旁路参与反应。参与磷酸戊糖旁路的酶有葡萄糖-6-磷酸脱氢酶(G-6PD)和6-磷酸葡萄糖酸脱氢酶(6-GPD)。以辅酶Ⅱ(NADPⅡ)作为反应的辅酶,使其还原为还原型辅酶(NADPH),后者具有多种生理功能,可以在红细胞内参与谷胱甘肽(GSH)还原酶的辅酶,以维持细胞内还原型谷胱甘肽的正常含量。GSH是红细胞对抗氧化性损伤的主要物质,对稳定血红蛋白、膜蛋白、膜蛋白巯基等起着重要的作用。老龄红细胞已糖旁路糖酵解的衰竭可使红细胞内氧化产生的H_2O_2不能还原为H_2O,血红蛋白氧化变性,形成变性珠蛋白小体(Heinz小体),沉积于红细胞膜的胞浆面,使胞膜局部变僵硬,红细胞的变形性下降,容易导致破坏。

2. 红细胞膜的改变

红细胞膜主要由膜脂质和蛋白质构成,不仅包裹整个细胞起到保护作用,而且也参与细胞内外物质的交流;维持红细胞膜的通透性、控制膜内外离子平衡和水合作用;维持细胞的正常新陈代谢;保持膜脂质双分子层的定向排列和防止膜脂肪酸的过氧化及维持红细胞正常双凹形态、细胞的表面积和变形比等。老龄红细胞膜脂质含量降低、膜表面积减少、膜糖蛋白、其他膜蛋白质含量减少,同时由于 ATP 供给不足、"钠泵"失调,导致细胞内 K^+ 降低和 Na^+ 增多,细胞肿胀呈球形,变形性降低。

3. 血红蛋白的改变

红细胞内由于各种氧化作用,经常会有少量的高铁血红蛋白(MHb)产生。细胞本身由于有一系列还原系统,主要为还原型辅酶 I 脱氢酶(NADH)和 GSH 存在,MHb 在血红蛋白总量中的占比在 2% 以下。当老龄红细胞内糖代谢的酶活性改变时,NADH 和 GSH 的含量均有一定程度的下降,MHb 的浓度增高,沉积于红细胞膜即为 Heinz 小体。此外,亦有人认为老龄红细胞中的血红蛋白成分也有改变。正常人血红蛋白中以 HbA($\alpha 2 \beta 2$)占绝大多数,HbA2($\alpha 2 \delta 2$)仅占 2%~3%。在老龄红细胞中,HbA2 的比例明显增多。由于上述各项改变,使老龄红细胞的体积缩小,细胞密度增高,红细胞的变形性降低,渗透脆性明显增高,易于破坏,是引起细胞衰亡的重要因素。

(二)老龄红细胞的衰亡

红细胞老化是一个受多种因素影响的复杂过程,目前对正常红细胞在老龄化过程中衰亡的机制仍不十分了解,认为可能与下列途径有关。

1. 红细胞碎裂

在生理情况下,红细胞的局部破裂或缺损可以自己修补,以恢复红细胞的完整。老龄红细胞因其生化成分和物理性能的改变,影响了修复功能。另外,由于可变性降低,老龄红细胞在循环的运转过程中通过直径较小的微血管,容易因遭受局部挤压而破碎,这与老龄红细胞能量减少、膜脂质含量降低、膜蛋白含量降低、Ca^{2+} 的积聚、红细胞可变性下降有密切关系。

2. 渗透性溶解

生理情况下,由于"钠泵"的作用,可使进入细胞内的水分子排出细胞外。老龄红细胞由于糖代谢的减少、ATP 含量及其活性降低、"钠泵"作用障碍、排水能力下降、红细胞肿胀,其形态可由双凹盘形变成球形。若细胞肿胀的程度大于红细胞容积的 1~2 倍时,细胞膜就会出现损伤,易导致细胞出现渗透性溶解而衰亡。

3. 吞噬红细胞作用

吞噬红细胞作用是指整个红细胞被循环中的单核或中性粒细胞、组织吞噬细胞所吞噬。这种现象往往见于已受损伤的红细胞或抗体被覆的红细胞。老龄红细胞与此关系如何尚不十分了解,推测每天有一定数量的老龄红细胞可能是通过吞噬红细胞作用而衰亡。

4. 补体诱导的红细胞溶解

实验证明,补体可结合于细胞膜,特别是 C3、C6、C7、C8 和 C9 可以侵入红细胞膜脂类双分子层,造成细胞呈灶性改变,裂隙直径经常可超过 32A,使红细胞膜功能出现缺陷而发生渗透溶解。裂痕过大时,也可致细胞内 Hb 和其他细胞成分外溢。这两种结果均可引起红细胞破坏。老龄红细胞对补体所致细胞溶解的敏感性可能是增高的,与红细胞的衰亡有一定关系。

5. 正常红细胞在糖代谢中的反应

依靠磷酸戊糖旁路所供给的 NADPH,使氧化型谷胱甘肽还原为还原型谷胱甘肽,使 Hb 免受过氧化而变性。老龄红细胞内一系列酶活性降低,NADPH 的含量也相应减少,Hb 易受氧化剂的氧化而变性。Hb 变性形成变性珠蛋白小体附着在干红细胞膜内面,使局部变僵而易于从循环中清除。

(赵敏利)

第二节 红细胞结构与功能

红细胞膜参与细胞运输、信息传递、血型抗原、免疫反应、免疫调节、出凝血调节等反应,对机体的生长、发育、维持物质代谢动态平衡等方面起着重要的作用。

一、红细胞膜的组成

将红细胞置于适当 pH 的低渗溶液内,血红蛋白溢出红细胞外,可得到完整的红细胞膜,通常称血影。人的红细胞膜由蛋白质、脂类、糖类、无机离子等组成,其中蛋白质占 49.3%、脂质占 42%、糖类占 8%。红细胞膜的特点是脂质含量高,蛋白质与脂质的比例为 1:1,比值变化与膜的功能密切相关。

(一)膜糖类

红细胞膜上的糖类很多,有葡萄糖、半乳糖、甘露糖、岩藻糖、唾液酸,含量较多的有 N-乙酰半乳糖胺和 N-乙酰神经氨酸。膜上的糖都与蛋白质或脂质结合,以糖蛋白或糖脂蛋白的形式存在,由于糖蛋白的糖链大多数存在于膜外,有受体反应、抗原性、信息传递等多种功能。故有细胞"天线"之称。

(二)膜脂质

1. 磷脂与胆固醇

膜脂质主要由磷脂及胆固醇组成,其中磷脂占 60%,胆固醇和中性脂肪酸占 33%,其余是糖脂类化合物。磷脂中磷脂酰胆碱(PC),占 28%;磷脂酰乙醇胺(PE),占 27%;磷脂酰丝氨酸(PS),占 14%;鞘磷脂(SM),占 27%;磷脂酰肌醇(PI)、磷脂酸和溶血磷脂酰胆碱占 2%~3%。各种磷酸所含的脂肪酸不同,但脂肪酸含量依饮食及外界环境的改变而异。

红细胞不能合成脂肪酸,主要与血浆中的脂肪酸进行交换更新。磷脂中以 PC 交换最快(1%/小时),SM 最慢。红细胞膜含游离胆固醇较多,胆固醇酯较少。胆固醇含量与磷脂比值为 0.8~1.0。胆固醇在膜中可能起到调节脂质物理状态的作用。通过磁共振研究,发现胆固醇与磷脂的碳氢链有相互作用。

2. 糖脂

糖脂有多种,红细胞膜上的糖脂属鞘糖脂。鞘糖脂以鞘氨醇为骨架,通过酰胺键与一个脂肪酸相连,其极性头部是单糖或多糖。红细胞膜上的糖脂种类很多,其主要差异是糖的组分及结构不同、糖与糖的连接具有复杂性。鞘糖脂有很多功能,如红细胞膜抗原性、细胞表面的黏附、细胞与细胞间的相互作用等,均与糖脂有关。

(三)膜蛋白

红细胞膜蛋白质分为外周蛋白和内在蛋白。采用十二烷基硫酸钠聚丙烯酰胺凝胶电泳(SDS – PAGE)可将红细胞膜的蛋白质分成 7(或 8)条主带,按 Fairbank 分别对 SDS – PAGE 带命名,名为 1、2、3、4、5、6、7、8。当红细胞膜用 Triton – 100 处理约 1 小时,去除大部分膜磷脂及胆固醇后,余下的膜在相差显微镜下观察仍为双凹圆盘形,这时的膜组成有区带 1、2、2.1、4.1、4.9 及 5。这些蛋白被称为"膜骨架蛋白"或 Triton 壳,它们在维持红细胞形态及功能上起着重要的作用。

1. 带 1 和带 2 蛋白

带 1 和 2 蛋白总称为收缩蛋白,位于红细胞膜内侧,是红细胞膜骨架蛋白中最主要的组成部分。收缩蛋白由 α 和 β 亚基组成,分子量分别为 240KD 和 220KD。α 亚基有 22 个片段,1~9 及 12~19 片段有高度同源性,称重复单位,每个重复单位有 106 个氨基酸,第 11、12、22 片段同源性比较差;第 10 及 22 片段有 150 个氨基酸,如用胰蛋白酶水解,可形成 5 个区,即 aⅠ~aⅤ。许多遗传性溶血病变异多集中在 aⅠ区。β 亚基由 19 个重复单位组成,如用胰蛋白酶水解,可分 4 个区,称 βⅠ~βⅣ。两者按首尾相反方向扭合形成二聚体,二聚体再以首尾相连形成四聚体,红细胞膜上多以四聚体形式存在。

2. 带 2~3 间蛋白

在带 2~3 之间可见多条小带,分别称 2.1~2.5 等蛋白。2.1 蛋白又称"锚蛋白",分子量为 215KD,一分子 2.1 蛋白可与一个收缩蛋白四聚体结合。膜骨架通过锚蛋白固定于质膜上,2.1 蛋白可分三个部分:N 末端为 90KD,有与带 3 蛋白结合的部位;中间部分是 62KD,有收缩蛋白及波形蛋白结合部位;C 端为 55KD,此区称为调节区或可变区。带 2.2 可能是它的变异体,其作用是维持 2.1 蛋白稳定的立体构形。2.1 蛋白还有一个特点,即它在蛋白翻译后再进行脂肪酸(棕榈酸)酰化。

3. 带 3 蛋白

带 3 蛋白是贯穿膜脂双层的内在蛋白,多以二聚体形式存在,分子量约为 93KD。它与水及阴离子(Cl,HCO_3)的运转有关,所以又称为"阴离子通道"。它是糖蛋白,含 5% ~ 8% 的糖(半乳糖、乙酰氨基葡萄糖、岩藻糖、甘露糖、乙酰氨基半乳糖)。用胰糜蛋白酶水解带 3 蛋白,可将其分成三部分:膜外侧近血浆面,含有大量糖;跨膜区,肽链多由疏水氨基酸组成,穿过膜 14 次,靠近膜内侧富含赖氨酸残基,带正电荷,可能是转运阴离子的部位,HCO_3 与 Cl 交换,运转速度极快,每秒可运转 10 ~ 10 个分子;第三段伸入胞浆区,这一段多肽很活跃,有大量酸性氨基酸残基,可与血红蛋白、3 - 磷酸甘油醛脱氢酶、醛缩酶、带 4.1、4.2 蛋白、收缩蛋白等许多蛋白结合。带 3 蛋白其运转特点是双向的,依生理条件而异,以此来维持离子平衡。

4. 带 4 蛋白

带 4 蛋白位于红细胞膜内侧,在电泳图谱中可分为几条小带,分别称为带 4.1、4.2……4.5 蛋白等。

(1)带 4.1 蛋白。带 4.1 蛋白形态呈球状,有 2 个亚基,称为 4.1a 和 4.1b。4.1a/4.1b 在正常红细胞中有一定的比值,其比值随红细胞的老化而增加。用胰蛋白酶处理,可将蛋白分为四个区:一区为 30KD 的基本区,富含胱氨酸,糖基化及磷酸化部位均在此,是血型糖蛋白的及带 3 蛋白结合区;二区为 16KD;三区为 8KD,有收缩蛋白及肌动蛋白结合位点;四区为 C 末端,是可变区,4.1a、4.1b 即在此区有差异,4.1a 是 24KD,4.1b 是 22KD,二者只差几十个氨基酸残基。

(2)带 4.2 蛋白。带 4.2 蛋白的分子量约为 72KD,在膜内多以寡聚体形式存在,可与带 3 蛋白、带 2.1 蛋白及带 4.1 蛋白结合,以稳定带 2.1 蛋白与带 3 蛋白的结合。

(3)带 4.9 蛋白。带 4.9 蛋白有 3 个亚基,1 个 52KD,2 个 48KD。在溶液中以二硫键交联成四聚体,可结合在肌动蛋白微丝表面。带 4.9 蛋白能与带 3 蛋白结合,极易被依赖 cAMP 激酶、Ca^{2+} 激活的激酶、蛋白激酶 C 磷酸化,可能以磷酸化及脱磷酸化调节结构变化。

(4)P 蛋白。P 蛋白分子量为 55KD,与带 4.9 蛋白接近,因而在 SDS - PAGE 中在带 4.9 的位置。P 蛋白在红细胞膜上不是单独存在的,它与带 4.1 蛋白、血型糖蛋白 C 形成聚体,维持膜的稳定性。带 4.1 蛋白缺失,会导致 P 的丢失。

5. 带 5 蛋白

带 5 蛋白即肌动蛋白,分子量为 45KD,结构与肌肉中提取的肌动蛋白极为相似。红细胞肌动蛋白有两种形式:一种是纤维状,由 12 ~ 14 个肌动蛋白聚合而成,长约 7nm;另一种为球状。肌动蛋白与收缩蛋白结合时呈球状,与质膜相连时为纤维状。在此区内还有一个蛋白称为原肌球蛋白调节蛋白,分子量为 43KD,它是原肌球蛋白与肌动蛋白结合的产物,可稳定原肌球蛋白与肌动蛋白形成的微丝,可能与细胞分化及细胞形态发生有关,但有待进一步证实。

6. 带6蛋白

带6蛋白位于红细胞膜内侧,分子量为35KD,具有3-磷酸甘油醛脱氢酶活性。

7. 带7蛋白

带7蛋白分子量为29KD,有人认为它与肌钙蛋白相似,也有人认为它有Ca^{2+}-ATP酶活性。与此分子量相近的还有一个蛋白称为原肌球蛋白,在SDS-PAGE中与带7蛋白同区,但不是同一个蛋白。它有两个亚基,分子量为29KD及27KD,每个分子原肌球蛋白可与6~7个肌动蛋白单体结合。所以,提出原肌球蛋白是束缚肌动蛋白的,以保证它的生理功能。最近报道在红细胞膜上发现了一种蛋白称为口蛋白,由于与带7蛋白相近,又称7.2b蛋白,分子量为31KD,可能与离子通透有关。7.2b它还有两个同型物:SLP-1、SLP-2。SLP-1存在于非红系细胞;SLP-2存在于成熟红细胞膜上,可与内在膜蛋白及骨架蛋白结合,以调节离子转运。

8. 加合素

加合素由分子量为100KD和105KD的两个亚基组成,电镜下呈不规则盘状,每个红细胞有3万个分子,加合蛋白与收缩蛋白及肌动蛋白复合物结合,在其亚基上有与钙调蛋白的结合点。若Ca^{2+}存在,可与钙调蛋白形成Ca^{2+}钙调蛋白-加合素复合体,使收缩蛋白与肌动蛋白结合减弱。因此,加合素通过Ca^{2+}和钙调蛋白影响骨架稳定性,从而影响红细胞的形态。

9. 血型糖蛋白

血型糖蛋白(GP)在红细胞膜中含量很多,但用一般蛋白染色方法无法将其显示出来,需用过碘酸-雪夫试剂(PAS)染色才能显示。红细胞膜上有5种糖蛋白,分别称为GPA(或称PAS1)、GPB(PAS2)、GPC(PAS3)、GPD(PAS4)、GPE(PAS5)。最近从遗传染色体部位分析,将5种GP分成两族:一族是GPA、GPB、GPE;另一族是GPC、GPD。

(四)膜酶

红细胞膜的酶可分为两大类:一类位于膜上,胞浆内不存在,如核苷酸代谢酶类(腺苷酸环化酶等)、糖代谢酶类、腺苷三磷酸酶(Na^+、K^+-ATP酶、Ca^{2+}、Mg^{2+}-ATP酶)、蛋白激酶、乙酰胆碱酯酶等;另一类在膜与胞浆中均存在,如某些磷酸酶类(酸性磷酸酶、2,3-二磷酸甘油酸磷酸酶等)、葡萄糖代谢酶类(3-磷酸甘油醛脱氢酶、乳酸脱氢酶等)、谷胱甘肽代谢酶类(谷胱甘肽还原酶、谷胱甘肽过氧化物酶)。以上两大类酶类不能截然分开,由于处理红细胞的方法不同,可使酶失去本性,发生聚集或解聚,得到不同的结果。

二、红细胞膜的结构

红细胞膜的结构与其他细胞膜相似,根据流动镶嵌学说的基本论点,红细胞膜以脂质双层构成膜的支架，内外两层脂类分子分布是不对称的，蛋白质镶嵌在脂质双层。红细胞膜的理化性质亦遵循生物膜的一般规律，详见生物膜结构与功能。

（一）细胞膜的不对称性

红细胞膜的不对称性是指红细胞膜脂双层的内外两层脂类分子分布不均且物理性质不同，膜蛋白在膜内外两侧的分布也不对称。

1. 膜脂质的不对称性

红细胞膜脂质双层中脂类分子呈不对称性分布，其外层脂类富含 PC 和 SM，内层脂类以 PS 和 PE 为主，用生物生理方法测定红细胞膜的流动性密度，发现膜脂质双层的外层脂类分子密度大于内层，流动性也大于内层。膜脂的不对称分布与膜的结构、功能密切相关，如果脂质双层的某一层发生变化，都会使红细胞形态发生变化。在体外实验中，将溶血磷脂酰胆碱插入到膜脂质双层的外层，结果发现红细胞形态转变成棘状；若是插入到脂质双层和内层，则变为口形红细胞，这表明脂质不对称分布是维持红细胞正常形态的基础。PS 是凝血酶原的激活剂，一旦翻转到膜外层，就能促进血液凝固。镰刀形细胞贫血临床常出现的腰痛或腹痛与小静脉栓塞有关，这是由 PS 外翻所致。对镰刀形细胞贫血患者进行红细胞膜磷脂分析，发现原来全部位于膜内侧的 PS 有 20% 外翻到膜的外层，因而促进了血栓的发生。PS 外翻还能使膜抗原性发生变化，促进单核细胞对红细胞的吞噬，使补体被激活，导致红细胞被破坏。近来又发现 PS 外翻与细胞老化、凋亡、细胞识别、细胞吞饮有关，引起人们对外翻原因的重视，现知有三个酶维持细胞膜脂质双层的正常不对称性。①氨基磷脂转移酶的作用在红细胞膜上已证实，它可使 PS 及 PE 从脂质双层的外层转入内层，而对 PC 无此作用。PE、PS 两者同时竞争一个酶，PS 外翻速度比 PE 快 5~10 倍之多。每翻转一次需要一个 ATP，是需能反应，此酶对甘油骨架的识别很严格，必须是 L-型甘油。除红细胞外，其他细胞也有，如内质网、内皮细胞等。②依赖 ATP 的翻转酶，此酶首先在红细胞膜上发现，对 PE、PS、PC 都能作用。它可将脂质双层内层的脂质翻到外层，与氨基磷脂转移酶的作用恰好相反，但速度慢 10 倍。通常依赖这两个酶的作用，维持红细胞膜正常的不对称性。③脂质移行酶，此酶首先在血小板膜上发现，在红细胞膜内也有，依赖钙离子活化，可于几分钟内在脂质双层内双向翻转。生理情况下，膜不对称性是正常的。当细胞内钙离子浓度高时，移行酶活化，脂质翻转速度快，但钙离子对氨基磷脂酶的活性有抑制，因此翻向外层的 PS 不能翻回，被留在外层。

2. 膜蛋白分布的不对称性

膜蛋白在脂质双层两侧的分布不对称性是绝对的，因为有的膜蛋白在脂质双层的内侧，有的在双层的外侧；有的蛋白虽是跨膜的，但没有一种蛋白在脂质双层的内侧与外侧是相等的。更重要的是糖蛋白，糖链都位于蛋白一侧。膜蛋白结构上两侧的不对称性保证了膜的方向性功能。

(二)膜流动性

膜的流动性是红细胞膜结构的基本特征,适当的流动性是维持膜正常功能所必需的。

(三)红细胞膜骨架的组装

红细胞膜骨架由收缩蛋白、锚蛋白、肌动蛋白、带4.1蛋白、带4.9蛋白、加合素、肌球蛋白、原肌球蛋白等膜骨架蛋白在膜胞浆侧表面相互连接构成,呈五边或六边形网络状结构,形成基本骨架。

1. 收缩蛋白与带4.1蛋白、肌动蛋白的相互作用

电镜下观察红细胞膜骨架为一个由多角形组成的网,中心有球状结构。经分析网架为收缩蛋白β亚基,球状物为肌动蛋白、带4.1蛋白及收缩蛋白四聚体尾部相互结合形成的三元复合物。如没有带4.1蛋白的存在,收缩蛋白不能与肌动蛋白结合。一般认为12~17个肌动蛋白寡聚体与带4.9蛋白、原肌球蛋白组成一个基本结构单位,然后再结合到收缩蛋白和带4.1蛋白的复合体上。带4.9蛋白及原肌球蛋白可能起到稳定肌动蛋白寡聚体的作用。

2. 血型糖蛋白与带4.1蛋白的相互作用

带4.1蛋白结构中的N端,在生理状态下带正电荷,可与血型糖蛋白A、C及肌醇磷脂(PI)或丝氨酸磷脂(PS)结合。有实验证实,如将血型糖蛋白A和C嵌入人工脂质体,与放射性同位素标记的带4.1蛋白保温,可在此人工脂质体测出放射性核素,说明带4.1蛋白可与血型糖蛋白A和C结合。

3. 收缩蛋白与带2.1蛋白、带3蛋白相互作用

带2.1蛋白结构中的90KD区可结合带3蛋白,72KD区可与收缩蛋白结合。带3蛋白是跨膜蛋白,所以带2.1蛋白起着锚的作用,把收缩蛋白锚固在细胞的质膜上。带3蛋白伸向胞浆部分与带2.1蛋白结合,亲和力很强。如果带3蛋白抗体处理红细胞,同样也可抑制与带2.1蛋白的结合。

4. 肌动蛋白与凝溶胶蛋白之间的相互作用

凝溶胶蛋白是存在于胞浆内的一种蛋白,分子量为95KD。用胰糜蛋白酶处理可得到两个片段,N端分子量为45KD,C端分子量是47KD,后者可与肌动蛋白及Ca^{2+}结合。凝溶胶蛋白与肌动蛋白的作用是复杂的,可能有两种作用:①凝溶胶蛋白促肌动蛋白的纤维(F-肌动蛋白)断裂成肌动蛋白单体(G-肌动蛋白);②凝溶胶蛋白结合到肌动蛋白的生长端,抑制肌动蛋白形成纤维状。综合以上两种作用,可看到凝溶蛋白的作用主要是抑制肌动蛋白成为长纤维状,使它不能形成网,易从凝胶相转变为溶胶相。

5. 肌醇磷脂对骨架蛋白的调节作用

肌醇磷脂有多种,包括4,1-磷酸磷脂酰肌醇(PIP)、4,5,2-磷酸磷脂酰肌醇

(PIP2)、磷脂酰肌醇(PI)。虽然它们在红细胞膜上含量很少(占总磷脂的2%~5%),但在信息传递中起着重要的作用。膜内的肌醇磷脂分布在脂双层的内侧,红细胞膜上有各种肌醇磷脂的激酶,可使 PIP、IP、PIP2 相互转化,又有磷酸酶可脱磷酸化,形成一个循环,依生理情况进行反应。PIP2 的主要作用是促进血型糖蛋白与带 4.1 蛋白的结合。

6. 骨架蛋白的磷酸化

根据生理情况,骨架蛋白的网有时松散,有时紧密,主要由磷酸化和脱磷酸化作用调节。如将完整的红细胞与 P 蛋白保温,检测骨架蛋白的磷酸化情况,结果发现除肌动蛋白之外,其他的蛋白都可磷酸化。磷酸化时骨架趋于松散,脱磷酸化时网比较紧密。

三、红细胞膜的功能

红细胞膜在红细胞生活过程中起重要作用,除维持红细胞的正常形态外,红细胞与外界环境发生的一切联系和反应(如物质运输、免疫功能、抗原性等)都必须通过红细胞膜。

(一)物质运输

细胞的内外物质交换须通过细胞膜,红细胞内外无机离子、糖的浓度差别很大,许多物质的运输都有各自的机制。

1. 阳离子运转

红细胞膜内外阳离子浓度差别很大,如胞外钙离子浓度是胞内的 1000 倍,它们的运输方式主要依赖各种 ATP 酶。红细胞膜上有 $Na^+ - K^+ - ATP$ 酶可把细胞内的 Na^+ 泵出细胞外,同时又把细胞外的 K^+ 泵入细胞内,所以又称其为 Na^+/K^+ 泵,红细胞内 K^+ 含量相当于血浆 K^+ 的 30 倍。$Ca^{2+} - Mg^{2+} - ATP$ 酶是需 ATP 转运 Ca^{2+} 的酶,其作用是将 Ca^{2+} 运出胞外,使细胞内 Ca^{2+} 浓度维持恒定,所以也称为 Ca^{2+} 泵。红细胞膜中 Ca^{2+} 泵的活性是 Na^+/K^+ 泵的 3~8 倍,红细胞依赖这些 ATP 酶的作用以维持细胞内外渗透压的平衡,使红细胞不致破溶。

2. 阴离子转运

红细胞阴离子运转主要是带 3 蛋白,其运转过程不需能量,但与细胞代谢有关。它主要介导 HCO_3^- 与 Cl^- 进行 1:1 交换,以维持体内酸碱平衡。

3. 水的运输

膜脂是疏水的,水分子很难通过,所以它和离子一样需要有水的通道。水通道克隆成功后,称为 AQP – CHIP。水通道蛋白(AQP)共有 7 种,红细胞上的称为 AQP1,从氨基酸的序列看属于 MIP 家族的氨基酸序列,其特点是有多个 Asp – Pro – Ala 序列。红细胞依赖水通道维持细胞内外的平衡,保护红细胞不被破溶。

4. 葡萄糖运转

红细胞葡萄糖的运转也有葡萄糖运转体(GLUT)，这是一个家族，共有 5 种(GLUT1~5)。GLUT 的结构特点是它的 C 端及 N 端都伸向胞浆面，跨膜部分穿膜 12 次。红细胞存在 GLUT1，其运转方式与阴离子通道相似，通过变构将葡萄糖从胞外运到胞内。

(二) 免疫功能

1953 年，已有报道表明红细胞能黏附抗原－抗体－补体免疫复合物(IC)，促进吞噬细胞将其清除。1981 年，提出"红细胞免疫系统"这一概念，认为红细胞能防止 IC 在组织中沉积，并将其清除。从此，红细胞免疫研究迅速发展，大量研究证明红细胞不仅参与机体的免疫反应，还参与免疫调控，红细胞的一些免疫功能是其他免疫细胞无法代替的。

1. 清除免疫复合物的作用

红细胞膜上有补体 C3b 受体(Ⅰ型补体受体，CR1)，CR1 和补体的作用是红细胞具有免疫作用的重要因素。CR1 是一种单链糖蛋白，存在于多种细胞上，平均每个红细胞表面 CR1 位点数为 950，中性粒细胞为 57 000，淋巴细胞为 210 000，单核细胞为 480 000。由于红细胞数量众多，因此血循环中 95% 的 CR1 位于红细胞膜上，红细胞清除 IC 的机会比白细胞大 500~1000 倍。IC 在周围组织中的沉积是导致许多免疫性疾病的主要因素。红细胞与 IC 的结合，能够减少 IC 对组织细胞的损伤；如果 IC 过多地黏附在吞噬细胞等免疫细胞上将削弱其免疫功能。红细胞竞争性的黏附 IC，可消除 IC 对吞噬细胞、淋巴细胞等免疫细胞的抑制作用，间接提高它们的免疫功能。

2. 对淋巴细胞的调控作用

红细胞能将 IC 结合的补体降解为 C3dg。C3dg 可与红细胞膜上的 CR2(Ⅱ型补体受体)结合，诱导 B 细胞由静止期转向有丝分裂期，促使其增殖分化，并产生抗体。此外，红细胞膜上的淋巴细胞功能抗原－3(LEA－3)与 T 淋巴细胞 CD2 作用，从而激活 T 淋巴细胞免疫功能。另外，红细胞还能直接增强 NK 细胞的抗肿瘤作用。

3. 对吞噬细胞的作用

许多实验证明，红细胞有明显促进吞噬细胞吞噬的功能，这可能是由于红细胞膜是 CR1、CR3 和吞噬细胞上的 CR1、FCR、CR3、CR4 等共同作用造成的。此外，吞噬细胞在吞噬过程中释放出大量的氧自由基，可对吞噬细胞造成损伤，红细胞上的超氧化物歧化酶(SOD)能够及时清除氧自由基，从而促进吞噬细胞的吞噬功能。

4. 对补体活性调节

补体包括 20 多种蛋白组分，当抗原抗体反应激活补体之后，经"瀑布式反应"最终形成补体的复合物，使细胞破溶。如果在红细胞膜上，即造成溶血。在补体一系列反应中有激活剂参与，也有抑制补体活化的分子参与，以调节补体的作用。红细胞膜上有三种抑制补体的分子，包括 C3 转化酶衰变加速因子(DAF，CD55)、反应性溶血的膜抑制剂

(MIRL,CD59)、补体8结合蛋白。这些因子在结构上有一个共同点,虽然都是膜蛋白,但他们是含糖肌醇磷脂的蛋白,以磷脂的两个脂肪酸插入膜,蛋白质在膜外。由于它们以肌醇磷脂插入膜,所以又称为糖肌醇磷脂锚固蛋白。

(三)抗原性

1. 血型抗原

红细胞膜上的抗原性物质是由遗传基因决定的,其化学组称为糖蛋白或糖脂。在红细胞系统中,已发现400多种抗原物质,分属于20多个血型系统。近年对血型的研究很多,发现许多膜蛋白质都带有某种血型抗原。

2. 老化抗原

已知衰老或有病变的红细胞的清除主要依靠通过脾脏时被吞噬细胞吞噬,但吞噬细胞是如何识别这些细胞的,目前尚不完全清楚。近年的研究认为,这些异常红细胞膜表面出现了称之为"老化抗原"(SCA)的新抗原。SCA可被血浆自身抗体识别并结合,吞噬细胞有IgG Fc段受体,可识别结合在异常红细胞上的IgG,从而将这些异常红细胞吞噬。目前,研究结果表明,新抗原产生的机制主要与膜两种组分的变化有关。第一是唾液酸的减少,唾液酸是位于糖蛋白糖链的末端基团,暴露在红细胞膜表面,老化等异常红细胞唾液酸的减少会导致 $\alpha-D-$ 半乳糖残基的暴露。人体血浆中存在 $\alpha-$ 半乳糖基抗体,能与半乳糖基结合并黏附在膜上,从而被吞噬细胞识别。如果吞噬细胞与各种糖保温,应观察糖对吞噬作用的影响,结果发现只有乙酰半乳糖及半乳糖对吞噬细胞的吞噬有抑制,其他糖都无影响。目前,已发现 $\alpha-$ 半乳糖基抗体能与老化红细胞、镰刀形红细胞贫血、地中海贫血等异常红细胞结合。第二是带3蛋白的改变,通过免疫印渍研究发现自身抗体主要与红细胞膜带3蛋白结合,证明SCA是带3蛋白。有人认为SCA是带3蛋白的降解产物,分子量为62KD。有人认为SCA是带3蛋白的聚集体,变性Hb可诱导带3蛋白发生聚集,构型随之改变,使自身抗体IgG能与之结合。

(四)变形性

红细胞的变形性与红细胞的功能及寿命密切相关,红细胞具有变形性有利于其自身通过微循环。红细胞直径约为 $8\mu m$,但某些微血管如脾窦的毛细血管直径只有 $2\sim3\mu m$。正常的红细胞通过时形态发生改变,从盘状变为细长条状,因而得以通过。如果膜变形性差,则红细胞无法通过微循环。因此,从这一点出发,红细胞的变形性有助于机体对异常红细胞的清除。因为衰老或有病的红细胞变形能力均下降,在通过微血管时受挤压而破溶,或是受阻于狭小脾窦裂隙,从而被脾窦吞噬细胞吞噬、清除。红细胞保存期愈长,红细胞变形性降低愈明显。表明变形性下降是老化细胞破坏的一个重要因素。

膜变形性也有利于防止未成熟红细胞进入血循环,红细胞由骨髓进入血循环必须经过骨髓血窦裂隙。成熟红细胞无核,变形性好,易通过;未成熟有核红细胞变性差,不易通过。此外,红细胞变形性还可以影响血黏度,如果变形性好,可降低血黏度,从而使血流通畅。

影响红细胞变形性的主要有以下几个因素。①膜骨架蛋白组分和功能状态,骨架过于僵硬则不易变形,骨架松散则易于碎裂。②膜脂质流动性大有利于变形。③细胞表面积与细胞体积的比值。正常红细胞呈双凹盘状,有较大比值,变形性良好;如果比值减小,细胞趋于口形或球形,变形性降低。④Hb 的质和量。细胞内的 Hb 浓度增高,或有变性 Hb 附着在膜上,均能使变形性降低。⑤膜的离子通透性。一般离子通过膜的速度很慢,相比之下极性弱的易透过,极性强的不易透过。例如,钾离子半交换期超过 30 小时,氯离子只需 0.2 秒。在某些病理情况下,红细胞的通透性发生改变,使 Na^+、K^+ 通透性增加。如果 Na^+ 进入细胞量远大于 K^+ 的外漏,细胞内则积水、肿胀。相反,若 K^+ 的漏出多于 Na^+ 的内流,细胞会脱水,体积减小,细胞内黏度显著增高。以上两种情况都会导致红细胞变形性降低。

四、血红蛋白的结构与功能

(一) 血红素是氧结合的辅基

血红蛋白是一种了解得最清楚的红细胞中的运输蛋白,它的主要功能是吸收肺部大量的氧,并将其输送到身体的各个组织。Hb 珠蛋白肽链(或肌红蛋白,Mb)的主要结构特征之一,就是形成一个容纳血红素的疏水性口袋。血红素的存在赋予 Hb 或 Mb 结合氧的能力,并使两者显示特殊的颜色。很多蛋白质分子的生物学功能,与其紧密结合的特异非蛋白基团密切相关,这种基团叫作辅基。例如,血红素就是 Hb 和 Mb 的辅基。血红素是铁原子的原卟啉 IX 的复合物。铁原子位于血红素的中心,它通过配位键和卟啉环的四个氮原子相结合。在卟啉环平面的两侧,这个铁原子还可以形成第五个和第六个配位键,使其能够结合氧分子。血红素中的铁原子有 +2 和 +3 两种氧化态,与其相对应的血红蛋白分别称作亚铁血红蛋白和高铁血红蛋白。Hb 和 Mb 的血红素口袋的疏水性产生于非极性氨基酸侧链,这个口袋特别适合疏水性和卟啉环,并有利于 +2 价铁离子可逆地结合氧分子,而不易氧化成 +3 价铁离子。

(二) 红蛋白分子的四个亚基

脊椎动物的 Hb 由四个亚基组成。每个 Hb 四聚体分子都有两种类型的亚基,每种亚基有两个,每个亚基含有一个血红素,亚基之间通过非共键相结合。例如,HbA 是成人血红蛋白的基本成分,由两条 α 链和两条 β 链组成($\alpha 2 \beta 2$)。成人次要血红蛋白 HbA2(占总 Hb 的 2%)由两条 α 链和两条 δ 链组成($\alpha 2 \delta 2$)。胎儿 HbF 的组成为 $\alpha 2 \gamma 2$,而胚胎 Hb 为 $\xi 2 \varepsilon 2$。

(三) 血红素的可逆氧合作用

血红素存在于 Hb 分子每个亚基的裂缝中，它的极性侧链处于 Hb 分子的表面，而其余部分均在 Hb 分子内部被非极性氨基酸残基所包围，只有两个组氨酸(His)除外。血红素的铁原子和其中一个 His，即(F8)直接结合。这个 His 占据了铁原子第 5 个配位键的位置，称作近侧 His。而氧结合位点则位于血红素平面的另一侧，占据铁原子的第 6 个配位键的位置。第 2 个 His 残基(E7)称作远端 His，它靠近血红素，但并不与之结合。在生理条件下，血红蛋白有三种构象形式：脱氧血红蛋白、氧合血红蛋白、铁血红蛋白。这三种血红蛋白的主要区别，就在于血红素的第 6 个配位键。在脱氧血红蛋白中，这一位置空缺；在氧合血红蛋白中，它被氧分子占据；而在高铁血红蛋白中，这个配位键结合的是水分子。

(四) 血红蛋白对一氧化碳的亲和作用

一氧化碳(CO)分子很容易和 Hb 结合，从而抑制体内的氧输送。游离的血红素在水溶液中对 CO 的亲和力是 O_2 的 25 000 倍。然而，Hb(或 Mb)对 CO 的亲和力仅仅比 O_2 高 200 倍。显然，Hb 的蛋白部分大大削弱了血红素对 CO 的亲和力。X 射线晶体衍射和红外线光谱研究显示，在游离的铁卟啉和 CO 结合形成的紧密的复合物中，Fe、C、O 三个原子排列成一直线。而在 Hb 和 CO 形成复合物中，CO 的轴和 Fe－C 键之间不是一条直线，而是弯曲成一定的角度。这是远端 His(E7)的空间障碍作用的结果。在氧合 Hb 中，O_2 的轴也和 Fe－O 键成一定角度。这种弯曲的化学键，造成血红素和 CO 之间的相互作用大为减弱。Hb(或 Mb)对 CO 的亲和力下降，在生理上具有重要意义。在细胞内，血红素降解可产生内源性 CO，这些 CO 将抑制大约 1% 的 Hb(或 Mb)的氧结合位点，不会危及细胞生存。但是，如果 Hb(或 Mb)对 CO 的亲和力像游离的卟啉那样高，这些内源性 CO 将足以产生剧毒。因而，Hb(或 Mb)分子的蛋白部分创造了特殊的微环境，使其辅基具有独特的性质。一般来说，辅基的功能都会受到与之结合的多肽链环境的调节。例如，血红素也是细胞色素 c 分子的辅基，但其功能与在 Hb 中完全不同。细胞色素 c 是所有嗜氧生物细胞线粒体呼吸链中的蛋白质，它是可逆的电子载体，而不是氧载体。此外，血红素在酶促反应中还有另一种功能，即通过催化将过氧化氢转变成水和氧。

(乔敏敏)

第五章 红细胞检查

一、红细胞一般检查

(一) 红细胞计数

1. 原理

计数板法:用等渗稀释液对血液进行稀释,混合均匀后充入计数池内在显微镜下计数,求得每立方毫米血液中的红细胞数,进而换算为每升血液内红细胞数。细胞可采用数上不数下,数左不数右的方法处理,以保证计数的准确性。

2. 参考值

男:$4.0 \sim 5.5 \times 10^{12}/L$。

女:$3.5 \sim 5.0 \times 10^{12}/L$。

新生儿:$6.0 \sim 7.0 \times 10^{12}/L$。

3. 临床评价

(1) 红细胞增多。可见于各种原因引起的血浆中水分丢失、血液浓缩、缺氧,如烧伤、肺心病、各种红细胞增多症等。

(2) 红细胞数量减少。可见于血浆容量增加引起的血液稀释、造血功能障碍、各种贫血、各种原因所致的红细胞丢失、红细胞破坏过多等

(二) 氰化高铁血红蛋白(HiCN)比色法

1. 原理

血红蛋白与试剂中的高铁氰化钾反应生成高铁血红蛋白,再与氰结合转化生成稳定的棕红色的氰化高铁血红蛋白。在分光光度计波长540nm处测定其吸光度,经计算可得到血红蛋白浓度。此法被国际血液学标准化委员会(ICSH)推荐为标准参考方法,其准确性和稳定性被认为是最好的。

2. 参考值

男:$120 \sim 160 g/L$。

女:$110 \sim 150 g/L$。

新生儿:$170 \sim 200 g/L$。

3. 临床评价

(1) 血红蛋白生理性增加。常见于新生儿、常年居住在高原的人。

(2) 血红蛋白病理性增加。常见于真性红细胞增多症、代偿性红细胞增多症(如先天性心脏病、慢性肺心病、大量脱水等)。

(3) 血红蛋白病理性减少。常见于各种贫血、溶血性疾病、白血病、大量失血、大手术后、产后、某些放疗后、某些化疗后。

(三) 红细胞比积测定

1. 原理

将定量的抗凝血液用一定的速度和时间离心沉淀后,观察压实红细胞和上层血浆体积的比值(L/L)。

2. 参考值

男:0.42~0.49L/L(42%~49%)。

女:0.37~0.43L/L(37%~43%)。

3. 临床评价

(1) 增高。大面积烧伤、各种原因引起的红细胞增多、血红蛋白增多、脱水等。

(2) 减少。各种贫血时随红细胞数的减少而有程度不同的降低。

(四) 三种红细胞参数平均值的计算

1. 原理

根据红细胞、血红蛋白浓度和红细胞比积,计算红细胞平均容量、红细胞平均血红蛋白量、红细胞平均血红蛋白浓度,用作贫血的形态学分类。

2. 计算方法

(1) 平均红细胞体积(MCV)是指每个红细胞体积的均值。

计算公式:

MCV = 每升血液中血细胞比容(L/L) × 10^{15} / 每升血液中红细胞数量(fl)

(2) 平均红细胞血红蛋白(MCH)指每个红细胞所含的血红蛋白平均量。

计算公式:

MCH = 每升血液中血红蛋白浓度(g) × 10^{12} / 每升血液中红细胞数量(pg)

(3) 平均红细胞血红蛋白浓度(MCHC)指平均每升红细胞中所含的血红蛋白克数(g/L)。

计算公式:

MCHC = 每升血液中血红蛋白克数(g/L) / 每升血液中血细胞比容(L/L)值

3. 参考值

平均红细胞体积(MCV)为80~98fl。

平均红细胞血红蛋白(MCH)为 28~32pg。

平均红细胞血红蛋白浓度(MCHC)为 320~360g/L。

(五)红细胞沉降率测定

1. 原理

抗凝血液置于特制刻度的测定管内,垂直立于室温中,一定时间时观察上层血浆高度的毫米数。

2. 参考值

男: <15mm/60min。

女: <20mm/60min。

3. 临床评价

(1)生理性增快。常见于年幼小儿、经期、妊娠3个月至产后1个月。

(2)病理性增快。常见于急性炎症、结缔组织病、活动性结核、风湿热活动期、贫血、恶性肿瘤、重金属中毒等。

(六)网织红细胞计数

1. 原理。

煌焦油蓝染色法:煌焦油蓝对血液进行活体染色后可将网织红细胞内残存的嗜碱性RNA物质染色,使红细胞内的网状结构呈现浅蓝色或深蓝色,制成血片后可在显微镜下观察和计数。

2. 参考值

成人:0.5%~1.5%。

儿童:2.0%~6.0%。

3. 临床评价

(1)网织红细胞增加。网织红细胞增加常表示骨髓造血功能旺盛,常见于溶血性贫血、恶性贫血、缺铁性贫血,经维生素 B_{12} 或铁剂治疗后呈显著增加,表示疗效良好。

(2)网织红细胞减少。常见于骨髓增生低下的疾病,如再生障碍性贫血等。

(七)自动血细胞计数仪法

1. 原理

血细胞计数仪以电阻法最为常见,此外还有激光法等。电阻式血细胞计数仪采用在一个微小孔内外安放正负电极一对,两电极间保持恒定的电压,当血细胞悬浮于导电稀释液中作为不良导体通过小孔时,微孔间的电阻发生改变,两电极间恒定电压随之发生变化,在电路中产生脉冲,脉冲的大小与通过小孔的细胞体积大小成正比。据此原理,每一个通过小孔的细胞既被计数又同时测量了体积。按一定比例稀释的血液,以一定的速度和一定的量不断地通过小孔,此时既可得到单位体积内血细胞的数量,也可测得每个细胞的体积。因此,既可以方便地计算出单位体积内红细胞总数,又可测得平均红细胞体积。现在常见的血细胞计数仪多为多参数型血细胞计数仪,一般可同时测定红细胞、白细胞、血红蛋白、血小板及它们相关的多种参数 MCH、MCHC、红细胞体积分布宽度(RDW)、MPV 等。

2. 临床评价

红细胞测定参数与贫血性疾病的关系,可通过表中参数的分布对贫血进行初步分类和诊断。

表3.1 红细胞测定参数与贫血性疾病的关系

项目	MCH(pg)	MCV(fl)	MCHC(g/L)
正常值	28~32	80~98	320~360
大细胞性贫血	>正常	33~50 >正常	100~160 正常
正常细胞性贫血	正常	正常	正常
单纯细胞性贫血	<正常	21~24 <正常	70~80 <正常
小低色素性贫血	<正常	12~28 <正常	50~80 <正常

二、有关铁指标的测定

(一)血清铁测定

1. 原理

血清铁 Fe 形式与转铁蛋白(Tf)结合存在,降低介质的 pH 并加入还原剂(如抗坏血酸、盐酸羟胺等)使高铁(Fe^{3+})还原为 Fe^{2+},则转铁蛋白对铁离子的亲和力降低而解离,解离出的二价铁离子(Fe^{2+})与显色剂(啡咯嗪和 2,2′-联吡啶等)反应,生成有色络合物,同时作标准对照,计算出血清铁的含量。

2. 参考值

男性:11.6~31.3μmol/L。

女性:9.0~30.4μmol/L。

3. 临床评价

血清铁降低常见于生理性铁需要量增加、缺铁性贫血、急性感染、恶性肿瘤等。各种原因所引起的缺铁性贫血患者,血清铁含量均明显降低,故可用于鉴别缺铁与非缺铁性贫血的诊断。

血清铁增高常于急性肝炎、恶性贫血、再生障碍性贫血、溶血性贫血、巨幼细胞贫血等。

(二)血清总铁结合力(TIBC)测定

1. 原理

血清总铁结合力是指血清中转铁蛋白能与铁结合的总量。在血清中加入过量的铁,使之与血清中未带铁的转铁蛋白结合并达到饱和。多余的铁用轻质碳酸镁吸附除去,然后按血清铁操作,测定铁的含量,并计算出总铁结合力。总铁结合力减去血清铁,则为未饱和铁结合力(UIBC)。

2. 参考值

TIBC:男性 50~77umol/L;女性 54~77umol/L。

UIBC:25.1~51.9umol/L。

3. 临床评价

(1)增高。常见于缺铁性贫血患者、红细胞增多症。

(2)降低。常见于肝疾病、慢性感染、肾病综合征和恶性肿瘤。

(三)血清铁蛋白测定

1. 原理

血清铁蛋白测定一般采用放射免疫法。血清铁蛋白和 125 I 标记的铁蛋白与免抗人铁蛋白抗体竞争结合,平衡后形成抗原抗体复合物,除去过量未结合的放免标记物,洗脱结合放免标记的铁蛋白,用 γ 计数器与标准曲线比较,计算出待测标本的血清铁蛋白水平。

2. 参考值

男性:15~200μg/L。

女性:12~150μg/L。

小儿的参考值低于成人;青春期至中年,男性参考值高于女性。

3. 临床评价

血清铁蛋白是人体内铁的一种贮存形式。血清铁蛋白水平降低会导致缺铁性贫血、失血、慢性贫血。

血清铁蛋白水平增高,常见于免疫系统疾病、感染、肿瘤、铁代谢障碍性疾病等。

(四)铁吸收率测定

1. 原理

当体内缺铁时,铁蛋白的利用加快,肠道对铁的吸收也增加。口服放射性 59Fe,测定体内 59Fe,放射性量比率的变化,可推算出铁吸收率。

2. 参考值

正常值为 26.0%~35.0%。

3. 临床评价

(1) 增加。常见于缺铁性贫血,可高达 50%~80%。

(2) 降低。常见于肠道吸收不良综合征。

(3) 正常。常见于正常人、再生障碍性贫血、巨幼红细胞贫血、急性失血等。

(五) 血清转铁蛋白测定

1. 原理

免疫散射比浊法。利用抗人转铁蛋白血清与待检测的转铁蛋白结合形成抗原抗体复合物,其光吸收和散射浊度增加,与标准曲线比较,可计算出转铁蛋白的含量。目前,常用的方法还有放射免疫法和电泳免疫扩散法。

2. 参考值

免疫散射比浊法:28.6%~51.9%。

3. 临床评价

(1) 增加。常见于缺铁性贫血、妊娠。

(2) 降低。常见于肝硬化、肾病综合征、恶性肿瘤、炎症。

(六) 血清转铁蛋白受体测定

1. 原理

血清转铁蛋白受体测定一般采用酶联免疫双抗体夹心法。把对转铁蛋白受体特异的多克隆抗体包被在 96 孔板上,用标准品和未知样本与转铁蛋白受体的多克隆抗体进行反应,然后加入酶标记的对转铁蛋白受体具有特异性的多克隆抗体,使之与抗原抗体复合物进行反应。通过洗板去掉未与酶标记的多克隆抗体结合部分,再加入底物使之酶联复合物发生颜色反应。颜色的深浅与转铁蛋白受体的量成正比。

2. 参考值

以不同浓度标准品的吸光度值在普通坐标纸上绘制标准曲线,通过标准曲线查出未知标本的转铁蛋白受体水平。

3. 临床评价

(1) 升高。常见于缺铁性贫血、溶血性贫血。

(2) 降低。常见于再生障碍性贫血、慢性病贫血、肾功能衰竭等。

二、叶酸和维生素 B_{12} 的测定

(一) 血清和红细胞叶酸测定

1. 原理

叶酸测定主要为放射免疫法,核素与叶酸结合,产生 γ-放射碘叶酸化合物,放射活性与血清或红细胞的叶酸含量成比例,检测其放射活性,与已知标准对照,计算出叶

酸量。

2. 参考值

血清叶酸:男性 8.61~23.8nmol/L;女性 7.93~20.4nmol/L。

红细胞叶酸:成人 340~1020nmol/L。

3. 临床评价

红细胞与血清叶酸浓度相差几十倍,体内组织叶酸缺乏但当未发生幼红细胞贫血时,红细胞叶酸测定对判断叶酸缺乏尤其有价值。叶酸降低有助于诊断由叶酸缺乏引起的巨幼细胞贫血。此外,叶酸降低可见于红细胞过度增生、溶血性贫血、骨髓增生性疾病等。

(二)血清维生素 B_{12} 测定

1. 原理

放射免疫法。用抗氧化剂和氰化钾在碱性环境下(pH>12),将人血清中的维生素 B_{12} 从载体蛋白中释放出来。加入 ^{57}Co 标记的维生素 B_{12},与固定在微晶纤颗粒上纯化的维生素 B_{12} 结合物(纯化的猪肉源内因子)竞争结合,检测其放射性,其量与受检血清的维生素 B_{12} 含量成反比,与标准管做对照,换算出维生素含量。

2. 参考值

成人:148~660pmol/L。

3. 临床评价

血清维生素 B_{12} 降低对巨幼细胞贫血诊断有重要价值,而白血病患者的血清维生素 B_{12} 明显升高。真性红细胞增多症、某些恶性肿瘤、肝细胞损伤时也可升高。

(三)血清维生素 B_{12} 吸收试验

1. 原理

给受检者口服放射性核素 ^{57}Co 的维生素 B_{12} 0.5μg,2 小时后肌内注射未标记的维生素 B_{12} 1mg,收集 24 小时内尿液测定 Co 排出量。

2. 参考值

正常人>7%。

巨幼细胞贫血<7%。

恶性贫血<5%。

(四)血清内因子阻断抗体测定原理

1. 原理

一般采用放射免疫法。维生素 B_{12} 的吸收要靠胃壁细胞分泌内因子。内因子阻断抗体能阻断维生素 B_{12} 与内因子的结合而影响维生素 B_{12} 的吸收,用 ^{57}Co 标记的维生素

B_{12}与血清中的内因子结合,可形成^{57}Co标记的维生素B_{12}-内因子结合物。当存在内因子抗体时,结合物的量减少,由γ计数可测得减少的数量,而得知内因子抗体的存在。

2. 参考值

正常人为阴性,比值≤1.00±0.10;若为阳性,则对照血清比值±0.10。

3. 临床评价

内因子阻断抗体阳性,多见于由维生素B_{12}缺乏引起的巨幼细胞贫血、恶性贫血等。

四、免疫性溶血性贫血的检验

(一)抗人球蛋白试验

1. 原理

抗人球蛋白试验检测自身免疫性溶血性贫血的自身抗体(IgG),分为检测红细胞表面有无不完全抗体的直接抗人球蛋白试验(DAGT)和检测血清中有无不完全抗体的间接抗人球蛋白试验(IAGT)。直接试验应用抗人球蛋白试剂 IgG、IgM、IgA 或补体3(C3)与红细胞表面的 IgG 分子结合,如红细胞表面存在自身抗体,出现凝集反应。间接试验应用 Rh(D)阳性 O 型正常人红细胞与受检血清混合孵育,如血清中存在不完全抗体,红细胞致敏,再加入抗人球蛋白血清,可出现凝集。

2. 参考值

正常人直接和间接抗人球蛋白试验均为阴性。

3. 临床评价

自身免疫性溶血性贫血、冷凝集综合征、新生儿同种免疫溶血病、药物诱发的免疫性溶血性贫血、阵发性冷性血红蛋白尿症等疾病直接抗人球蛋白试验呈阳性。当抗体与红细胞结合后,有过剩抗体时直接和间接试验均为阳性。

(二)冷凝集素试验

1. 原理

冷凝集素综合征患者的血清中存在冷凝集素,为 IgM 类完全抗体,在低温时可使自身红细胞、O 型红细胞或与受检者血型相同的红细胞发生凝集。凝集反应的高峰在 0~4℃,当温度回升到37℃时凝集消失。

2. 参考值

正常人血清抗红细胞抗原的 IgM 冷凝集素效价<1:3(4℃)。

3. 临床评价

冷凝集素综合征患者为阳性,效价可达 1:1000 以上。淋巴瘤、支原体肺炎、疟疾、流行性感冒等可引起冷凝集效价继发性增高。

(三) 冷热溶血试验

1. 原理

阵发性冷性血红蛋白尿症患者的血清中有一种特殊的冷反应抗体,在20℃以下(常为0~4℃)时与红细胞结合,同时吸附补体,但不溶血。当温度升至37℃时,补体激活,红细胞膜破坏而发生急性血管内溶血。

2. 参考值

正常人试验为阴性。

3. 临床评价

阵发性冷性血红蛋白尿症患者为阳性,D-L抗体效价可高于1:40。病毒感染可出现阳性反应。

五、红细胞酶缺陷的检验

(一) 葡萄糖-6-磷酸脱氢酶(G-6-PD)的荧光斑点试验

1. 原理

在G-6-PD和$NADP^+$存在下,G-6-PD能使$NADP^+$还原成NADPH,后者在紫外线照射下会发出荧光。NADPH的吸收峰在波长340nm处,可通过单位时间生成的NADPH的量来测定G-6-PD活性。

2. 参考值

正常人有很强的荧光;G-6-PD缺陷者荧光很弱或无荧光;杂合子或某些G-6-PD变异者可能有轻到中度荧光。正常人酶活性为$(12.1 \pm 2.09 U/gHb)$。

3. 临床评价

G-6-PD缺陷常见于蚕豆病、伯氨喹型药物溶血性贫血等。

(二) 丙酮酸激酶的荧光斑点试验

1. 原理

丙酮酸激酶(PK)在ADP的存在下能催化磷酸烯醇丙酮酸(PEP)转化成丙酮酸,在辅酶Ⅰ还原型(NADPH)存在的情况下,丙酮酸被乳酸脱氢酶(LDH)转化为乳酸,若标记荧光于NADPH上,此时有荧光的NADPH变为无荧光的NAD。

2. 参考值

正常人丙酮酸激酶活性斑点在25分钟内消失。

酶活性:$(15.0 \pm 1.99)U/gHb$。

3. 临床评价

荧光斑点不消失或时间延长说明丙酮酸激酶活性缺乏。中间缺乏(杂合子)时,荧光25~60分钟消失;严重缺乏(纯合子)时,荧光60分钟不消失。

(三) 谷胱甘肽还原酶缺陷检测

1. 原理

谷胱甘肽还原酶(GR)催化反应中 NADPH 转化为 $NADP^+$,荧光消失,通过 365nm 处观察荧光斑点消失的时间(GR 荧光斑点试验),反映谷胱甘肽还原酶的活性,或直接测定吸光度的变化(GR 活性定量试验)计算 GR 的活性。

2. 参考值

GR 荧光斑点试验:正常人荧光斑点 15min 内消失。

GR 活性定量:(7.17 ± 1.09) U/gLHb。

3. 临床评价

谷胱甘肽还原酶缺乏时,GR 荧光斑点试验 15 分钟后还有荧光存在,GR 活性定量试验活性低于 7.17U/gHb。

(四) 高铁血红蛋白还原试验(MHb-RT)

1. 原理

亚硝酸盐作用于红细胞可使血红蛋白变成高铁血红蛋白(MHb,褐色),MHb 在 NADPH 作用下通过亚甲蓝的递氢作用还原为亚铁血红蛋白(红色)。G-6-PD 缺乏的红细胞由于 NADPH 生成减少或缺乏,MHb 不被还原或还原速度显著减慢,仍保持 MHb 的褐色。通过颜色变化,应用比色可观察还原的多少。

2. 参考值

正常人高铁血红蛋白还原率≥75%(脐血≥77%)。

3. 临床评价

G-6-PD 缺乏时,高铁血红蛋白还原率下降。中间缺乏(杂合子)为 31%~74%;严重缺乏(半合子或纯合子)<30%。

(五) 变性珠蛋白小体生成试验

1. 原理

G-6-PD 缺乏的患者血样加入乙酰苯肼于 37℃ 孵育 2~4 小时,用煌焦油蓝染色观察红细胞总珠蛋白小体的生成情况,计算含 5 个及以上珠蛋白小体的红细胞的百分率。

2. 参考值

正常人含 5 个及以上珠蛋白小体的红细胞 <30%。

3. 临床评价

G-6-PD 缺乏症常高于 45%,故可作为 G-6-PD 缺乏的筛检试验。但还原型谷胱甘肽缺乏症也增高,不稳定血红蛋白病含小体的细胞百分率为 75%~84%,HbH 病和化学物质中毒时也增高。

六、红细胞膜缺陷的检验

(一)红细胞渗透脆性试验

1. 原理

渗透脆性试验检测红细胞对不同浓度低渗盐溶液的抵抗力。红细胞在低渗盐溶液中,当水渗透其内部达一定程度时,红细胞发生膨胀破裂。根据不同浓度,低渗盐溶液中红细胞溶血的情况,反映红细胞表面积与容积的比值,反映其对低渗盐溶液的抵抗力。比值愈小,红细胞抵抗力愈小,渗透脆性增加。反之抵抗力增大。

2. 参考值

开始溶血:75.2~82.1mmol/L(4.4~4.8g/L)NaCL溶液。

完全溶血:47.9~54.7mmol/L(2.8~3.2g/L)NaCL溶液。

3. 临床评价

(1)脆性增加。常见于遗传性球形红细胞增多症、椭圆形红细胞增多症、部分自身免疫性溶血性贫血。

(2)脆性降低。常见于珠蛋白生成障碍性贫血、血红蛋白C、D、E病、低色素性贫血、肝疾病等。

(二)自身溶血试验及其纠正试验

1. 原理

红细胞在37℃孵育48小时,其间由于膜异常,引起钠内流现象明显增加,ATP消耗过多;或糖酵解途径酶缺乏,引起ATP生成不足等原因可导致溶血,称为自身溶血试验。

2. 参考值

正常人红细胞孵育48小时,不加纠正物的溶血率<3.5%,加葡萄糖的溶血率<1.0%,加ATP纠正物的溶血率<0.8%。

3. 临床评价

(1)遗传性球形红细胞增多症自身溶血率增加,加入葡萄糖或ATP后明显纠正。

(2)G-6-PD缺乏症等戊糖旁路代谢缺陷的患者自身溶血率增加,能被葡萄糖纠正。

(3)丙酮酸激酶缺乏症时不能利用葡萄糖产生ATP,其自身溶血率明显增加,加葡萄糖不能纠正,加ATP可纠正。

(4)获得性溶血性贫血或自身免疫性溶血时试验结果常各不相同,对诊断意义不大。

(5)本试验不够敏感和特异,仅对遗传性球形红细胞增多症有较大诊断价值,其他仅作为筛选试验。

(三)酸化甘油溶血试验(AGLT)

1. 原理

酸化甘油溶血试验。当甘油存在于低渗溶液氯化钠磷酸缓冲液时,可阻止其中的水快速进入红细胞内,使溶血过程缓慢。但甘油与膜脂质又有亲和性,可使膜脂质减少。当红细胞膜蛋白及膜脂质有缺陷时,它们在 pH6.85 的甘油缓冲液中比正常红细胞溶液速度快,导致红细胞悬液的吸光度降至 50% 的时间(AGLT50)明显缩短。

2. 参考值

正常人 AGLT50 > 290s。

3. 临床评价

遗传性球形红细胞增多症的 AGLT50 明显缩短(25~150s)。自身免疫性溶血性贫血、肾功能衰竭、妊娠等 AGLT50 也可缩短。

(四)高渗冷溶血试验

1. 原理

在高渗状态下,温度变化影响着红细胞膜脂质的流动性,并可能累及膜磷脂与膜骨架蛋白结合位点(如肌动蛋白-收缩蛋白体系),红细胞容易破裂而发生溶血。当膜蛋白缺陷致膜表面积与体积比值降低,溶血率明显增高;当膜蛋白缺陷致膜表面积与体积比值增高,溶血率降低。高渗冷溶血试验,即测定红细胞在不同浓度的高渗缓冲液中,从 37℃ 水浴立即置于 0℃ 水浴一定时间的最大溶血率。

2. 参考值

9mmol/L 或 12mmol/L 糖,最大溶血率为 66.5%~74.1%。

7mmol/L 糖,最大溶血率为 0.1%~16.9%。

3. 临床评价

(1)遗传性球形红细胞增多症明显增加。

(2)珠蛋白生成障碍性贫血和异常血红蛋白明显降低。

(3)自身免疫性溶血性贫血基本正常。

(五)红细胞膜蛋白电泳分析

1. 原理

将制备的红细胞膜样品进行 SDS-PAGE 电泳,根据样品中各蛋白相对分子质量的不同,分离得到红细胞膜蛋白的电泳图谱,从而可见各膜蛋白组分百分率。

2. 参考值

各膜蛋白组分百分率变化较大,多以正常红细胞膜蛋白电泳图谱做比较,或以带 3 蛋白为基准。各膜蛋白的含量以与带 3 蛋白的比例表示。

3. 临床评价

许多溶血性疾病常见红细胞膜蛋白异常。各种膜缺陷疾病(如遗传性球形红细胞增多症)有收缩蛋白等含量降低或结构异常。某些血红蛋白病骨架蛋白可明显异常。

七、血红蛋白异常的检验

(一)红细胞包涵体试验

1. 原理

红细胞包涵体试验是将煌焦油蓝液与新选血液一起孵育,不稳定血红蛋白易变性沉淀形成包涵体。

2. 参考值

正常人 <0.01(1%)。

3. 临床评价

(1)不稳定血红蛋白病。孵育1~3小时多数红细胞内可出现变性珠蛋白肽链沉淀形成的包涵体。若出现G-6-PD缺乏、红细胞还原酶缺乏、化学中毒物质等,红细胞中也可出现包涵体。

(2)HbH病。孵育1小时就可出现包涵体,也叫HbH包涵体。

(二)血红蛋白电泳检测

1. 原理

由于不同的血红蛋白带有不同的电荷,等电点不同,在一定的pH缓冲液中,缓冲液的pH大于Hb的等电点时其带负电荷,电泳时在电场中向阳性泳动;反之,Hb带正电荷向阴极泳动。经一定电压和时间的电泳,不同血红蛋白所带电荷不同、相对分子质量不同,其泳动方向和速度不同,可分离出各自的区带,同时对电泳出的各区带进行电泳扫描,可进行各种血红蛋白的定量分析。

2. 参考值

pH8.6 TEB缓冲液醋酸纤维膜电泳:正常血红蛋白电泳区带为HbA>95%、HbF<2%、HbA2为1%~3.1%。pH8.6 TEB缓冲液适合于检出HbA、HbA2、HbS、HbC,但HbF不易与HbA分开,HbH与Hb Barts不能分开和显示,应在选择其他缓冲液进行电泳时分离。pH6.5 TEB缓冲液醋酸纤维膜电泳:主要用于HbH与Hb Barts的检出。HbH等电点为5.6,在pH6.5 TEB缓冲液中电泳时泳向阳极,Hb Barts则在点样点不动,而其余的血红蛋白都向阴极移动。

3. 临床评价

通过与正常人的血红蛋白电泳图谱进行比较,可发现异常血红蛋白区带。如HbE、HbH、Hb Barts、HbS、HbD和HbC等异常血红蛋白。HbA2增多,见于β珠蛋白生成障碍性贫血,为杂合子的重要实验室诊断指标。HbE病时也在HbA2区带位置处增加,但含量很大(在10%以上)。HbA2轻度增加亦可见于肝病、肿瘤、某些白血病。

(三)抗碱血红蛋白测定

1. 原理

胎儿血红蛋白 F(HbF)具有比 HbA 更强的抗碱能力,将待检的溶血液与一定量的氢氧化钠混匀,作用 1 分钟后加入半饱和硫酸铵中止碱变性反应。HbF 抗碱变性作用强,没有变性存在于上清液中;HbA 变性沉淀,取上清液于 540nm 处测定吸光度,检测出 HbF 的浓度。此试验也称为碱变性试验,其检测的是抗碱血红蛋白。除 HbF 外,Hb Barts 和部分 HbH 也具有抗碱能力,需通过电泳鉴别。

2. 参考值

成人 <2%;新生儿 <40%。

3. 临床评价

HbF 绝对增多。珠蛋白生成障碍性贫血时 HbF 增多,重型者达 30%~90%,中间型常为 5%~30%,轻型小于 5%。遗传性胎儿血红蛋白持续综合征患者,HbF 可高达 100%。HbF 相对增多可见于骨髓纤维化、白血病、浆细胞瘤等恶性疾病及再生障碍性贫血、阵发性睡眠性血红蛋白尿症(PNH)、卟啉病等。HbF 生理性增多,常见于孕妇和新生儿。

(四) HbF 酸洗脱法检测

1. 原理

HbF 具有抗碱和抗酸作用,其抗酸能力比 HbA 强。将血涂片于酸性缓冲液中孵育,含 HbF 的红细胞不被酸洗脱,可被伊红染成红色,而含 HbA 的红细胞均被酸洗脱,不能被伊红着色。

2. 参考值

正常血片中含 HbF 的着色红细胞。成人 <0.01(1%);新生儿 0.55~0.85(55%~85%),以后渐渐下降,2 岁后幼儿 <0.02(2%);孕妇可有轻度增加。

3. 临床评价

珠蛋白合成障碍性贫血着色细胞增加,重型患者大多数红细胞染成红色,轻型患者可见少数染成红色的细胞。遗传性胎儿血红蛋白持续综合征全部红细胞均染为红色。

(五)异丙醇沉淀试验

1. 原理

不稳定血红蛋白较正常血红蛋白更易裂解,在异丙醇这种能降低血红蛋白分子内部氢键的非极性溶剂中,不稳定血红蛋白更快地沉淀。通过观察血红蛋白液在异丙醇中的沉淀现象,对不稳定血红蛋白进行筛检。

2. 参考值

正常人血红蛋白液为阴性(30 分钟内不沉淀)。

3. 临床评价

若不稳定血红蛋白存在,常于5分钟时出现沉淀,20分钟开始出现绒毛状沉淀,血液中含有较多 HbF、HbH、HbE 时也可出现阳性结果。

(六) 热变性试验

1. 原理

根据不稳定血红蛋白比正常血红蛋白更容易遇热变性,观察血红蛋白液在50℃时是否出现沉淀,对不稳定血红蛋白进行筛检。

2. 参考值

正常人热沉淀的血红蛋白<1%。

3. 临床评价

血红蛋白沉淀率增加,说明不稳定血红蛋白存在。

(七) 尿素裂解试验

1. 原理

尿素将血红蛋白分子的珠蛋白解离成多肽链,进行醋酸纤维膜电泳分析其肽链区带。

2. 参考值

正常人 HbA 裂解为两条肽链,在 pH8.5 醋酸纤维膜电泳时,向阳极泳动的为 β 链,向阴极泳动的为 α 链。

3. 临床评价

异常血红蛋白存在时,出现 β、α 链区带以外的异常区带。

(八) 高压电泳检测

1. 原理

通过高压电泳对异常肽链裂解的肽段进行分离,再应用纸沉析法使各肽段展开,得到肽段斑点图(指纹图),对其进行分析可更准确地诊断血红蛋白病并研究异常血红蛋白的结构。

2. 参考值

正常人有正常指纹图。

3. 临床评价

异常血红蛋白存在时,出现异常肽段的斑点,将异常肽段水解后可进行氨基酸序列分析,确定异常血红蛋白结构。

(九) 血红蛋白基因 PCR 技术检测

1. 原理

应用聚合酶链式反应(PCR)技术检测血红蛋白基因序列,一般 PCR 产物用 DNA 印迹法、酶切法或直接测序等方法进行检测。可检测出血红蛋白基因的存在,包括纯合子、杂合子、基因缺陷的部位等。

2. 临床评价

血红蛋白异常基因的检测,可在分子水平上进行血红蛋白病的诊断和研究。

(十)聚丙烯酰胺凝胶电泳检测

1. 原理

尿素或对氯汞苯甲酸能破坏血红蛋白的空间结构,血红蛋白的珠蛋白可被裂解成肽链亚单位,通过聚丙烯酰胺凝胶电泳可分离出各肽链区带。

2. 参考值

正常血红蛋白 HbA 裂解后出现 HbA、HbA2、α、β 四条链。

3. 临床评价

本试验若有异常血红蛋白肽链的区带出现,表示有异常血红蛋白存在。对珠蛋白生成障碍性贫血的诊断和鉴别有参考价值。

八、阵发性睡眠性血红蛋白尿症有关测定

(一)酸化血清溶血试验

1. 原理

阵发性睡眠性血红蛋白尿症(PNH)患者体内存在对补体敏感的红细胞,酸化血清溶血试验也称 Ham test,即红细胞在酸化(pH 6.4~6.5)的正常血清中孵育一定时间,补体被激活,可使 PNH 红细胞破坏而产生溶血。而正常红细胞不被溶解,无溶血现象。

2. 参考值

正常人试验为阴性。

3. 临床评价

本试验阳性主要见于 PNH,某些自身免疫性溶血性贫血发作严重时也可呈阳性。

(二)蛇毒因子溶血试验

1. 原理

蛇毒因子溶血试验多采用从眼镜蛇毒中提取的一种低毒性蛋白质蛇毒因子,能直接激活血清中的补体3(C3),进而形成补体终末复合物(C5~C9),使对补体敏感的 PNH 红细胞发生溶血。

2. 参考值

正常人溶血率<5%。

3. 临床评价

溶血率增加,PNH 的可能性大,可反映 PNH Ⅲ型红细胞的溶血情况。正常红细胞、

PNH Ⅰ型和Ⅱ型红细胞均不发生溶血。

(三) 蔗糖溶血试验

1. 原理

PNH 患者的异常红细胞在低离子强度的蔗糖溶液中,经孵育可加强补体与红细胞膜的结合,因而增加了红细胞对补体的敏感性,致使红细胞溶破,产生溶血。

2. 参考值

定性实验:正常为阴性。

定量实验:正常溶血率<5%。

3. 临床评价

PNH 患者蔗糖溶血试验为阳性或溶血率增加,可作为 PNH 的过筛实验。自身免疫性溶血性贫血有的可为阳性,白血病、骨髓硬化时可出现假阳性。

九、溶血的检验

(一) 红细胞寿命测定

1. 原理

红细胞寿命测定是将放射性核素 ^{51}Cr 标记的红细胞注入血循环后,逐日观察其消失率,记录成活曲线,计算出红细胞寿命。

2. 参考值

半衰期为 25~32 天。

3. 临床评价

(1) 溶血性贫血。红细胞寿命缩短,约为 14 天。

(2) 再生障碍性贫血。红细胞寿命缩短,为 15~29 天。

(二) 血浆游离血红蛋白检测

1. 原理

利用血红蛋白具有类过氧化物酶活性的特点,采用过氧化物酶法检测血浆游离血红蛋白。血红蛋白可催化 H_2O_2 释放新生态氧,使联苯胺氧化成为蓝紫色。根据显色深浅,可测出血浆游离血红蛋白的量。

2. 参考值

血浆游离血红蛋白量为 0~40mg/L。

3. 临床评价

(1) 正常情况,血浆中血红蛋白大部分与结合珠蛋白结合,仅有微量游离血红蛋白。测定血浆游离血红蛋白可判断红细胞的破坏程度。

(2) 游离血红蛋白明显增高是判断血管内溶血的指征。蚕豆病、PNH、阵发性寒冷性血红蛋白尿症、冷凝集素综合征、溶血性输血反应等明显增高。

(3) 自身免疫性溶血性贫血、珠蛋白生成障碍性贫血可轻到中度增高。

(4) 血管外溶血不增高。

(三) 血清结合珠蛋白检测

1. 原理

血清结合珠蛋白检测是在待测血清中加入一定量的血红蛋白液,使之与待测血清中的结合珠蛋白(Hp)形成 Hp-Hb 复合物。通过电泳法将结合的 Hp-Hb 复合物与未结合的 Hb 分开,测定 Hp-Hb 复合物的量,从而得到血清中结合珠蛋白的含量。

2. 参考值

血清中结合珠蛋白的含量为 0.5~1.5gHb/L。

3. 临床评价

(1) 正常情况,血浆中血红蛋白与结合珠蛋白结合形成复合物,在单核-吞噬细胞系统和肝内被消除。溶血时血浆中的血红蛋白与 Hp 结合增多,使血清中结合珠蛋白减少,测定血清中结合珠蛋白的含量可反映溶血的情况。

(2) 血清结合珠蛋白减少。常见于各种贫血,尤其是血管内溶血。严重肝病、先天性无珠蛋白血症、传染性单核细胞增多症等 Hp 也明显降低,此时不能以此指标判断有无溶血。

(3) 血清结合珠蛋白增高。常见于感染、创伤、系统性红斑狼疮(SLE)、恶性肿瘤、类固醇治疗、妊娠、胆道堵塞等。此时若 Hp 正常,则不能排除合并溶血的可能。

(四) 血浆高铁血红素白蛋白检测

1. 原理

血浆游离血红蛋白可被氧化为高铁血红蛋白,再分解为珠蛋白和高铁血红素,后者先与血中的血红蛋白结合,血红蛋白消耗完后,高铁血红素与白蛋白结合形成高铁血红素白蛋白,后者与硫化铵形成一个容易识别的铵血色原,用光谱仪观察结果,在绿光区 558nm 处有一最佳吸收区带。

2. 参考值

正常人呈阴性。

3. 临床评价

血管内溶血时,血浆中游离血红蛋白大量增加,血浆中可检测出高铁血红素白蛋白。

(五) 尿含铁血黄素试验

1. 原理

尿含铁血黄素试验又称 Rous 试验。当血红蛋白通过肾过滤时,部分铁离子以含铁血黄素的形式沉积于上皮细胞,并随尿液排出。尿中所含铁血黄素是不稳定的铁蛋白聚合体,其中的高铁离子(Fe^{3+})与亚铁氰化物作用,在酸性环境下产生蓝色的亚铁氰化铁普丹氏蓝色沉淀。尿沉渣肾小管细胞内外可见直径为 $1\sim3\mu m$ 的蓝色颗粒。

2. 参考值

正常为阴性。

3. 临床评价

Rous 试验阳性提示慢性血管内溶血,尿中有铁排出。无论有无血红蛋白尿,只要存在慢性血管内溶血(如 PNH),本试验结果即呈阳性,并可持续数周。但在溶血初期,虽然有血红蛋白尿,上皮细胞内尚未形成可检出的含铁血黄素,此时本试验可呈阴性反应。

(六)尿卟啉检测

1. 原理

尿中卟啉类物质在酸性条件下,经乙醚提取,于 405nm 处显红色荧光,从而可对尿卟啉进行定性检测。

2. 参考值

正常为阴性。

3. 临床评价

尿卟啉增加,主要见于先天性红细胞生成性卟啉病、迟发性皮肤卟啉病、肝性红细胞生成性卟啉病等。卟啉类化合物检测对研究血红素代谢障碍有重要意义,除卟啉病外,对缺铁性贫血、铅中毒、铁粒幼细胞贫血、珠蛋白生成障碍性贫血等疾病的诊断有价值。

(谢斌)

第四篇

白细胞检验

第六章 白细胞基本理论

第一节 粒细胞系统形态

粒细胞包括中性粒细胞、嗜酸性粒细胞及嗜碱性粒细胞。中性粒细胞是天然免疫细胞,参与机体的防御功能。其细胞膜上有各种识别受体,细胞内有多种杀菌颗粒,是抵御外来病原体入侵的第一道防线。成熟中性粒细胞外观为圆形,体积为 $182\mu m^3$,细胞表面呈皱褶状,胞膜显著过多。这种皱褶状结构使其能够变形、伸长而不影响细胞的膜磷脂,保证了细胞的完整性和功能。中性粒细胞核占容积的 20%,颗粒占 15%,其他为结构蛋白和水,水占细胞容积的 77%。细胞的骨架是结构蛋白,如肌动蛋白、微丝、微管,这些结构蛋白能够参与细胞的物质运输、信息传递、细胞变形运动等。中性粒细胞的生理功能与其形态结构和生物化学反应密切相关。

一、正常粒细胞形态

(一)原始粒细胞

原始粒细胞的胞体直径为 $10\sim20\mu m$,呈圆形或椭圆形;核大占体积的 4/5 以上,染淡紫红色,呈圆形或类圆形,居中或略偏位。核染色质呈细颗粒状,排列均匀,平坦如一层薄沙,有 2~5 个较小的核仁,形状清楚或模糊,呈淡蓝色。胞质量少,呈透明的天蓝色或深蓝色,绕于核周,有时在近核处浆色较淡,边缘略深,胞质内无颗粒或有少许颗粒。根据颗粒的有无将原始粒细胞分为Ⅰ型和Ⅱ型。

Ⅰ型为典型的原粒细胞,胞质中无颗粒;Ⅱ型除具有原粒细胞的特点外,胞质中有少量细小颗粒。

(二)早幼粒细胞

早幼粒细胞的胞体直径为 $12\sim30\mu m$,比原粒细胞大,呈圆形或类圆形,偶见瘤状突起。胞核占整个细胞的 1/2,呈圆形、椭圆形、微凹陷,胞核常偏一侧或位于中央。核染色质开始聚集,较原粒细胞粗。核仁常清晰可见,有时核仁模糊。胞质多或较多,呈淡蓝色、蓝色或深蓝色,内含数量不等、大小不一、形态不一、紫红色的非特异性颗粒(又称为嗜天青颗粒、嗜苯胺蓝颗粒),其颗粒常于近核一侧先出现,也有少许覆盖在核上。有时,在早幼粒细胞中央近核处常有透亮区(称为初浆),呈淡蓝色或无色。

(三)中幼粒细胞

1. 中性中幼粒细胞

中性中幼粒细胞的胞体直径为 10～18μm,呈圆形。胞核呈椭圆形或半圆形(一侧扁平),有时核略凹陷,其凹陷程度与假设圆形核直径之比常小于 1/2,核常偏一侧,呈紫红色,占胞体的 2/3～1/2。核染色质聚集呈索状,常无核仁。胞质量较多,染淡红、淡蓝色,内含非常细小、密集、淡紫红色或淡红色的特异性中性颗粒,常在近核处先出现,而非特异性颗粒在早期中幼粒细胞胞质的边缘还可见。由于中性颗粒非常细小,在普通显微镜下不易看清中幼粒细胞胞质中的中性颗粒大小及形态。因此,在中性中幼粒细胞中常常只能在近核处看到均匀的浅红色区域。

2. 嗜酸性中幼粒细胞

嗜酸性中幼粒细胞的胞体直径为 15～20μm,较中性中幼粒细胞略大,呈圆形。胞核与中性中幼粒细胞相似。胞质内常布满粗大、均匀、圆形、排列紧密、橘红色、有立体感及折光性的嗜酸性颗粒,如剥开的石榴。有时嗜酸性颗粒呈暗黄色或褐色,有的胞质中除嗜酸性颗粒外,还可见紫黑色颗粒,似嗜碱性颗粒,这种嗜酸性粒细胞称为双染性嗜酸性粒细胞,常出现在中幼粒细胞阶段,随着细胞的成熟变为典型的嗜酸性粒细胞。

3. 嗜碱性中幼粒细胞

嗜碱性中幼粒细胞的胞体直径为 10～15μm,较中性中幼粒细胞略小,呈圆形。胞核呈椭圆形较为清楚,核染色质较模糊。胞质内及核上含有粗大、大小不等、形态不一、排列凌乱、暗紫黑色的嗜碱性颗粒。

(四)晚幼粒细胞

1. 中性晚幼粒细胞

中性晚幼粒细胞的胞体直径为 10～16μm,呈圆形。胞核明显凹陷呈肾形、马蹄形、半月形,但其核凹陷程度不超过假设核直径的 1/2,或核凹陷程度与假设圆形核直径之比为 1/2～3/4,胞核常偏一侧,核染色质粗糙呈小块,出现副染色质(即块状染色质之间的空隙)。胞质量多,呈浅红色,充满特异中性颗粒,无非特异性颗粒。

2. 嗜酸性晚幼粒细胞

嗜酸性晚幼粒细胞的胞体直径为 10～16μm,呈圆形。胞质充满嗜酸性颗粒,有时可见深褐色颗粒,其他同中性晚幼粒细胞。

3. 嗜碱性晚幼粒细胞

嗜碱性晚幼粒细胞的胞体直径为 10～14μm,呈圆形。胞核呈肾形、卵圆形,常因颗粒覆盖而轮廓模糊。胞质内及核上有少量嗜碱性颗粒,胞质呈淡红色。

(五)杆状核粒细胞

1. 中性杆状核粒细胞

中性杆状核粒细胞的胞体直径为 10～15μm,呈圆形。胞核凹陷程度与假设核直径之比大于 1/2,或胞核凹陷程度与假设圆形核直径之比大于 3/4;胞核形态弯曲呈粗细均匀的带状,两端钝圆,也可见核呈 S 形、U 形、E 形、W 型。核染色质粗糙呈块状,染深紫色,副染色质明显。胞质内充满特异性中性颗粒。

2. 嗜酸性杆状核粒细胞

嗜酸性杆状核粒细胞的胞体直径为 11～16μm,呈圆形。胞核与中性杆状核粒细胞相似,胞质中充满嗜酸性颗粒。

3. 嗜碱性杆状核粒细胞

嗜碱性杆状核粒细胞的胞体直径为 10～12μm,胞核呈模糊杆状,胞质内及核上有嗜碱性颗粒。

(六)分叶核粒细胞

1. 中性分叶核粒细胞

中性分叶核粒细胞的胞体直径为 10～14μm,呈圆形。胞核呈分叶状,常 2～5 叶,叶与叶之间有细丝相连或完全断开,有时核虽分叶但叠在一起,致使看不见连接的核丝。核染色质粗糙不均,呈紧密小块状,为深紫红色。胞质丰富,浆中充满淡红色的细小特异性中性颗粒。分叶核粒细胞和杆状核粒细胞的另一种划分标准是核桥(即核最窄处小于最宽处的部分)。

2. 嗜酸性分叶核粒细胞

嗜酸性分叶核粒细胞的胞体直径为 11～16μm,胞核多分为两叶,呈眼镜状,胞质中充满嗜酸性颗粒。

3. 嗜碱性分叶核粒细胞

嗜碱性分叶核粒细胞的胞体直径为 10～12μm,呈圆形。胞核可分为 2～4 叶或分叶不明显(常融合呈堆集状)。胞质内及核上有嗜碱性颗粒,其大小不一、分布不均,胞浆呈淡红色。如果嗜碱性颗粒覆盖在核上而使核结构不清楚,难以确定为哪一阶段细胞时,可统称为成熟嗜碱性粒细胞。

二、异常粒细胞形态

由于异常病变,特别是感染性疾病、遗传性疾病、中毒、超剂量辐射等因素可引起粒细胞形态的改变,这可对疾病的诊断提供一定的线索。

(一)白血病性细胞异常

患白血病时人体的原始或幼稚细胞会大量增殖,其形态异常极为常见。表现为胞体大小不一、过大或过小,呈圆形或不规则形态;胞核异常,如折叠、扭曲、双核、大核仁等;胞质染色不均,呈浅红色、淡蓝色,幼稚细胞颗粒粗大。髓性白血病细胞胞质中可含有一条或多条 Auer 小体,呈短粗棒状,这是白血病细胞形态的标志。

(二)颗粒过多的早幼粒细胞

颗粒过多的早幼粒细胞指急性白血病 M3 型的白血病细胞。这种早幼粒细胞大小不一,直径为 15~30μm,呈椭圆形、不规则形或有瘤状突起。胞核略小,常偏于一侧,有的可见双核或分叶状。核染色质疏松且有 1~3 个明显的核仁,有的被颗粒遮盖而不清晰。胞质丰富,染蓝色或灰蓝色,含有大小不等的嗜天青颗粒,呈紫红色且数量密集,多分布于胞质的一端、核周围或覆盖在胞核上。有时胞质可分为内、外两层,即颗粒多的内浆和无颗粒(少颗粒)的外浆。有的胞质中含有短而粗的 Auer 小体,数量多少不一,形态可有圆形、块形、不规则形等形状,可呈束状交错排列。

(三)巨晚幼粒细胞和巨杆状核粒细胞

巨晚幼粒细胞的胞体巨大,直径可达 18~30μm。胞核明显增大呈肾形或较为肿胀。核染色质疏松,有时细胞胞体增大不明显但胞核明显增大。巨杆状核粒细胞巨变的胞核还常有核折叠、扭曲,易与单核细胞形态相混淆,常见于 MA 或抗肿瘤化疗后。

(四)多分叶核或巨多分叶核中性粒细胞

中性分叶核的分叶超过 5 叶以上,多为 6~10 叶或 10 叶以上。胞体明显增大,核染色质疏松,常见于 MA 或抗肿瘤化疗后。

(五)中毒性粒细胞

中毒性粒细胞常见于严重的细菌、病毒感染、传染病、中毒、恶性肿瘤等病理情况,包括以下 5 种症状:

(1)胞体大小不等,可能由毒素作用和细胞不正常分裂引起。

(2)中毒性颗粒。中毒性颗粒的颗粒大小不等,分布不均,染色较深,呈深紫红色或紫黑色,易与嗜碱性颗粒相混淆。

(3)中性粒细胞胞质中出现空泡变性,可为多个空泡。

(4)Dohle 小体是胞质毒性变化后的局部淡蓝色或灰蓝色区域,呈云雾状,边界不清。

(5)退行性改变,如胞体肿大、胞膜部分破裂或模糊;核变性溶解,着色浅或核膜不清;核固缩、核呈现为紫色块状、核破碎等。

(六)颗粒缺乏的粒细胞

表现为粒细胞颗粒明显减少,胞质呈清淡空白状,常见于骨髓增生异常综合征等疾病。

(七)双核粒细胞

从早幼粒至杆状核各阶段,具有双核对称状排列的特征,双杆状核也可并列排行,常见于骨髓增生异常综合征。

(八) Pelger - Huet 畸形粒细胞

由于中性粒细胞核分叶能力障碍，Pelger - Huet 畸形粒细胞的形态表现为中性粒细胞少分叶或不分叶。胞核常为 2 叶呈眼镜形、哑铃形、肾形、花生形、电话形等。核染色质致密深染，聚集成块状或小块状。该异常可能为常染色体显性遗传，也可能是某些疾病的继发现象，如骨髓增生异常综合征、白血病。

(九) Chediak - Higashi 畸形粒细胞

在各期的粒细胞胞质中出现数个或多个异常巨大的紫红色或紫蓝色颗粒（包涵体），其是异常的溶酶体。此病变是常染色体隐性遗传。

(十) Alder - Reilly 畸形粒细胞

在中性粒细胞中含有深染的嗜天青颗粒，颗粒粗大似中毒颗粒。

(十一) May - Hegglin 畸形粒细胞

患者的粒细胞胞质中终身含有淡蓝色包涵体，该异常为染色体显性遗传。

(十二) 核鼓槌状突起

核的一端有一直径为 2～4μm 向外的圆形突出物，其顶部呈椭圆形或圆形，与核相连部较细或为一细丝，形状如球拍，近似于鼓槌状。

（赵敏利）

第二节　粒细胞分类与功能

一、中性粒细胞的主要结构特点

(一) 中性粒细胞的颗粒结构

中性粒细胞胞质中含有三种颗粒及分泌泡。

1. 嗜天青颗粒

嗜天青颗粒又称初级颗粒，从高尔基体中发育而来。其在原粒细胞的晚期出现，在早幼粒细胞中数量最多，中幼粒细胞中显著减少，晚幼粒细胞中完全消失。嗜天青颗粒中含有杀菌的髓过氧化物酶、溶菌酶、防御素、弹性蛋白酶、一氧化氮合酶（NOS）、BDI 蛋白、蛋白酶 3 等。此外，还含有较多的水解酶，如酸性 β - 甘油磷酸酶，β - 葡萄糖醛酸苷酶、N - 乙酰 - β - 氨基葡萄糖苷酶、唾液酸酶等，其他还有酸性黏多糖、肝素结合蛋白。这些酶类物质都与中性粒细胞的依氧和非氧杀菌功能密切相关。嗜天青颗粒的标志酶是髓过氧化物酶。

2. 特异颗粒

特异颗粒又称次级颗粒,从中幼粒细胞阶段开始产生,随细胞成熟逐渐增多,到成熟细胞时特异颗粒数量可达初级颗粒的 2~3 倍。特异颗粒中含有乳铁蛋白、溶菌酶、白明胶酶、β2-微球蛋白、纤维蛋白原激活物、维生素 B_{12} 结合蛋白等物质,与中性粒细胞的趋化、调理、黏附和吞噬功能有关。特异颗粒膜上有多种 CD 抗原和受体,如 CD15、CD66、CD67、CD11b、CD18 及细胞色素 b、层粘连蛋白 R、玻连蛋白 R、FMLP R 等。特异颗粒的标志酶是乳铁蛋白。

3. 白明胶酶颗粒

白明胶酶颗粒含有白明胶酶、细胞色素 b、溶菌酶、乙酰转移酶、β2-微球蛋白,它们都参与粒细胞杀菌功能。白明胶酶颗粒标志酶是白明胶酶。

4. 分泌泡

分泌泡含有碱性磷酸酶,也含有细胞色素 b 等。分泌泡的标志酶是碱性磷酸酶,参与粒细胞杀菌功能。

(二)粒细胞的溶酶体

溶酶体是真核细胞中进行降解作用的细胞器,可降解各种生物大分子,如核酸、蛋白质、脂质、黏多糖、糖原等。其在高尔基体中形成初级溶酶体,内含 60 多种酸性水解酶。初级溶酶体与吞噬体融合,形成次级溶酶体消化异物。

(三)中性粒细胞质膜功能蛋白

中性粒细胞质膜是典型的流动镶嵌膜结构,质膜上有丰富的膜蛋白,包括多种受体蛋白、各种膜功能酶(如 NADPH 氧化酶等趋化性受体)。

1. 趋化因子(CK)

由炎症组织产生的一类吸引白细胞到炎症感染部位的可溶性活性多肽,被称为趋化因子。趋化因子与中性粒细胞质膜上的趋化性受体结合后,才引导中性粒细胞向炎症感染部位移动,发挥其吞噬和杀菌功能。趋化三肽受体(FMLP R)是第一个被证明的中性粒细胞趋化性受体。目前,研究表明膜上有多种趋化性受体,如在中性粒细胞中高表达的两种 IL-8 受体、C5a 受体、血小板活化因子(PAF)受体、LTB4 受体等。

2. 调理素受体

调理素受体包括免疫球蛋白 IgG、IgA 受体(Fc 受体)和补体分子 C3 受体。当 Fc 段与有相应受体的粒细胞结合后,中性粒细胞能够识别经过它们调理的异常颗粒或免疫复合体。补体 C3 受体主要促进对病原体的黏附,增进对由 CR3 介导的 C3b/C3bi 调理的颗粒的吞噬。受体有许多亚型,如属 IgA 的 FaαR、补体 C3 的 CR1(CD35)、CR3(CD11b/CD18,Mac-1)等。受体的功能有多方面,表现为介导中性粒细胞对病原体的消化、溶解作用、吞噬作用等。

3. 细胞因子受体

如 PAF、G-CSF、GM-CSF、IL-1、TNF 受体等。

4. 黏附性蛋白 CD11/CD18 复合体

黏附性蛋白 CD11/CD18 复合体是粒细胞表面极重要的功能蛋白,主要介导细胞-细胞及细胞-细胞外基质的相互作用。

5. 质膜的标志酶

质膜的标志酶包括碱性磷酸酶、酸性磷酸酶、5-核苷酸酶等。

二、嗜酸性粒细胞的主要结构特点

成熟嗜酸性粒细胞在骨髓和外周血中所占的比例很小,外周血嗜酸性粒细胞仅占其总量的 1% 左右,其主要分布在血管外区域,如皮肤、消化道、支气管黏膜等组织,以支气管黏膜处最多。

(一)嗜酸性粒细胞的颗粒结构

嗜酸性粒细胞胞质中含有较多的颗粒,可被嗜酸性染料染成橘红色,称为酸性颗粒。颗粒主要含有碱性蛋白,碱性蛋白中有 50% 是主碱性蛋白(MBP)。主碱性蛋白主要由精氨酸组成,在生理 pH 条件下易溶解,其作用是通过破坏细胞膜杀死寄生虫并引起嗜碱性粒细胞释放组胺。嗜酸性粒细胞颗粒和基质中还含有水解性溶酶体酶及酸性磷酸酶、芳基硫酸酯酶、组胺酶、胶原酶、ATP 酶等。此外,还存在嗜酸性粒细胞阳离子蛋白(ECP)、嗜酸性粒细胞衍生的神经毒素(EDN)、嗜酸性粒细胞过氧化物酶(EPX)等。芳基硫酸酯酶能够灭活过敏性的慢反应物质,这可能是嗜酸性粒细胞在过敏性反应中的主要作用。颗粒基质蛋白中的多种物质都能够杀灭寄生虫、细菌及微生物。

(二)嗜酸性粒细胞膜受体

嗜酸性粒细胞质膜上有各种受体,如 IgG、C3b、C3d、C4、IgE、IgM、H1、H2 等。溶血磷脂酶(CLC)是嗜酸性粒细胞的标志酶。

三、嗜碱性粒细胞的主要结构特点

嗜碱性粒细胞是 1879 年由 Paul Enrlich 首先发现的。在外周血白细胞总数中,嗜碱性粒细胞仅占不足 1%;在骨髓有核细胞中仅占 0.3%。嗜碱性粒细胞能够合成并储存组胺,还能生成多种其他生物活性物质,如酸性黏多糖、慢反应物质(SRS-A)、白三烯 C4(LTC4)、血小板消化因子(PAF)、嗜酸性粒细胞趋化因子等。嗜碱性粒细胞表面有 IgE 受体,在体内主要参与速发性(Ⅰ型)超敏反应,其脱颗粒作用后释放组胺等生物活性物质引起临床病理改变。

四、粒细胞动力学

中性分叶核粒细胞(PMN)为终末细胞。粒细胞系统大约占骨髓细胞分类的40%~60%；中性分叶核粒细胞占外周血白细胞分类的50%左右。骨髓粒细胞系统的发育按以下顺序排列。

1. 骨髓

造血干细胞分化出髓系干细胞、髓系干细胞分化出粒单系祖细胞。粒单系祖细胞发育为原始粒细胞、早幼粒细胞、中幼粒细胞、晚幼粒细胞、杆状(带状)核粒细胞、分叶核粒细胞，其中也包括嗜酸性粒细胞和嗜碱性粒细胞的发育。原粒细胞和早幼粒细胞各分裂一次，中幼粒细胞可能分裂2~3次，这样一个原粒细胞经过4~5次分裂，发育为16或32个晚幼粒细胞(增殖池)。晚幼粒细胞不再增殖分裂而发育为杆状、分叶核粒细胞，常贮存在骨髓中等待释放(成熟及贮存池)。正常时粒细胞的储存量是外周血粒细胞总数的15~30倍。

2. 血液

分叶粒细胞进入外周血(功能池)后不再返回骨髓中。估计从中幼粒胞阶段到成熟粒细胞阶段大约需要5~7天，但在感染时这一过程可缩短为48小时。外周血中的粒细胞一部分在循环血流中为循环粒细胞库(CNP)；另一部分黏附于血管内皮细胞上形成粒细胞边库(MNP)，CNP和MNP之间保持动态平衡。在外周血中，粒细胞一般停留6~7小时，然后以随机方式进入组织不再返回血流。

3. 组织

粒细胞主要分布在肺、口、胃肠道、肝、脾等处，一般存活1~3天。随时可发挥吞噬功能坏死成为脓细胞(pyocyte)或老化的中性粒细胞凋亡而消除。嗜酸性粒细胞在血液中停留6~12小时后渗入组织，成熟的嗜碱性粒细胞只存在于循环系统中。

五、中性粒细胞的生物化学代谢

(一) DNA 和与 RNA

正常时，由于粒单系祖细胞和幼稚粒细胞的DNA聚合酶含量丰富，所以幼稚粒细胞与成熟粒细胞的DNA含量一致。急性白血病时，由于异常超二倍染色体的存在，白血病细胞的DNA含量通常比正常细胞高。DNA聚合酶活性随细胞成熟逐渐下降，到中幼粒细胞阶段仍能合成DNA，晚幼粒细胞则不再合成DNA而失去分裂能力。在正常粒细胞中，RNA合成以DNA为模板，其合成量随细胞成熟逐渐减少。

(二) 蛋白质代谢

粒细胞虽含有大量的蛋白水解酶，但对其蛋白质合成方面的研究较少。一般认为，粒细胞在其成熟过程中伴随着许多功能蛋白的合成及储备，到其成熟阶段则完全丧失蛋白质合成能力,但有许多功能蛋白能重复使用。在成熟粒细胞中,大多数氨基酸的浓度比血浆或红细胞高几倍,由于粒细胞中有精氨酸酶的缘故,其精氨酸浓度较低。

(三) 核苷酸代谢

中性粒细胞具有完全合成嘧啶核苷酸的能力,另外也可以通过催化 ATP、核苷和脱氧核苷的激酶来合成(替补途径)。中性粒细胞不能从头开始合成嘌呤核苷酸,因为嘌呤环的主要来源是外源性的。核酸的降解缘于粒细胞内的溶酶体,溶酶体中有核糖核酸酶和脱氧核糖核酸酶,当其释放后作用于外源性或内源性核酸使其降解。成熟粒细胞中的核糖核酸酶活性比原始粒细胞中高 10 倍。碱性磷酸酶(ALP)是仅存在于晚期粒细胞和成熟粒细胞中的含锌单酯酶,在成熟粒细胞中酶活性最高。但是,患有慢性粒细胞白血病时,碱性磷酸酶的活性明显降低。在患有真性红细胞增多症时 ALP 活性显著增高。

(四) 糖代谢

中性粒细胞能量的主要来源是糖酵解,而三羧酸循环水平很低。其摄取血浆葡萄糖或胞内糖原进行糖酵解,为其吞噬作用提供能量。中性粒细胞也能通过磷酸己糖旁路进行葡萄糖代谢,特别是在其吞噬作用发生后,磷酸己糖旁路活性可提高 10~20 倍,以充分提供电子,保证其呼吸爆发作用。中性粒细胞储存有肝糖原,当葡萄糖不足时其可快速转化以供糖代谢。糖原从中幼粒细胞开始储存,随细胞成熟而逐渐增加。

(五) 环核苷酸代谢

中性粒细胞的环磷酸腺苷(cAMP)除作为第二信使分子外,也参与糖原磷酸化酶的激活。ATP 由腺嘌呤环化酶催化而生成 cAMP,而磷酸二酯酶可催化 cAMP 的降解,正常粒细胞中具有这两种酶。此外,中性粒细胞中的肾上腺素、前列腺素 E、腺苷酸环化酶都可使其 cAMP 浓度升高。

(六) 脂代谢

中性粒细胞含有中性脂、磷脂、胆固醇,也能合成脂质。在吞噬作用时,中性粒细胞可从血浆中获取溶血卵磷脂来合成磷脂酰胆碱(PC),使其磷脂含量增加三倍。粒细胞中有多种磷脂酶,在中性粒细胞被激活时可依赖它们产生重要的信息传递介质(脂质介质)。磷脂在磷脂酶 A2(PLA2)的作用下使花生四烯酸活化,花生四烯酸通过脂氧化酶途径产生的脂类氧化物大都是脂质介质,脂质介质具有重要的调节作用,如趋化性脂质血小板活化因子(PAF)、白三烯(LT)、前列腺素内过氧化物(PGG、PGH)等。这些物质都具有重要的生物活性,如介导炎症反应、过敏性慢反应,刺激中性粒细胞形成超氧阴离子(O_2^-)和释放溶菌酶,调节自然杀伤细胞的活性和激活 PKC。

(七) Ca^{2+} 代谢

中性粒细胞的许多功能依赖于胞浆内 Ca^{2+} 浓度的变化,Ca^{2+} 也是极重要的第二信使。正常情况下胞内 Ca^{2+} 浓度为 7~10mol/L;在激活时,Ca^{2+} 浓度可以升高到 6~10mol/L。

Ca^{2+} 浓度的上升一方面是胞外 Ca^{2+} 内流,另一方面是胞内内质网释放储存的 Ca^{2+}。胞内 Ca^{2+} 浓度的升高可以提高中性粒细胞对各种刺激的反应,但 Ca^{2+} 浓度的持续升高则可导致细胞正常代谢的紊乱。所以,中性粒细胞 Ca^{2+} 代谢能够在多种因素的调节下维持平衡以保证粒细胞的正常功能。

六、中性粒细胞功能

中性粒细胞功能主要指成熟中性分叶核粒细胞的功能。中性分叶核粒细胞通过特殊的变形运动穿过骨髓血窦壁进入外周血循环,是血液中的主要吞噬细胞。中性分叶核粒细胞有多种功能,但吞噬功能和杀菌功能是最主要的。

(一)黏附功能

黏附功能是中性粒细胞的基本功能,失去黏附功能,中性粒细胞的其他功能便不能实现。中性粒细胞发挥其功能的场所主要是在各种组织内,循环血流中快速运动的中性粒细胞是不能穿过血管壁进入组织的。中性粒细胞的黏附作用包括细胞-细胞、细胞-细胞外基质的黏附,这有助于中性粒细胞接收信息并做出相应的反应来调节其行为。中性粒细胞黏附于血管内皮细胞是体内极重要的生理功能,是中性粒细胞能穿过血管壁的基础,也是炎症前期的准备。在这一过程中,免疫球蛋白类、选择素类、整合蛋白类等物质起到黏附分子介导作用,使中性粒细胞得到信息,改变细胞内生化反应,导致其形态变化,最终使中性粒细胞穿越内皮细胞层趋向炎症部位。

(二)趋化功能

机体损伤部位的代谢产物,其中有强烈刺激中性粒细胞向该部位游去的可溶性物质,这些物质称为趋化因子或化学吸引剂。人体内有多种趋化因子,如补体系统产物(C5a、C3bi)、激肽释放酶、白三烯(LT)、血小板活化因子(PAF)、PDGF、Fn、FDP、TNF-β、免疫复合物等。由于感染部位的代谢物质会使血管壁通透性增加,黏附于血管壁的中性粒细胞易进入组织,进入组织后中性粒细胞开始了趋化运动。中性粒细胞质膜上的特异性受体(趋化因子或调理素受体)与趋化因子结合,激活了细胞内蛋白质、酶、糖等信息传递系统,并引起细胞内 Ca^{2+} 浓度的变化,导致细胞骨架的改变使细胞变形或伪足伸展,推动粒细胞按化学吸引物的浓度梯度移行到感染炎症的部位。

(三)吞噬功能

中性粒细胞的吞噬功能可分为表面吞噬和调理吞噬。

1. 表面吞噬

当中性粒细胞游移到炎症处,多个粒细胞伸展伪足向细菌颗粒周围包绕,形成了颗粒-中性粒细胞受体之间的吞噬体。在粒细胞数量偏低的部位,其表面吞噬作用不强。

2. 调理吞噬

体液中的一些物质直接与细菌结合或启动后覆盖在细菌表面,以增强粒细胞的吞噬能力。这些物质称为调理素,主要是补体和抗体,如 C3b、C3bi、免疫球蛋白。吞噬作用是通过抗体分子上游离的 FC 段与粒细胞膜上的 FC 受体或 C3b 受体结合后完成的。

3. 吞噬过程

经调理的细菌颗粒与中性粒细胞膜接触后,细胞膜受刺激而局部形成口袋状形变使细菌内陷,微丝促使伪足伸展,将细菌包围封入后,伪足合拢形成吞噬体。该吞噬体与粒细胞质膜脱离向粒细胞中央移动,同时开始吞噬杀菌作用。

(四)杀菌功能

中性粒细胞杀菌功能有非氧杀菌和依氧杀菌两种机制。

1. 非氧杀菌

在吞噬体移动过程中,中性粒细胞内的特异颗粒迅速移向吞噬体并与之融合形成吞噬－溶酶体,该颗粒即在细胞质内消失,此过程称为脱颗粒作用。随着嗜天青颗粒、白明胶酶颗粒发生脱颗粒作用,颗粒中包含的抗菌蛋白水解酶释放出来,并大多储留在吞噬体内,开始了非氧杀菌消化过程。溶酶体颗粒和嗜天青颗粒中的髓过氧化物酶(MPO)和酸性水解酶对吞噬体有杀菌和消化降解作用;特异颗粒和白明胶酶颗粒的乳铁蛋白、溶菌酶、白明胶酶等亦加强杀菌。此外,乳铁蛋白可螯合铁离子,阻止铁被生长中的细菌利用。同时,乳铁蛋白和铁离子形成的复合物又可催化 O_2 和 H_2O_2 形成高毒性的羟基自由基 OH,OH 也有较强的杀伤性。特异颗粒膜上含有的细胞色素 b558 是 NADPH 氧化酶的重要组分之一,可触发依氧杀菌。在颗粒酶的协同作用下,细菌或异物被完全消化、清除。此外,脱颗粒作用导致的膜易位及膜上的多种受体均可促进中性粒细胞的黏附作用、趋化作用、吞噬杀菌作用、呼吸爆发作用。

2. 依氧杀菌

还原型辅酶Ⅱ(NADPH)在磷酸己糖旁路中产生。随着 NADPH 的氧化,酶从 NADPH 上获得电子使氧分子(O_2)还原转变为超氧阴离子(O_2^-)。免疫系统的吞噬细胞(如中性粒细胞、嗜酸性粒细胞、单核细胞、巨噬细胞、B 淋巴细胞等)都可产生活性氧。这一过程伴随着氧消耗量的骤然增高,这种大量耗氧生成 O_2^- 的生理行为称为呼吸爆发作用。中性粒细胞的依氧杀菌在吞噬后数秒内开始,此时磷酸己糖旁路活性可提高 10~20 倍,以保证充足的电子供应。过程中产生的 O_2^- 在超氧化物歧化酶的催化下生成 H_2O_2,依氧杀菌的主要环节就是呼吸爆发。NADPH 氧化酶是由多个亚基组成的复合酶,在细胞未活化时处于未组装的静止状态。中性粒细胞内出现经调理素处理的颗粒(吞噬体)或不溶性复合物。趋化因子、C5a、PAF 等与膜上受体结合后都可激活磷酸己糖旁路和促进 NADPH 氧化酶形成,并导致高毒性的活性氧物质(ROS)的产生,这些物质包括 H_2O_2、OCl、OH、氯胺等。H_2O_2 在嗜天青颗粒髓过氧化物酶(MPO)的介导下可生成毒性更强的 OCl,其杀菌能力是 H_2O_2 的 100~1000 倍。一般把 O_2^-、OCl 这一条杀菌途径称为 MPO 途径或 MPO 系统。ROS 对细菌的膜、核酸、酶都有极强的破坏作用,从而杀死细菌。近年有研究表明,微量的 ROS 也会参与信号传导的调控调节、转录因子的活化、基因表达及调节凋亡,因此同样把 ROS 看作第二信使物质。氯胺作为 OCl 与胺发生反应的产物有极强大的杀菌作用。同时,在炎症反应中氯胺也具有信号调节功能。

3. 活性氮物质(RNS)

中性粒细胞嗜天青颗粒中含有一氧化氮合酶(NOS),粒细胞也能够在代谢过程中产生氮自由基,即 NO。NO 具有杀菌作用,但 NO 能抑制中性粒细胞的呼吸爆发,因此,该杀菌作用仅可在中性粒细胞正常杀菌功能有缺陷或受损伤时作为替代。

七、嗜酸性及嗜碱性粒细胞功能

(一)嗜酸性粒细胞功能

嗜酸性粒细胞亦有变形性、黏附性、趋化性、脱颗粒作用和呼吸爆发作用,包括以下主要功能。

1. 杀伤细菌和寄生虫

嗜酸性粒细胞可吞噬多种小异物,如细菌、真菌、免疫复合物、致敏红细胞及惰性颗粒等。通过脱颗粒作用进行氧化分解反应杀伤吞噬体。在抗体及补体的介导下,通过脱颗粒作用使主碱性蛋白释放并分泌到寄生虫表面黏住寄生虫(尤其是幼虫),然后把其毒性颗粒直接注入寄生虫体内杀灭。嗜酸性粒细胞是体内专门针对寄生虫类特异免疫系统的重要成员。

2. 调节超敏反应

在超敏反应中,补体与免疫复合物的反应可生成对嗜酸性粒细胞有趋化作用的物质,导致其颗粒内容物释放,如释放出组织胺酶、芳基硫酸酯酶、溶血磷脂酶、磷脂酶 B、D 等。这些物质能灭活组胺、5 - 羟色胺,钝化过敏反应慢反应物质而限制嗜碱性粒细胞在 I 型超敏反应中的作用,还能钝化 PAF、钝化趋化性肽等,阻止超敏反应的发展。此外,嗜酸性粒细胞在炎症反应中的病理损伤作用应受到重视。

(二)嗜碱性粒细胞功能

嗜碱性粒细胞在血液中的数量极少,主要是在过敏性慢反应中起作用。当过敏性应激后嗜碱性粒细胞在肺、皮肤和鼻部迅速地增多,由 IgE 介导其颗粒释放出组胺及其他生物活性物质,并能够维持较长时间。组胺能使小动脉和毛细血管扩张,并增强其通透性;还能使支气管及其他平滑肌收缩;也能促进腺体分泌及引起瘙痒、荨麻疹、哮喘发作等症状。嗜碱性粒细胞释放的介质可与特异性致敏原作用,也能抵抗寄生虫。但嗜碱性粒细胞释放的介质也是临床上引起免疫性超敏反应的基础。

(马灿玲 王洪青 张强)

第七章 粒细胞检验的方法

一、中性粒细胞功能检查

(一)全血粒细胞天然免疫功能测定

1. 原理

待测新鲜枸橼酸抗凝血,其血浆含有补体成分,将此血浆加入癌细胞悬液中,经孵育后癌细胞可旁路激活补体,黏附补体 C 分子,再加入自身粒细胞。带有 C3b 等补体分子的癌细胞可被数量众多的粒细胞补体受体黏附结合成花环状,花环率的高低可作为粒细胞在血循环中天然免疫力高低变化的指标之一。

2. 参考值

一个癌细胞黏附 3 个或 3 个以上的粒细胞为一朵花环,计数 100 个癌细胞,可算出花环率。

3. 临床应用

血循环中粒细胞是重要的免疫细胞,有多种天然免疫功能。该试验可作为粒细胞天然免疫功能变化的客观指标之一,结合流式细胞仪测定粒细胞 CD35、CR3,以及红细胞 CD35、CD44、CD58、CD59、CD55 等指标,可用于探讨与红细胞天然免疫功能之间的关系,在基础理论、临床应用、中医药免疫学及肿瘤免疫学研究中都具有重要的理论和应用价值。

(二)墨汁吞噬试验

1. 原理

血液中的中性粒细胞(单核细胞)对细菌、异物等具有吞噬作用。在 $100\mu L$ 的肝素抗凝血中,加入 $10\mu L$ 的墨汁,在 37℃ 中孵育 4 小时,在涂片染色镜下观察中性粒细胞对墨汁的吞噬情况,并计算吞噬率及吞噬指数。

2. 参考值

成熟中性粒细胞吞噬率为 44%~104%,吞噬指数为 6~246。

3. 临床应用

中性粒细胞仅在成熟阶段具有吞噬功能,幼稚型和成熟型单核细胞都具有吞噬能力。在急性单核细胞白血病中,M5a 为弱阳性,M5b 的吞噬指数明显增高。急性粒细白血病(M2)、急性早幼粒细胞白血病(M3)、急性淋巴细胞白血病的白血病细胞吞噬试验为阴性。急性粒-单核细胞白血病呈阳性反应,慢性粒细胞白血病的成熟中性粒细胞吞噬能力明显降低。该试验对鉴别白血病类型有一定价值。

(三) 白细胞吞噬功能试验

1. 原理

制备白细胞悬液,将待测的中性粒细胞与葡萄球菌混合,37℃温育一定时间后,细菌可被中性粒细胞吞噬。在镜下观察中性粒细胞吞噬细菌的情况,根据吞噬率和吞噬指数即可反映中性粒细胞的吞噬功能。

2. 参考值

(1) 吞噬率(%) = 吞噬细菌的细胞数/200 个中性粒细胞 × 100%

正常值为 60.0% ~ 65.8%。

(2) 吞噬指数 = 200 个中性粒细胞吞噬细菌的总数/200 个中性粒细胞

正常值为 1.1 ~ 1.0。

3. 临床应用

本试验简单可靠,可了解中性粒细胞的吞噬功能。如细菌感染时中性粒细胞吞噬率和吞噬指数增高,对疑有中性粒细胞功能异常综合征或补体所致的调理缺陷症者,有帮助确诊的价值。

(四) 血清溶菌酶活性试验

1. 原理

溶菌酶能水解革兰氏阳性球菌细胞壁的乙酰氨基多糖成分,使细胞破裂。用对溶菌酶较敏感的微球菌悬液为作用底物,根据微球菌的溶解程度来检测血清或尿中溶菌酶活性,常用比浊法。

2. 参考值

血清 5 ~ 15mg/L;尿液 0 ~ 2mg/L。

3. 临床应用

本试验对鉴别急性白血病的类型有重要参考价值。人体血清的溶菌酶,主要来自血液中的单核细胞和粒细胞,其中以单核细胞含量最多。在中性粒细胞中,从中幼粒到成熟粒细胞,溶菌酶的数量可随细胞的成熟程度而增高,淋巴细胞中无此酶。血清和血浆中的溶菌酶大部分由破碎的白细胞释放。

(1) 血清溶菌酶含量增高,可见于部分急性髓细胞性白血病。①急性单核细胞白血病的血清溶菌酶含量明显增高,尿溶菌酶含量也增高。②急性粒-单核细胞白血病血清溶菌酶含量也有明显增高,其增高程度与白细胞总数有关。在治疗前其溶菌酶含量高,表示细胞分化程度较好,预后也较好。③急性粒细胞白血病的血清溶菌酶含量可正常或增高,临床意义与急性粒-单核细胞白血病相似。在治疗白细胞减少时,急性粒细胞白血病和急性单核细胞白血病中溶菌酶的含量也同时下降,在复发后又会上升。

(2)急性淋巴细胞白血病时多数血清溶菌酶含量降低,少数正常。慢性粒细胞白血病血清溶菌酶含量正常,但急变时下降。

(五)硝基四氮唑蓝还原试验

1. 原理

硝基四氮唑蓝(NBT)是一种染料,当被吞入中性粒细胞后,会产生过氧化物酶的作用,可接受葡萄糖中间产物葡萄糖-6-磷酸在磷酸己糖旁路中 NADPH 氧化脱下的氢,而被还原为非水溶性的蓝黑色甲月替颗粒,呈点状或片状沉着在胞浆内有酶活性的部位,可在显微镜下观察并计数阳性细胞的百分比。

2. 参考值

正常成人的阳性细胞数在10%以下。若有10%以上的中性粒细胞能还原 NBT,即为 NBT 还原试验阳性;低于10%为阴性。

3. 临床应用

一般认为,中性粒细胞在吞噬杀菌过程中能量消耗增加,磷酸己糖旁路代谢增强,还原 NBT、形成甲月替的能力亦因之增强,故此试验可间接研究中性粒细胞的杀菌能力。

(1)用于中性粒细胞吞噬杀菌功能异常的过筛鉴别和辅助诊断。NBT 还原试验阴性常见于慢性肉芽肿(CGD)、葡萄糖-6-磷酸脱氢酶(G-6-PD)缺乏症、髓过氧化物酶缺陷症、自身氧化物缺陷和 Job 综合征等。如为可疑 CGD 时,可用化学方法提取四氮唑蓝作光电比色进行定量检查;也可用细菌内毒素激发试验(即取 0.5mL 肝素抗凝血和 $10\mu g$ 细菌内毒素混合后按上述方法试验),如 NBT 阳性细胞 >29% 即可否定 CGD。另外,可用氧电极或华伯仪测定中性粒细胞吞噬后的耗氧量。正常人耗氧明显,患者不明显,亦可用流式细胞仪通过超氧阴离子的产生来测定氧化酶活性,用于 CGD 的诊断。

(2)用于细菌感染和病毒感染的鉴别。细菌感染时,患者的 NBT 还原阳性细胞在 10%以上,而病毒感染或其他原因发热的患者则在10%以下。

(3)器官移植。器官移植后发热,若非细菌感染所致,其 NBT 还原试验呈阴性;若该试验呈阳性,则提示可能有细菌感染。

(六)中性粒细胞杀菌功能测定

1. 原理

将中性粒细胞、细菌(大肠杆菌或葡萄球菌)及调理素按一定比例混合,定时取样培养。计数生长菌落以了解杀菌情况。

2. 参考值

杀菌率计算：杀菌率(%) = (1 - 作用30、60、90min 菌落数/0min 菌) × 100%

中性粒细胞对大肠杆菌杀菌率 > 90%，对葡萄球菌杀菌率 > 85%。

3. 临床应用

杀菌率是判断中性粒细胞杀菌能力的一个指标。

（七）白细胞趋化试验（滤膜渗入法）

1. 原理

在微孔滤膜的一侧放入粒细胞，另一侧放入趋化因子（细菌毒素、补体 C3a、补体 C5a 等），检测离体粒细胞潜过滤膜到达趋化因子这一侧定向移动的能力。

2. 参考值

趋化指数：3.0~3.5。

3. 临床应用

粒细胞有趋化功能，该试验是观察粒细胞向感染处运动能力的一项重要检测方法。趋化功能缺陷见于 Lazy 白细胞综合征、Chediak-Higashi 综合征、代谢性疾病（糖尿病、尿毒症）、高 IgE 综合征、感染、白血病、各种皮炎等。当趋化因子生成不足或其抑制因子过多时也会出现趋化功能缺陷。

（八）白细胞趋化试验（琼脂糖平板法）

1. 原理

琼脂糖平板中央孔加入中性粒细胞，左侧孔加入趋化因子，右侧孔加入对照液。在 37℃ 且 CO_2 浓度为 5% 的条件下温育 4~8h 后，待孔中液体晾干后染色，用显微镜测量细胞从中央孔向左侧孔的移动距离 A 和向右侧孔的移动距离 B。

2. 参考值

趋化指数 A/B。

3. 临床应用

同滤膜渗入法。

（九）中性粒细胞黏附功能

1. 原理

中性粒细胞有在体外黏附异物的性质，用肝素抗凝血通过尼龙纤维后，计数通过前、后的中性粒细胞数。

2. 参考值

身体健康者的黏附率为 47%~83%。

3. 临床应用

黏附率是判断中性粒细胞黏附能力的一个指标。

二、粒细胞代谢及产物检验

(一)中性粒细胞碱性磷酸酶染色

参见第二章细胞化学染色检查。

(二)过氧化物酶染色

参见第二章细胞化学染色检查。

(三)特异性酯酶染色

参见第二章细胞化学染色检查。

(四)嗜酸性粒细胞阳离子蛋白测定(ECP 测定)

1. 原理

嗜酸性粒细胞颗粒中含有强碱性毒性蛋白,该物质是细胞毒的主要来源。嗜酸性粒细胞活化后释放的强碱蛋白主要有 ECP、MBP(主碱性蛋白)、EPX(嗜酸性粒细胞蛋白 X)、EPD(嗜酸性粒细胞过氧化物酶)。ECP 被认为是嗜酸性粒细胞特异性标志,可反映嗜酸性粒细胞的活化程度。

2. 参考值

免疫荧光法:正常儿童血清含量为 $0 \sim 8.94 \mu g/L$;哮喘儿童为 $0.48 \sim 36.00 \mu g/L$。

3. 临床应用

患者 ECP 水平与末梢血中嗜酸性粒细胞数无关。ECP 水平与疾病的严重程度密切相关。ECP 水平可随治疗效果变化,尤其在皮质激素应用后,随着嗜酸性粒细胞活化降低,ECP 水平也明显降低。测定 ECP 对过敏性哮喘的诊断、监视、抗感染治疗等均有重要意义。

(五)嗜碱性粒细胞脱颗粒试验

1. 原理

嗜碱性粒细胞胞质内的颗粒能被碱性染料(Alcian 蓝)染成蓝色,容易辨认。当嗜碱性粒细胞与过敏原混合一定时间后,过敏原即与结合在细胞上的 IgE 桥联,产生脱颗粒作用使细胞不再被着色,染色的细胞数明显减少。用患者本身的嗜碱性粒细胞进行试验的称为直接法,用动物嗜碱性粒细胞进行试验的称为间接法。试验中用缓冲液代替过敏原作对照。

2. 参考值

加 Alcian 蓝染液后计数 9 个大方格内染成蓝色的嗜碱性粒细胞数(F)。

计算脱颗粒指数(DI):$DI(\%) = F_{对照管}/(F_{对照管} - F_{测定管}) \times 100\%$

判断结果以 DI > 30% 为阳性,即嗜碱性粒细胞颗粒释放能力增高。

3. 临床应用

嗜碱性粒细胞脱颗粒试验是一种常做试验。在出现过敏性疾病或骨髓增殖疾病时，嗜碱粒细胞脱颗粒呈阳性。

（六）白三烯测定（LTB4 测定）

1. 原理

白三烯是花生四烯酸代谢产物，最初在白细胞中发现，故名白三烯（LT）。粒细胞磷脂中的花生四烯酸在脂氧化酶作用下加氧生成白三烯化合物（LTS），其后再经水解生成稳定的 LTB4。

2. 参考值

LTB4 =（45768.02～46559.98）ng/107 中性粒细胞。

3. 临床应用

LTS 具有很强的生物活性，参与体内的多种生理生化代谢，并且与临床某些疾病的病理机制密切相关。LT 有极强的趋化作用，LTB4 为重要的炎症介质，在各种炎症部位含量均增高，在脑血栓、脑损伤、急性心梗时白细胞产生的 LTB4 增加。

（七）中性粒细胞质膜标志酶测定

质膜指中性粒细胞去除胞质中颗粒和细胞核后的完整膜，即为胞质体。质膜上的各种受体与标志酶、中性粒细胞的功能相关。

1. 酸性磷酸酶测定

（1）原理

酸性磷酸酶表达在中性粒细胞质膜内侧，在初级颗粒和核膜上也有表达。在酸性缓冲液中（pH4.8）中，该酶使对硝基苯磷酸（P－NPP）水解为黄色的对硝基苯酚和磷，对硝基苯酚在 405nm 处有吸收峰，吸光度与酶活性呈正相关。

（2）酶活性计算：活性单位用对硝基苯酚的含量表示。

AU = PNP nmol/(min·mg)Protein

（3）临床应用

多种癌症（子宫、胃、结肠和乳腺癌）患者中性粒细胞酸性磷酸酶活性明显增高。

2. 碱性磷酸酶测定

（1）原理

碱性磷酸酶表达在中性粒细胞质膜外侧。当碱性条（pH10）对硝基苯磷酸被该酶水解生成黄色的对硝基苯酚和磷，并在 405nm 处有吸收峰时，吸光度与酶活性呈正相关。

（2）酶活性计算：活性单位用对硝基苯酚的含量表示。

AU = PNP nmol/min/mg Protein

(3)临床应用

碱性磷酸酶是一种反映中性粒细胞在循环中和脾中寿命的标志酶。在细菌感染性疾病中,碱性磷酸酶活性增高,但慢性粒细胞白血病患者往往表现为碱性磷酸酶缺失或活性低下。

3. 5'-核苷酸酶测定(5'-NT)

(1)原理

5'-核苷酸酶不仅是中性粒细胞的标志酶,也是淋巴细胞成熟的标志物。本法用金属离子 Ni 抑制 5'-核苷酸酶的活性,用从不抑制的样品中测出的吸光度(A)值减去 Ni 抑制的样品 A 值,即可从无特异性的磷酸酶中得出 5'-核苷酸酶活性。

(2)酶活性计算

用每分钟每 mg 蛋白催化 ATP 释放磷(Pi)的 nmol 数表示:Pi nmol/mg Pr/min 。

(3)临床应用

5'-核苷酸酶活性随着粒细胞的分化成熟而下降,其在原幼粒细胞膜上表达较多。

三、粒细胞动力学检查

(一)氚标记脱氧胸苷测定

1. 原理

^3H-TdR 是 DNA 合成的前期物质,可准确地而稳定地标记细胞核。在粒细胞培养过程中加入 PHA 或其他特异性抗原刺激后,使粒细胞进入有丝分裂期。再加入 ^3H-TdR,该物质可被 S 期的幼稚粒细胞摄入参与其 DNA 合成,摄入量与 DNA 合成量及增殖细胞数成正比,用液体闪烁计数器测定 ^3H-TdR 的摄入量,可判断粒细胞的增殖水平。

2. 参考值

SI < 2

3. 临床应用

正常时粒细胞在骨髓增殖池、血液循环池及组织边缘池之间处于动态平衡。外周血中粒细胞数为 $(2.5 \sim 5.5) \times 10/L$。在各种病理情况下,这种平衡因受到不同程度的破坏而异常。在对白血病细胞动力学的研究中,该试验可证实白血病细胞是一群非同步化的增殖细胞群。

(二)泼尼松刺激试验

1. 原理

正常时骨髓中性粒细胞储备量大于外周血中的粒细胞总量,泼尼松能刺激骨髓中性粒细胞由储备池向外周血释放。如果受检者的骨髓粒细胞储备池正常,服用泼尼松一段时间后外周血中性粒细胞的绝对值明显增高。反之,则无此作用或作用不明显。

2. 参考值

服药后中性粒细胞的最高绝对值 $>20\times10^9/L$（服药后 5h 为中性粒细胞数量上升到高峰的时间）

3. 临床应用

本方法操作简便，结果可靠，间接而准确地反映了骨髓中粒细胞的储备功能。如服用泼尼松后外周血中性粒细胞最高绝对值 $>20\times10^9/L$，说明中性粒细胞减少患者的骨髓中性粒细胞储备池正常，粒细胞减少非骨髓粒细胞生成所致而可能是骨髓释放障碍或其他原因引起。该试验对于某些骨髓受损引起的轻度粒细胞减少有一定的参考及诊断价值。反之，则反映储备不足。

（三）肾上腺素激发试验

1. 原理

中性粒细胞进入血流后，约半数进入循环池，半数黏附于血管壁构成边缘池，此部分粒细胞在外周血不被计数。注射肾上腺素后血管收缩，黏附于血管壁上的粒细胞脱落，从边缘池进入循环池，导致外周血粒细胞数升高。

2. 参考值

粒细胞上升值一般低于 $(1.5\sim2.0)\times10^9/L$。

3. 临床应用

肾上腺素激发试验操作简单，可用于鉴别粒细胞减少症是否为"假性"减少。注射肾上腺素后，如外周血白细胞能较注射前增加 1 倍以上或粒细胞上升值超过 $(1.5\sim2.0)\times10^9/L$，说明患者边缘池粒细胞增多，属粒细胞分布异常，如无脾大，可考虑"假性"粒细胞减少。如果增高低于上述值，须进一步确定粒细胞减少的原因。

（四）二异丙酯氟磷酸盐标记检测

1. 原理

使用含有放射性磷的二异丙酯氟磷酸盐（$DF^{32}P$）作为胆碱酯酶的抑制剂，其能与粒细胞膜上的胆碱酯酶结合。结合了 $DF^{32}P$ 的粒细胞在体内破坏后，其结合的 DFP 也不再被利用，即不再与其他细胞结合。作粒细胞动力学检测时，采血即制成标记物，立刻进行静脉注射。经过一段时间的再次采血，分离粒细胞，通过追踪观察其放射活性的变化，可测知外周血中有关粒细胞的参数。

2. 参考值

粒细胞总数的测定。标记粒细胞半衰期（T1/2）为 $4\sim10$ 小时；血中滞留时间为 $10\sim14$ 小时。

全血粒细胞池（TBGP）。$35\sim70\times10^7/kg$。

循环粒细胞池(CGP)。$20 \sim 30 \times 10^7/kg$。

边缘粒细胞池(MGP)。$15 \sim 40 \times 10^7/kg$。

粒细胞周转率(GTR)。$60 \sim 160 \times 10^7/(kg \cdot d)$ 临床应用。

本方法操作比较麻烦,但结果可靠,可以在体外及体内标记粒细胞以观察骨髓中细胞增殖情况。静脉注射可以测定骨髓细胞转移的时间,中性粒细胞储备池及骨髓中幼稚粒细胞转换率等。

(五)流式细胞仪检测 DNA 合成及含量

流式细胞仪(FCM)是流式细胞分析所需要的仪器。流式细胞技术是一种齐集计算机技术、激光技术、电子技术、流体力学、细胞免疫荧光技术、单克隆抗体技术的高新细胞分析技术,能够对单细胞快速定量分析和分选。被测标本(如粒细胞)经特异性荧光染料染色后制成单细胞悬液加入样品管中,在气体压力的推动下进入流动室。细胞排成单列,逐个匀速地通过测量区,被荧光染料染色的细胞受到强烈的激光照射后产生散射光并发出荧光。荧光转化为电子信号,经过特殊的计算机软件储存、处理后,快速而准确地获得形态学、生物化学、免疫学等多种参数(DNA、RNA、蛋白质、细胞体积、抗原等),从而实现细胞的定量分析和分选。

1. DNA 合成的检测

(1)原理

用 5-溴脱氧尿嘧啶(5-BrdU)掺入 S 期细胞的 DNA,然后用抗 5-BrdU 抗原的特异性抗体,通过免疫荧光技术,用 FCM 准确测定细胞的 DNA 合成速率。

(2)结果

精确测定大量细胞的 DNA 含量,准确区分 G1、S、G2+M 细胞周期各时相分布的动态参数,间接了解 DNA 的合成情况。

(3)临床应用

协助临床上制定最佳治疗方案。化疗药物主要作用于增殖期(S、G2、M)肿瘤细胞,这样可将 G0 期细胞诱导进入增殖期,再予以细胞杀伤药物,达到杀伤肿瘤细胞的最佳治疗效果。

2. DNA 含量的测定

(1)原理

用荧光染料碘化丙啶(PI)与双链 DNA 分子特异性结合。DNA 的含量与荧光染料的结合量成正比。经 PI 染色的 DNA 分子在激光激发下产生红色荧光,利用 FCM 将细胞按不同的荧光强度即 DNA 含量分类并绘出 DNA 直方图,从 DNA 直方图中可作细胞周期分析。

(2)结果

DNA 含量随着细胞的增殖周期不同而有差异。如果将 G0/G1 期 DNA 含量看成 2C,

则 G2/M 期应为 4C,S 期在 2C~4C 之间。DNA 直方图上第一个峰表示 G0/G1 期,第二个峰表示 G2/M 期,两峰之间是 S 期。

细胞 DNA 含量。一个细胞群中可用 DNA 指数(DI)来表示相对含量。根据 DI 值来判断细胞 DNA 倍体的方法是,以正常同源组织细胞作为样品 2C DNA 含量细胞的内参标准。DNA 倍体的判断标准为 $DI = 0.1 \pm 2CV$;二倍体的判断标准为 $DI = 1.0 \pm 2CV$(直方图上仅 1 个 G0/G1 峰);非整倍体(AN)的判断标准为 DI 值 $<0.91, >1.10$。样品 G0/G1 期 DNA 量平均数 DNA 指数(DI) = 标准二倍体 DNA 量平均数。

细胞周期各时相细胞的相对数量。包括:G0/G1 期、S 期、G2-M 期,计算各时相细胞的百分比。S 期细胞的百分比也叫 SPF。

$SPF(\%) = [S(G0/G1 + S + G2M)] \times 100\%$

细胞增殖指数$(PI)(\%) = S + G2 - M/G0/G1 + S + (G2 - M) \times 100\%$

(3)临床应用

细胞周期分析对急性白血病的治疗和预后都有一定的意义。①正常细胞 DNA 为二倍体(2C),肿瘤细胞 DNA 为非整倍体,从 DNA 含量分析可了解髓系白血病细胞的倍体水平和增殖活动。②根据 DNA 直方图,未治疗时白血病患者的白血病细胞在 G1-S 期有阻滞,细胞 DNA 百分含量明显低于正常骨髓细胞,但治疗后好转。S + G2-M 期低的患者提示有较长的生存期;S + G2-M 期高者常早期死亡,协助判断预后情况。③SPF 高者对周期特异性药物比较敏感,从而可指导临床用药,诱导静止期白血病细胞进入 S 期,以提高化疗效果。

(六)粒细胞抗体检测

1. 荧光免疫法

(1)原理

在正常人粒细胞悬液中加入受检血清,如血清中有粒细胞抗体,便与正常人粒细胞结合,再加入标记有荧光物质的兔(羊)抗人免疫球蛋白,可与粒细胞膜结合而显示荧光。

(2)参考值

正常时血清阴性,有阳性反应表示受检血清中有粒细胞抗体。

(3)临床应用

荧光免疫法敏感性较好,特异性强,临床上常作为确诊免疫性粒细胞减少的试验。血清粒细胞抗体常见于系统性红斑狼疮、费尔蒂综合征及其他自身免疫性疾病。

2. 化学发光法

(1)原理

用化学发光技术测定单个核细胞与抗体被覆的粒细胞相互作用产生的代谢反应,间接测定抗粒细胞抗体。

(2)参考值

用发光仪测定增强的化学发光反应,用发光指数表示结果。

(3)临床评价

化学发光法比间接荧光免疫法敏感度高,可用于确诊免疫性粒细胞减少症。

3. 流式细胞技术检测

(1)原理

用正常人"O"型抗凝血分离出单核细胞和粒细胞,经1%多聚甲醛固定,二者再等量混合制成细胞悬液,加受检血清孵育,再加结合异流氰酸荧光素(FITC)和抗人F(ab)2IgG,采用流式细胞分析仪进行分析来检测同种反应性粒细胞抗体。

(2)参考值

荧光强度与粒细胞抗体量呈线性关系,根据荧光强度的大小即可得到粒细胞抗体的量。

(3)临床应用

流式细胞技术检测可对粒细胞抗体作半定量测定及抗体类型的分析,以确定是否存在免疫复合物。

4. 白细胞抗人球蛋白消耗试验

(1)原理

在受检血的粒细胞悬液中加入抗人球蛋白抗体,若粒细胞膜上吸附有不完全抗体,则加入的抗人球蛋白抗体即与之结合而被消耗。观察抗人球蛋白效价在接触受检粒细胞前后的变化,可间接证明受检血清中是否有不完全抗体,该试验分为直接法和间接法。

(2)参考值

若测定组效价低于标准对照组,2管或2管以上为阳性,表明受检血清中有不完全抗粒细胞抗体。正常对照和盐水对照组应无消耗。

(3)临床应用

可间接测定受检者血清或粒细胞表面存在不完全抗体。阳性反应见于免疫性粒细胞减少症、同种输血反应、多次输血、系统性红斑狼疮等。

四、粒细胞免疫标记检测

免疫标记存在于细胞表面或胞质内,代表某一细胞种类或某一亚群,如表面受体、分化抗原等。粒细胞在其成熟过程中抗原的表达大致分为五个阶段:第一阶段骨髓粒细胞表达CD34、HLA-DR,CD13和CD33呈高水平表达;第二阶段骨髓粒细胞CD34、HLA-DR消失,CD33降低,CD15表达增强;第三阶段骨髓粒细胞CD11b中等水平表达,CD13消失;第四阶段骨髓粒细胞CD13再次表达与CD16呈平行性上升,CD33呈轻度下降;第五阶段骨髓粒细胞抗原表达与外周血粒细胞相同,即 CD13、CD16、CD11b、CD45 都呈最高水平表达。粒细胞免疫标记检测有免疫细胞化学法、免疫荧光技术、流式细胞术,现在国际上公认流式细胞术。

(一)荧光显微镜计数检测

1. 原理

利用荧光素把抗体蛋白标记为荧光抗体。此荧光光抗体与细胞表面的分化抗原相结合后,在荧光显微镜特定激发光的照射下发出荧光,成为可见的圆形物。有明显荧光的就有相应的抗原存在。以此对细胞表面标志作出鉴定和定位。荧光抗体法有直接法、间接法及双标记法。

2. 结果

用 + 号表示荧光强度。无荧光(-)、可疑荧光(±)、荧光清楚可见(+)、荧光明亮(+ +)、荧光闪亮(+ + +) ~ (+ + + +)。

荧光阳性细胞计算:阳性细胞率 = 荧光阳性细胞/(荧光阳性细胞 + 荧光阳性细胞) × 100%

3. 临床应用

同生物素 – 亲和素酶标法。

(二)流式细胞仪计数检测

1. 原理

将细胞标本用荧光标记制成悬液,一般直接用三色荧光染色,使荧光标记的细胞逐个通过仪器的测量区,分别辨认细胞形态大小和荧光特征,此称为荧光活化细胞分选法(FACS)。流式细胞仪在短时间内可测量数万个细胞的荧光参数,用计算机记录处理后快速对各个细胞进行多参数定量分析。

2. 结果

流式细胞仪的数据显示通常以一维单参数直方图、二维点阵图、二维等高图、假三维图来表示。单参数直方图是一维数据应用最多的图形,可用于定性和定量分析。

3. 临床应用

同生物素 – 亲和素法。

(三)碱性磷酸酶 – 抗碱性磷酸酶桥联酶标法

1. 原理

碱性磷酸酶 – 抗碱性磷酸酶桥联酶标法,是以牛肠碱性磷酸酶作为抗原免疫小鼠,制备小鼠杂交瘤抗碱性磷酸酶单克隆抗体,再与碱性磷酸酶结合,形成碱性磷酸酶 – 抗碱性磷酸酶单克隆抗体复合物。该方法以小鼠杂交瘤单克隆抗体为第一抗体,兔抗 – 鼠免疫球蛋白为第二抗体(桥),碱性磷酸酶 – 抗碱性磷酸酶单克隆抗体复合物为第三抗体。通过碱性磷酸酶水解底物显色,达到抗原定位。

2. 结果

高倍镜下计数 200 个有核细胞,其中细胞膜上或胞质内显示红色标记物为阳性,无红色标记物为阴性。计算各片阳性细胞百分率,该百分率即分别代表各单抗所指向抗原的阳性百分率。阳性细胞≥20% 为阳性结果。

3. 临床评价

同生物素 – 亲和素法。

(四) 生物素 – 亲和素酶标法

1. 原理

在生物素 – 亲和素酶标(ABC)法中生物素先与辣根过氧化物酶偶联,再与亲和素结合,形成亲和素 – 生物素 – 辣根过氧化物酶复合物,即 ABC。细胞抗原与特异性抗体(第一抗体)结合后,再与已标记上生物素的第二抗体起反应,又与 ABC 结合。ABC 上辣根过氧化物酶作用于显色剂,使其产生有色沉淀,确定抗原存在部位。

2. 结果

计数方法同碱性磷酸酶 – 抗碱性磷酸酶桥联酶标法。

3. 临床应用

抗人白细胞分化抗原(CD)系列单克隆抗体与流式细胞仪、多色荧光染料的联合应用,已是临床医学研究的重要方法,其促进了血液学和免疫学的发展。由于白细胞分化停滞于某一阶段及克隆性异常增殖的结果,形成了白血病的不同亚型。髓系白血病(M0～M5)的白细胞分化到不同阶段出现不同的细胞表面标记,由此可以对其进行免疫分型。但由于尚缺乏特异性髓系细胞分化抗原的单抗,也就是缺乏特异性的 ANLL 亚型免疫标志。所以,免疫标志应用在 ANLL 的分型尚在探讨之中。但白血病细胞仍然能够表达正常粒细胞的抗原,如 CD33、CD13、CD14、CD11、CD64 等。髓系白血病细胞出现的常见抗原是 CD13、CD33、CD14、CD15、CD68、MPO 等。目前,对髓系白血病免疫分型常用的抗原是 CD13、CD33、CD15、CD45、HLA – DR、CD34、CD7、CD3、抗髓过氧化物酶(MPO)。MPO 对髓系白血病 M0～M5 的诊断具有重要价值。CD45 是白细胞的共同抗原,其细胞表面的表达量与细胞的分化程度有关,原幼细胞的表达量比成熟细胞低,由此可鉴别出原幼细胞的数量,再结合其他免疫标志共同分析有利于白血病亚型的正确诊断。在急性白血病 M0 型时至少表达一个髓系抗原,MPO 比 CD13、CD33 更敏感。CD13 在原始粒细胞胞质内表达比膜上早,这在急性髓细胞性白血病(AML)的诊断上有重要意义;相当一部分急性白血病 M2 患者表达 CD15;约 90% 的 AML 白血病细胞表达 CD117。急性白血病时,粒(髓)细胞免疫标志应用于其亚性的鉴别,尤其是对 M0 型的诊断。此外,还应用于急性淋巴细胞白血病的鉴别和急性双表型白血病的诊断。

(马灿玲 王洪青 张强)

第八章 单核-吞噬细胞系统

第一节 单核-吞噬细胞系统形态学

单核-吞噬细胞系统(MPS)包括血液中的单核细胞和组织中固定或游走的吞噬细胞。单核-吞噬细胞来自造血干细胞的分化和发育。造血多能干细胞进入系列定向祖细胞后，在 GM-CSF 的作用下进一步定向分化为两个不同的细胞系 G-CFU 和 M-CFU。后者在吞噬细胞集落刺激因子(M-CSF)的进一步诱导下，分化发育为具有吞噬细胞特征的原单核细胞。吞噬细胞集落刺激因子又称集落刺激因子1(CSF-1)，基因位于1号染色体，由554个氨基酸组成。M-CSF 主要的生物学功能是促进单核系祖细胞的增殖和分化，激活吞噬细胞的吞噬和分泌功能。自原单核细胞至幼单核细胞，最终发育为成熟单核细胞后释放到血液，随血液循环迁至各组织器官中定位，并分化成熟为吞噬细胞，具有很强的吞噬能力和防御能力，因存在的部位不同而有不同的命名。单核细胞在骨髓中的储存量较粒细胞少，一旦机体有需要，如急性炎症时，单核细胞数量可以提高50%，炎症灶中的吞噬细胞也会增多。

一、单核-吞噬细胞的正常形态学

单核-吞噬细胞系统包括原单核细胞、幼单核细胞、成熟单核细胞、吞噬细胞。单核-吞噬细胞系统与其他系统相比，有胞核、胞体较大而不规则，核染色质较疏松，胞质量较多的特点。胞质颜色多呈灰蓝色、常有空泡。

(一)原单核细胞

细胞直径为 $15\sim20\mu m$，呈圆形、椭圆形、不规则形，边缘常有伪足状突起。胞浆呈灰蓝色或浅蓝色，不透明，无颗粒。胞核呈圆形、椭圆形、不规则形，有时有折叠或扭曲现象，核膜不明显；核仁1~3个，常大而清晰。染色质纤细，疏松交织呈细丝网状，染淡紫红色，较其他原始细胞色淡。血液和骨髓情况：正常血液中不见，正常骨髓中罕见。

(二)幼单核细胞

细胞直径为 $15\sim25\mu m$，细胞呈圆形或不规则形。胞质量增多，常见伪足。胞浆呈灰蓝色,不透明,含有颗粒细小而均匀分布的嗜天青颗粒。胞核常偏位,形状不规则,呈扭曲折叠状,有凹陷或切迹,核仁可有可无。染色质较原单核细胞粗糙,但仍相当疏松,呈丝网状。血液和骨髓情况:正常血液中不见,正常骨髓中偶见。

(三) 单核细胞

细胞直径为 12~20μm,细胞呈圆形或不规则形。胞质量多,边缘不规则,常呈伪足样突起。胞浆呈淡蓝色或灰蓝色,半透明如毛玻璃样,可见空泡,含有无数散在的粉尘样紫红色嗜天青颗粒。胞核呈不规则形,可分为马蹄形、肾形、S 形、分叶形,有明显的扭曲、折叠,核仁消失。染色质疏松,呈粗网状或条索状,呈淡紫红色。血液和骨髓情况:正常血液为成熟单核细胞,常<5%、正常骨髓均为成熟单核细胞,常<4%。

(四) 吞噬细胞

细胞直径为 20~80μm,细胞外形不规则。胞浆丰富,偏碱性呈灰蓝色,多见空泡,可含有大量吞噬物,可见嗜天青颗粒。胞核呈不规则形,可有 1~2 个明显的核仁。染色质呈粗糙海绵状,不均匀。

1. 血液和骨髓情况:正常血液不见,正常骨髓中少见。
2. 单核细胞恶性增多:见于急性单核细胞白血病、粒-单核细胞白血病、骨髓增殖异常综合征(MDS)、霍奇金病、多发性骨髓瘤、恶性肿瘤、化疗恢复期、放疗恢复期等。
3. 单核细胞良性增多:见于粒细胞缺乏、溶血性贫血、病毒感染、SLE、类风湿性关节炎、溃疡性结肠炎、肝硬化、真性红细胞增多症、脾切除、髓样化生症、亚急性细菌性心内膜炎、黑热病、立克次体病、布氏杆菌病、疟疾、伤寒、结核病、结节病、药物反应等。

二、单核-吞噬细胞的异常形态学

(一) 急性单核细胞白血病、粒-单核细胞白血病的异常形态学

与正常细胞相比,白血病细胞形态学包括如下特点。

1. 细胞大小。原单核细胞及幼单核细胞体积较大。
2. 细胞形状。细胞形态变化多样。
3. 胞浆。胞浆量相对较多,常出现内外双层胞质,伪足明显突出,边缘清晰。外层胞质呈淡蓝色,透明,无或很少颗粒;内层胞质呈灰蓝色并略带紫色,不透明,似有毛玻璃样感。胞质内常有空泡和被吞噬的细胞,胞浆内可出现 Auer 小体,较细长。
4. 颗粒。颗粒的粗细和数量不一。
5. 胞核。胞核较小,常偏一侧,呈马蹄形、S 形、笔架形、肾形或不规则形。
6. 染色质。核染色质疏松,排列似蜂窝状,着色较淡。
7. 血液和骨髓情况。急性白血病时,原单核细胞及幼单核细胞明显增多。
8. POX 染色原单核细胞呈阴性和弱阳性反应,幼单核细胞多数为阳性反应,非特异

性酯酶呈染色阳性,能被氟化钠抑制。

(二)戈谢细胞

细胞巨大,直径为20~80μm,呈圆形、卵圆形、多边形或纺锤形,散在或群集。胞浆多,呈淡蓝色或淡红色,无空泡,有很多粗暗的波纹状结构或纤维样细丝,排列如蛛网状或洋葱皮样,不透明,无颗粒。胞核小,呈圆形,数量为1~2个,也可为多个,位于细胞的一端或某一角落。核仁不明显。染色质粗糙,呈粗网状或结构不清。戈谢细胞的过碘酸-雪夫反应为强阳性。血液和骨髓情况:正常血液和骨髓中不见。

评价:戈谢病亦称葡萄糖脑苷脂病。由于葡萄糖脑苷酶缺乏或减少,因而在单核-吞噬细胞系统的细胞内聚集着大量的葡萄糖脑苷脂,形成形态特殊的戈谢细胞,被累及的器官有脾、肝、骨髓、淋巴结。在骨髓涂片、肝、脾、淋巴结活检或印片中找到较多戈谢细胞即可诊断。

(三)尼曼-皮克细胞

细胞巨大,直径为20~100μm,呈圆形或椭圆形。胞浆丰富,染淡红色,其中充满大小均匀、透明的脂滴。细胞染色后常呈空泡,空泡间有细桥丝相隔,形似蜂窝状、桑葚状或泡沫状,也称为泡沫细胞,无颗粒。胞核小,呈圆形或卵圆形,一般为单个,也可有双核,可见核仁,染色质粗糙浓染。尼曼-皮克细胞的过碘酸-雪夫反应在空泡壁为阳性,空泡中为阴性。细胞的苏丹黑染色为强阳性。

评价:尼曼-皮克病亦称鞘磷脂沉积病。由于缺乏神经鞘磷酸酶导致神经鞘磷脂大量沉积在吞噬细胞内,形成特殊的尼曼-皮克细胞。骨髓中找到典型的尼曼-皮克细胞即可确诊。

(四)海蓝组织细胞

细胞巨大,直径为20~60μm,细胞呈圆形或椭圆形。胞浆丰富,含有数量不等而大小均一的海蓝色或蓝绿色颗粒,颗粒多者使整个胞浆呈不透明深蓝色,颗粒少者可见灰蓝色的胞浆呈泡沫状。胞核小,呈圆形或卵圆形,一般为单个小核,偏位,偶见核仁。染色质为粗网状。海蓝组织细胞的苏丹黑染色、酸性α-醋酸萘酯酶染色、过碘酸-雪夫反应、玫瑰红-耐尔蓝染色均为阳性。海蓝组织细胞中含有糖脂类物质。

评价:海蓝组织细胞增生症(SBH)是分化良好的组织细胞增生,是一种脂质代谢障碍性疾病,其特征是骨髓、肝、脾出现大量的海蓝组织细胞。若骨髓、肝、脾、淋巴结的涂片、印片或活检中找到较多的海蓝组织细胞,即可确定诊断。

(五)恶性组织细胞

细胞大小悬殊,形态多样,畸形显著。细胞多分散,虽可成堆,但彼此游离,并不互相连接或形成合胞体,一般可归纳为以下五型。

(1)异常组织细胞。细胞大小悬殊,直径为20~50μm,形状多不规则,常有伪足样突起或有拖尾。胞质比一般原始细胞丰富，呈浅蓝色或深蓝色，可有多少不一的空泡，常无颗粒或含有少量嗜天青颗粒。此类细胞最多见，可见吞噬血细胞现象，亦可见有丝分裂细胞。胞核呈圆形、椭圆形、不规则状，有时呈分叶状，偶有双核，核仁隐显不一，常较大而清晰，为 1~3 个不等。核染色质细致，呈网状，网眼清晰。正常血液和骨髓中不见，有比较特异的诊断价值。

（2）多核巨组织细胞。细胞体积巨大，直径常在 50μm 以上，形状多不规则，胞浆呈蓝色或灰蓝色，常无颗粒或含有少量嗜天青颗粒。胞核含有 3~10 个大小不一的核，彼此贴近，或呈多叶核，常较大而清晰，为 1~3 个不等。核仁常大而明显，可见于每个或每叶核中。染色质呈粗网状结构，血液和骨髓情况正常。血液和骨髓中不见，如见到有很高的诊断价值。

（3）吞噬性组织细胞。细胞体积大，外形多不规则，胞浆丰富，含有被吞噬的红细胞及其残余碎片、幼红细胞、血小板、中性粒细胞等，最多时一个吞噬细胞可含有 20 多个血细胞，常无颗粒或含有少量嗜天青颗粒。胞核小，为单核或双核，呈椭圆形，偏位，核仁隐约可见。染色质疏松。

（4）淋巴样组织细胞。细胞大小和外形类似大、中淋巴细胞或内皮细胞。细胞呈椭圆形、圆形、不规则形、拖尾状。胞浆呈浅蓝色或灰蓝色，含有细颗粒。胞核常偏于一侧，偶见核仁。染色质较细致。

（5）单核样组织细胞。细胞大小和外形类似单核细胞。细胞呈椭圆形、圆形、不规则形。胞浆丰富，呈透明浅蓝色，不呈毛玻璃样，含有或粗或细的颗粒。胞核形类似单核细胞，偶见核仁。核染色质较粗或颜色较深。

细胞化学染色。恶性组织细胞的过氧化物酶、氯乙酸 AS-D 萘酚酯酶、碱性磷酸酶为阴性，非特异性酯酶可呈阳性，并可被氟化物抑制。酸性磷酸酶呈阳性，可被酒石酸抑制。过碘酸-雪夫反应、苏丹黑 B 染色，呈阴性或弱阳性。

评价：恶性组织细胞病是一种单核-吞噬细胞系统异常增生的恶性疾病。异常组织细胞和多核巨组织细胞是诊断恶性组织细胞病的主要依据，吞噬型组织细胞与上述细胞共存时有诊断价值，而单独存在则无意义。淋巴样组织细胞、单核样组织细胞不作为诊断的依据。

（六）噬血细胞

噬血细胞也是吞噬型组织细胞的一种，细胞较大，胞质不规则，胞核较小，处于偏位。按吞噬血细胞的数量和细胞种类，噬血细胞可分为以下七种：①吞噬红细胞型；②吞噬血小板型；③吞噬有核红细胞型；④吞噬淋巴细胞型；⑤吞噬中性粒细胞型；⑥吞噬单核细胞型；⑦吞噬各类碎片型。

评价：感染相关性噬血细胞综合征（IAHS）过去称为病毒相关性噬血细胞综合征

(VAHS),是一种主要与急性病毒感染有关的良性噬血组织细胞增生症,多见于儿童,常由多种病毒引起,特点是骨髓中单核-吞噬细胞增生活跃,有明显的吞噬红细胞现象。

(王培柱)

第二节 单核-吞噬细胞功能

一、单核-吞噬细胞的来源

单核-吞噬细胞系统(MPS)由血液中的单核细胞和组织中固定或游走的吞噬细胞组成。单核-吞噬细胞来源于造血干细胞的分化和发育。造血多能干细胞进入系列定向祖细胞后,在GM-CSF的作用下进一步定向分化为两个不同的细胞系:G-CFU和M-CFU。后者在M-CSF的进一步诱导下,分化发育为具有吞噬细胞特征的原单核细胞。自原单核细胞至幼单核细胞,发育为成熟的单核细胞后释放到血液中。单核细胞在外周血液循环中占白细胞的5~10%,在血液中停留约8小时后进入组织,随血液循环迁至组织中定位,并分化为吞噬细胞。本系统的细胞广泛分布在全身的血液、骨髓、胸膜、肺泡腔、淋巴结、脾、肝和其他实质器官中,具有很强的吞噬能力和防御能力。吞噬细胞比单核细胞大,生存期更长。

二、单核-吞噬细胞的功能

单核-吞噬系统有六大功能,分述如下。

1. 趋向性

单核细胞和吞噬细胞在内源性趋化因子、外源性趋化因子的作用下能定向移动,称为趋向性。吞噬细胞在炎症感染或免疫反应部位迅速聚集,发挥其吞噬、杀菌等多种生物功能,在远离氧合血液的脓腔或肉芽肿中也能发挥其作用。趋化作用包括如下条件。

(1)具有趋化作用的物质。包括:细菌产物、激活的补体成分(C3a、C5a、C567)、致敏淋巴细胞释放的可溶性因子等。

(2)提供趋化作用的能量。单核细胞和吞噬细胞都具有活跃的有氧和无氧糖代谢,无氧糖代谢为吞噬活性等需要的主要能量来源。单核-吞噬细胞的代谢特点是静止的单核-巨噬细胞仅有很低的需氧代谢,代谢所需的能量大部分来自其中的厌氧糖原酵解。其机制是单核-吞噬细胞表达十多类受体,其中最重要的和研究最多的是介导细胞内噬的受体,如 Fc 受体和补体受体。以补体 C3b 的受体 CR1 为例,CR1 是一个糖蛋白,在单核细胞、吞噬细胞、红细胞、粒细胞上都有表达。在免疫反应中,如加工处理和清除免疫复合物,C3b 调理的微生物在黏附上起重要作用。吞噬细胞还表达许多多肽生长因子的受体,这些受体的配体分别是 IL-1、IL-2、IL-4、IL-6、IL-13、CSFS、IFN-γ 及血小板激活因子(PAF)。当可溶性或不可溶性配体与单核-吞噬细胞表面相应受体结合时,相对静止与未受刺激的单核-吞噬细胞立即被启动、激活,并开始一系列胞内的代谢活动;或当受到激活时,无论有无配体与单核-吞噬细胞表面受体结合,单核-吞噬细胞都表现为氧消耗增加,厌氧糖原酵解增加,戊糖磷酸途径活跃。伴随着上述进程还会产生高毒性的氧衍生物 O^{2-}、H_2O_2 等,这一系列反应即称为呼吸爆发。呼吸爆发产生的活性态氧物质都具有杀菌或细胞毒活性。在呼吸爆发的代谢过程中,NADPH-氧化酶在其中起着重要作用。在静止的吞噬细胞中这些酶以休眠形式存在于胞质中,如调理了的细菌、其他微生物、不溶性免疫复合物及其他可溶性的配体。凝集素、化学趋化因子、补体(C5a、LTB4、PAF)、一些可溶性免疫复合物等配体与膜上的受体结合可激活 NADPH-氧化酶。另一些激活剂如阴离子氟、钙离子载体 A23187、花生四烯酸等则不依赖受体也可直接或间接地激活该酶。而佛波酯(PMA)则与胞质受体结合,是迄今所知唯一能直接引起吞噬细胞呼吸爆发的配体。近年来发现,在单核-吞噬细胞、粒细胞、内皮细胞和血小板中,还存在一氧化氮合成酶(NO sythetase)这种复杂的酶系统。这种合成酶作用于 L-精氨酸末端胍基氮,从而产生一系列高活性氮中间体(如 NO 等),具有强烈的杀伤效应和免疫系统的调节作用。在吞噬细胞中产生的 NO 对微生物或肿瘤都有较强的细胞毒作用,尤其与肿瘤坏死因子协同作用时会产生更强的杀伤作用。在单核细胞转变为吞噬细胞的过程中,细胞迅速增大,胞质中溶酶体颗粒增多。溶酶体主要包括 β-葡萄糖醛酸酶、酸性磷酸酶、组织蛋白酶、溶菌酶、酯酶、胶原酶、脱氧核糖核酸酶等多种变性酶,这与该细胞吞噬、杀死、消化微生物及清除受损、衰老血细胞的功能密切相关。

2. 吞噬功能

单核-吞噬细胞具有较强的吞噬功能,能将病原微生物(主要针对真菌、结核杆菌、原虫等)、衰老损伤的细胞、异物颗粒等固体物质和液体物质,分别经吞噬和胞饮作用摄入细胞内形成吞噬小体,并进一步与溶酶体融合形成吞噬溶酶体,并发生脱颗粒现象。特别是结合有特异性抗体和补体 C3b 的抗原性物质,由于调理作用,更易于被吞噬细胞所吞噬。由于吞噬细胞胞浆内有大量的高活性过氧化物酶和 NO,被吞噬的细菌及有机异物,绝大多数都被杀灭。在单核-吞噬细胞、其他吞噬细胞的吞噬溶酶体或溶酶体中,也有许多酶或非酶蛋白质,它们在 pH 发生改变时,也可以产生不依赖于活性氧和活性氮的杀伤作用。

3. 诱导及调节免疫反应

调节功能可分为两种。①正调节功能。在诱导免疫反应时,吞噬细胞摄取并处理抗原,并将有效抗原成分递呈给淋巴细胞,启动免疫应答,此功能受 MHC Ⅱ 类分子的限制。吞噬细胞分泌的活性物质如(IL-1、IL-3、IL-6、IFN-α、IFN-γ 等因子),激活免疫细胞增殖、分化、成熟及增强免疫效用,其中 IL-1 是 T 细胞活化的必要信号。②负调节功能。吞噬细胞受到某些刺激信号,如 LPS、分枝杆菌成分、肿瘤抗原等的持续过度激活,会转化成抑制性巨噬细胞(SMφ)。抑制性巨噬细胞可以通过本身或其分泌的物质(如 PGE2),直接产生抑制作用,对免疫应答起负调控作用。

单核-吞噬细胞中的花生四烯酸代谢也十分活跃。在环氧合酶的作用下产生各种前列腺素的衍生物。前列腺素及其衍生物具有广泛的生理功能,也具有一定的免疫调节功能。

4. 抗肿瘤活性

吞噬细胞除吞噬作用外,更重要的抗肿瘤作用主要是通过抗体依赖性细胞毒机制(ADCC);激活的吞噬细胞释放的 TNF 或其胞内的溶酶体杀伤肿瘤细胞等。然而,体内激活的吞噬细胞杀伤肿瘤的确切机制仍未完全弄清楚。

5. 吞噬细胞的分泌作用

吞噬细胞在淋巴因子、细菌、代谢产物、炎症因子的刺激下,在不同的条件下分泌不同的因子,可达 50 余种。主要有酸性水解酶、中性蛋白酶(纤维蛋白溶酶原活化因子等)、溶菌酶、补体成分、凝血因子、血管生长因子、Epo、成纤维细胞生长因子、TNF、花生四烯酸代谢产物,分别起不同的生物学作用。

6. 对白细胞生成的调节

人正常单核细胞和吞噬细胞产生 CSF,作用于自身骨髓祖细胞 CFU-GM 而诱导分化,分化成粒细胞、单核细胞、吞噬细胞。与之相反,吞噬细胞通过产生前列腺素(如 PGE1)来抑制 CFU-GM 的分化,与 CSF 的刺激作用共同参与维持白细胞生存的平衡。成熟粒细胞可产生乳铁蛋白,抑制吞噬细胞产生 CSF,并产生抑素,抑制其祖细胞的增殖。

(王培柱)

第三节 单核-吞噬细胞检查

一、形态学检查

(详见本章第一节。)

二、组织化学染色检查

(一)过氧化物酶染色(POX 染色)

1. 原理

粒细胞和单核细胞的胞浆中含有髓过氧化物酶(MPO),能将底物过氧化氢分解,产生新生态氧,它能够将四甲基联苯胺氧化为联苯胺蓝。联苯胺蓝自我脱氢氧化,则变为棕色的四甲基联苯醌二胺。若加入硝普钠与联苯胺蓝结合,可形成稳定的蓝色颗粒,定位于细胞质酶所在的部位。

2. 结果

在观察要辨认的细胞 POX 染色结果前,首先要注意观察成熟粒细胞是否呈强阳性,以判断染色是否成功。在细胞质中,出现蓝色或蓝黑色颗粒为阳性反应。阳性强度判断为:①阴性,无颗粒;②弱阳性,颗粒小,分布稀疏;③阳性,颗粒稍粗,分布较密集;④强阳性,颗粒粗大,密布于整个胞浆。单核细胞系除早期原始阶段外,皆呈弱阳性反应,其颗粒细小稀疏,分布不匀。

3. 临床应用

POX 染色是临床上最常用、最重要的辅助判断急性白血病细胞的化学染色方法。因为不同细胞类型的急性白血病,其结果常不同。

(1)急性单核细胞白血病。原单核细胞、幼单核细胞多数呈阴性或弱阳性。

(2)急性粒-单核细胞白血病。原单核细胞、幼单核细胞呈阴性或弱阳性;原粒细胞呈阳性或阴性。

(3)淋巴瘤白血病和恶性组织细胞病呈阴性。

临床上怀疑急性白血病,首选 POX 染色,以区分是急性髓细胞白血病还是急性淋巴细胞白血病,否则易做出错误的判断。如变异型的急性早幼粒细胞白血病极易误诊为急性单核、急性粒单细胞白血病,而小型原粒细胞则易误诊为急性淋巴瘤白血病等。POX 阳性既是急性髓细胞白血病(强阳性常见于急性粒细胞白血病,弱阳性常见于急性单核细胞白血病);阴性说明患各种急性白血病的可能性均有,需进一步选择其他实验明确诊断。

(二)苏丹黑 B 染色

1. 原理

苏丹黑 B(SB)是一种能溶解于脂肪中的色素染料,可使细胞内的中性脂肪、磷脂和类固醇着色,也能使胞内微细结构的脂类物质显示出来。

2. 结果

苏丹黑 B 阳性颗粒呈棕黑色,定位于胞浆中。

(1)单核细胞系阳性颗粒细小,分布弥散,形状不规则。原单核细胞为阴性。

(2)尼曼-皮克细胞和戈谢细胞均为阳性反应。

3. 临床应用

苏丹黑 B 染色过氧化物酶染色的临床意义相似,主要用于急性白血病类型的鉴别。过氧化物酶染色要求涂片新鲜,立即固定,才能保持酶活性,得出正确结果,而苏丹黑 B 染色则无此要求。

(三)酯酶染色

酯酶是分解各种酯类的水解酶,根据机制的不同,分为非特异性酯酶和特异性酯酶。非特异性酯酶又称为单核细胞酯酶,特异性酯酶又称为粒细胞酯酶,因此在判别单核细胞或中性粒细胞时非常有用,特别是二重染色法非常重要。

酯酶染色的方法较多,常根据其作用液的 pH 和底物的不同,将常用的酯酶染色法分为两类:①特异性酯酶(SE)染色法,如氯乙酸 AS-D 萘酚酯酶(NAS-DCE)染色法;②非特异性酯酶(NSE)染色法,常用 a-乙酸萘酚酯酶和 a-丁酸萘酚酯酶染色法。

1. 乙酸 AS-D 萘酚酯酶染色(粒细胞酯酶、特异性酯酶)

(1)原理

血细胞内的氯乙酸 AS-D 萘酚酯酶水解基质液中的氯乙酸 AS-D 萘酚,产生 AS-D 萘酚,进而与基质液中的重氮盐偶联形成不溶性的有色沉淀,定位于细胞质内酶所在的部位。本试验常用的重氮盐为坚固紫酱 GBC,形成的有色沉淀为红色。NAS-DCE 几乎仅出现在粒细胞中,其特异性高,因此又称为"粒细胞酯酶""特异性酯酶"。

(2)结果

单核细胞系统绝大多数为阴性反应,但有个别单核细胞系统的细胞也呈弱阳性反应。

(3)临床应用

主要用于辅助鉴别急性白血病细胞类型。

①急性粒细胞白血病时呈阳性反应;②急性单核细胞白血病时原单核细胞及幼单核细胞几乎均呈阴性,个别细胞弱阳性;③急性粒-单核细胞白血病时部分白血病细胞的原粒细胞和早幼粒细胞呈阳性反应;④急性淋巴细胞白血病时呈阴性反应。

2. α-醋酸萘酚酯酶染色

（1）原理

血细胞内的α-醋酸萘酚酯酶在pH中性的条件下水解基质液中的α-醋酸萘酚,释放出α-萘酚,进而与基质液中的重氮盐偶联形成不溶性的有色沉淀,定位于细胞质内酶所在的部位。本试验常用的重氮盐为坚固蓝B,形成的有色沉淀为棕黑色或灰黑色,α-NAE存在于单核细胞、粒细胞和淋巴细胞中,因此该物质是一种中性非特异性的酯酶。单核系细胞的阳性可被氟化钠抑制,所以做α-NAE染色时,通常同时做氟化钠抑制试验。

（2）临床应用

主要用于辅助鉴别急性白血病细胞类型。

①急性单核细胞白血病时单核细胞大多数呈阳性,氟化钠抑制率＞50%;②急性粒细胞白血病时原粒细胞呈阴性或弱阳性,弱阳性反应不被氟化钠抑制。

3. 酸性α-醋酸萘酚酯酶染色

（1）原理

血细胞中的酸性α-醋酸萘酚酯酶(ANAE)在pH弱酸性(pH5.8)的条件下,水解基质液中的α-醋酸萘酚,产生α-萘酚,萘酚在与六偶氮付品红形成红色沉淀,定位于胞质中酶活性处。

（2）临床应用

①初步鉴别T、B淋巴细胞。成熟T淋巴细胞呈点状、颗粒状或块状阳性,B淋巴细胞大多呈阴性反应,偶见稀疏、弥散的细小颗粒。②有助于鉴别急性白血病类型。急性T淋巴细胞白血病常呈点状或块状阳性;急性粒细胞白血病常呈阴性或弱阳性;急性颗粒异常增多的早幼粒细胞白血病阳性较强(呈弥散分布);急性单核细胞白血病呈强阳性(呈弥散分布)。

ANAE染色临床上主要用于鉴别T、B淋巴细胞,而目前淋巴细胞白血病的分类常用荧光染色,用流式细胞仪分类,该方法更准确。所以ANAE染色应用较少。

4. 酯酶双染色

在同一张涂片上进行两种酯酶染色的方法称为酯酶双染色。多数采用一种特异性酯酶加一种非特异性酯酶染色,故常用的有α-醋酸萘酚酯酶与氯乙酸AS-D萘酚酯酶双染色、α-丁酸萘酚酯酶与氯乙酸AS-D萘酚酯酶双染色等。反应的原理基本与各自的染色原理相同,但同一张涂片上的血细胞要分别在两种不同的基质液中作用一定时间,最后复染、显微镜观察。酯酶双染色对诊断急性粒-单核细胞白血病的诊断具有独特的价值,既在同一张片中出现两种酯酶染色阳性的细胞或同一种细胞同时出现两种酯酶染色阳性结果。

三、墨汁吞噬试验

1. 原理

血液中的中性粒细胞及单核细胞对细菌、异物等具有吞噬作用。在一定量的肝素抗凝血中,加入一定量的墨汁,经37℃温育4小时,在涂片染色镜下观察吞噬细胞对墨汁的吞噬情况,并计算吞噬率及吞噬指数,可提供临床对疾病(如急性白血病)类型的鉴别参考。

2. 参考值

成熟中性粒细胞吞噬率为74%±15%,吞噬指数为126±60;成熟单核细胞吞噬率为95%±5%,吞噬指数为313±86。

3. 临床应用

粒细胞的吞噬功能仅限于成熟阶段,单核细胞幼稚型和成熟型都具有吞噬能力。急性单核细胞白血病M5a为弱阳性,M5b吞噬指数明显增高。急性中性粒细胞、急性淋巴细胞、急性早幼粒细胞白血病的原粒细胞和早幼粒细胞多无吞噬能力,吞噬试验为阴性。急性粒-单核细胞白血病呈阳性反应,对鉴别有一定价值。慢性粒细胞白血病的成熟中性粒细胞吞噬能力明显降低。

四、血清溶菌酶活性试验

溶菌酶存在于粒细胞和单核细胞中,活性随细胞成熟而增加。血浆和尿液中的溶菌酶大多来自白细胞的分解,可作为白细胞更新的特征。

1. 原理

溶菌酶能水解革兰氏阳性球菌细胞壁中的乙酰氨基多糖,使细胞因失去细胞壁而破裂。以对溶菌酶较敏感的微球菌悬液为作用底物,根据微球菌的溶解程度来检测血清或尿液中溶菌酶的活性。

2. 参考值

血清5~15mg/L;尿液0~2mg/L。

3. 临床应用

人体血清中的溶菌酶主要来自血中的单核细胞和粒细胞,其中以单核细胞含量最多。在中性粒细胞中,溶菌酶含量从中幼粒细胞到成熟粒细胞可随细胞的成熟程度而增高。嗜酸性粒细胞,除中幼粒细胞阶段外,均无此酶活性。淋巴细胞中则含量极低。血清和血浆中的溶菌酶大部分由破碎的白细胞释放。白血病患者血清溶菌酶含量的变化很大,与其细胞类型有密切关系。急性单核细胞白血病的血清溶菌酶含量明显增高,由于成熟单核细胞溶菌酶的含量很多,因此周围血中成熟单核细胞的多少,直接影响血清溶菌酶的测定值。一般认为急性单核细胞白血病的血清溶菌酶增高,是由于患者的单核细胞不能转移到组织内或溶菌酶迅速从单核细胞释放入血的结果。若尿溶菌酶含量也增高,则尿溶菌酶阴性可排除急性单核细胞的诊断。

急性粒单核细胞白血病的血清溶菌酶含量也有明显增高,其增高程度与白细胞总数有关。在治疗前,其含量明显较高,表示细胞分化程度较好,预后亦较好。急性粒细胞白血病的血清溶菌酶含量可正常或增高,临床意义与急性粒单核细胞白血病相似。在治疗和缓解白细胞减少时,急性粒细胞白血病和急性单核细胞白血病的血清溶菌酶含量也同时下降,但在复发时上升。急性淋巴细胞白血病多数降低,少数正常。慢性粒细胞白血病血清溶菌酶含量正常,但急变时会下降。

五、吞噬细胞的吞噬功能试验

1. 原理

活体吞噬细胞、单核细胞在体内外均有吞噬细菌、异物的功能,在体外将细胞与异体细胞、细菌混合孵育后,染色观测其吞噬异体细胞或细菌的数量,可了解其吞噬功能。利用中药斑蝥在人的前臂皮肤上发疱,造成非感染性炎症,诱使单核细胞游出血管,大量聚集于疱液内,抽取疱液成为天然提纯的吞噬细胞悬液。以鸡红细胞为靶细胞,在体外37℃条件下观察吞噬细胞对鸡红细胞的吞噬消化活性,取试管内的细胞进行涂片染色和镜检,计算吞噬百分率和吞噬指数。

2. 参考值

吞噬百分率为 $62.77 \pm 1.38\%$;吞噬指数为 1.058 ± 0.049。

3. 临床应用

吞噬细胞是机体单核吞噬系统的重要组成部分,而单核吞噬系统与肿瘤的发生发展有密切的关系,吞噬细胞在组织中含量多,分布广,移动力强且能识别肿瘤细胞,所以吞噬细胞在机体免疫监视系统中发挥主要作用,对吞噬细胞功能检测基础理论研究和临床治疗都有重要意义。此法可测定吞噬细胞的非特异性吞噬功能。

(1)吞噬细胞的吞噬功能低下主要见于各种恶性肿瘤,吞噬率常低于45%,手术切除好转后可以上升,故可作为肿瘤患者化疗、放疗、免疫治疗疗效的参考指标。

(2)一些免疫功能低下的患者,吞噬率降低,可作为预测感染发生的概率、观测疗效、判断预后的指标。

六、单核细胞总数的测定

1. 参考值

标记单核细胞半衰期($T1/2$):4.5~10.0h。

全血单核细胞池(TBMP):$(3.9 \sim 12.7) \times 10^7/kg$。
循环单核细胞池(CMP):$(1.0 \sim 2.7) \times 10^7/kg$。
边缘单核细胞池(MMP):$(2.4 \sim 11.7) \times 10^7/kg$。
单核细胞周转率(MTR):$(7.2 \sim 33.6) \times 10^7//kg$。

2. 临床应用

在慢性白血病、真性红细胞增多症、骨髓纤维化时,TBGP 及 GTR 显著增加,粒细胞半寿期明显延长。急性粒细胞白血病时有轻微的延长,而再生障碍性贫血时各指数测定值均偏低。

七、免疫学检查方法

单核-吞噬细胞分泌的白细胞介素、细胞因子、单核-吞噬细胞受体、表面标志可以采用以下方法检验。

(一)荧光显微镜计数检测

1. 原理

用抗体标记上的荧光素制成荧光抗体,在一定条件下与细胞表面的分化抗原簇相互作用。洗去游离的荧光抗体后,结合于细胞表面的荧光素在一定波长的激发光照射下,发出一定波长的荧光,借此用荧光显微镜就可检测到与荧光抗体特异结合的表面标志。以鼠抗羊 IgG 作阴性对照,标本中有明显荧光现象就证明有相应的抗原存在,借此对标本中的抗原作鉴定和定位。

根据标记物和反应程序的不同可分为以下方法。直接荧光法,即将荧光素直接标记在特异性抗体上,直接与相应抗原起反应,根据荧光的有无来检测抗原。间接荧光法,用荧光素标记抗体,待基质标本中的抗原与相应抗体(一抗)反应,再用荧光标记抗抗体(二抗)结合第一抗体,呈现荧光现象。另外,还有双标记法和三标记法,即用两种荧光素分别标记不同抗体,对同一基质标本进行染色,可使两种抗原分别显示不同颜色的荧光,主要用于同时观察细胞表面两种抗原的分布与消长关系。常用异硫氰酸荧光素(FITC)和藻红蛋白(PE)作双重标记染色,前者发绿色荧光,后者发橙红色荧光,藻青蛋白(APC)则发出红色荧光。

2. 结果

观察标本的特异性荧光强度一般用 + 号表示, - 表示无荧光;± 为极弱的可疑荧光;+ 为荧光较弱但清楚可见;2 + 为荧光明亮;3 + ~ 4 + 为荧光闪亮。

3. 计算公式

阳性细胞率 = 荧光阳性细胞/(荧光阳性细胞 + 荧光阴性细胞) × 100%

细胞膜上结合因子或细胞内源性因子可用特异性抗体作间接免疫荧光测定。待测定的细胞可以是悬浮的活细胞,也可以是固定的细胞或组织切片。

(二)流式细胞仪计数检测

1. 原理

流式细胞仪(FCM)是一种对单细胞进行快速定量分析和分选的新技术。当被测细胞被制成单细胞悬液,经特异性荧光染料染色后加入样品管中,在气体压力推动下,流经 $100\mu m$ 的孔道时,细胞排成单列,使荧光标记的细胞一个个地通过仪器的毛细管,分别辨认细胞形态大小和荧光特征,这种检测方法称为荧光活化细胞分选法(FACS)。细胞逐个匀速地通过激光束,被荧光染料染色的细胞受到强烈的激光照射后发出荧光,同时产生散射光。荧光被转化为电子信息,在多道脉冲高度分析仪的荧光屏上,以一维组方图、二维点阵图、数据表、三维图形显示,计算机快速而准确地将所测数据计算出来,结合多参数分析,从而实现了细胞的定量分析。

流式细胞仪可看作荧光显微镜的延伸,与荧光显微镜相比,其优势是短期可分析数万个细胞,还可用计算机记录处理,快速地对各个细胞进行多参数定量分析。多色荧光分析还可识别一个细胞上同时存在的数种荧光的颜色。

2. 结果

流式细胞术的数据显示以直方图形式表示。

3. 数据分析

流式细胞术分析免疫荧光样品主要获取两项参数,即免疫荧光阳性细胞百分比和荧光强度。免疫荧光多采用非参数方法,计算各部分细胞百分比,只要计算3个峰下面的面积即可。在峰间"谷"的最低处,画一条垂直于横坐标的直线,3个峰以直线为界,逐个计算峰下的细胞数并与总细胞数相比,即可得出3种细胞在整个群体中所占的百分比,并计算免疫荧光阳性细胞百分比和荧光强度。

用以上两种方法,可以检测单核细胞上的抗原和单核-吞噬细胞表面受体。只表达在单核细胞上的抗原有CD16、CD64、CD68、CD91、CDw136和CD65。CD68是目前发现能够可靠地检测造血系统内单核-吞噬细胞系统的特异标志,用CD68单抗可将AML-M1~M3、AML-M4及AML-M5区别开来。单核-吞噬细胞表达十多类受体,研究得最多的是介导细胞内噬的受体,如Fc受体;另一类重要的受体是补体受体,如C3b的受体CR1是一个糖蛋白,表达在单核细胞、吞噬细胞、红细胞和中性粒细胞上。CR1在免疫反应中,包括在免疫复合物的清除和加工处理中起重要作用,同时也在补体C3b调理微生物的黏附上起重要作用。吞噬细胞还表达许多多肽生长因子的受体,这些受体的配体分别为IL-1、IL-2、IL-4、IL-6、IL-13、CSFs、IFN-γ及血小板激活因子(PAF)。

(三)碱性磷酸酶-抗碱性磷酸酶桥联酶标法检测

1. 原理

碱性磷酸酶-抗碱性磷酸酶桥联酶标法,是用碱性磷酸酶作为标记物标记已知的抗体或抗抗体,进行抗原-抗体反应。先用鼠单抗制备一种碱性磷酸酶-抗碱性磷酸酶单克隆抗体复合物,然后按照细胞抗原成分与第1抗体(鼠抗人单抗)、第2抗体(兔抗鼠抗体)、碱性磷酸酯-抗碱性磷酸酶单克隆抗体复合物依次结合后,通过碱性磷酸酶水解外来底物显色,达到抗原定位。

2. 结果

高倍镜下计数200个有核细胞,其中细胞膜上或细胞质内有红色标记物着染的细胞呈阳性,无红色标记着染的为阴性细胞,计算出各片阳性细胞百分率,该百分率即分别代表个单抗所针对抗原的阳性百分率。阳性细胞等于或大于20%为阳性结果。

(四)生物素-亲和素酶标法检测

1. 原理

生物素-亲和素酶标(ABC)法以亲和素和生物素两者间有很强亲和力,生物素可以和抗体相结合,且结合后仍保持与亲和素连接的强大能力为依据。辣根过氧化物酶不是标记在抗体上,而是标记在亲和素与生物素复合物上形成亲和素-生物素-过氧化物酶复合物即ABC。细胞抗原成分与特异性抗体(第1抗体)结合后,与已标记上生物素的第2抗体起反应,再与ABC结合。ABC上的辣根过氧化物酶作用于显色剂,使其产生有色沉淀,指示抗原存在部位。

2. 结果

同碱性磷酸酶-抗碱性磷酸酶桥联酶际法。

(王培柱)

第九章 淋巴细胞及浆细胞系统

第一节 淋巴细胞及浆细胞形态学

一、淋巴细胞和浆细胞的来源

淋巴细胞源于骨髓干细胞,淋巴细胞是一个复杂且不均一的细胞群体,根据淋巴细胞发育和成熟的途径不同及含有不同的表面分化抗原,大致分为 T 淋巴细胞、B 淋巴细胞、第 3 类淋巴细胞群,后者包括自然杀伤细胞(NK 细胞)和淋巴因子激活的杀伤细胞(LAK)三类。外周血淋巴细胞数约为 $(1.5 \sim 6) \times 10/L$,其中 T 淋巴细胞占总数的 80% 左右。

二、淋巴细胞再循环

淋巴细胞再循环是指淋巴细胞在血液与淋巴组织之间的反复循环。血循环中的淋巴细胞可经组织进入淋巴结的皮质和副皮质区的连接处,在此处淋巴细胞通过识别高内皮毛细血管微静脉(HEV)而进入淋巴结。淋巴细胞上具有识别高内皮细胞的受体分子,称归巢受体。进入淋巴结的淋巴细胞通过髓窦,输入淋巴管和胸导管又再进入血液循环,周而复始地再循环。再循环以 T 淋巴细胞为主,约占 70% ~ 80%,B 淋巴细胞占 20% ~ 30%。T 淋巴细胞和 B 淋巴细胞均有长寿和短寿,但 T 淋巴细胞寿限可为数月、数年或终身,而 B 淋巴细胞为数天至数周,受抗原刺激的 B 淋巴细胞寿命较长,可存活数月至 1 年。经再循环的 T 淋巴细胞、B 淋巴细胞仍旧定居在各自的区域,并在各种淋巴组织中维持较为恒定的 T 淋巴细胞和 B 淋巴细胞比例。通过淋巴细胞再循环,可使带有各种不同抗原受体的淋巴细胞接触抗原的机会增加,增强免疫反应,也能使免疫记忆性淋巴细胞有机会经常接触到相应的特异性抗原,保持其免疫记忆功能。

三、淋巴细胞和浆细胞的正常形态学

(一) 原始淋巴细胞

细胞直径为 10 ~ 18μm,呈圆形或椭圆形,边缘整齐。胞质量极少。胞浆呈淡蓝色或天蓝色,透明,无颗粒。胞核常有狭窄的核周淡染区,呈圆形或椭圆形,居中或稍偏一侧。

核膜浓厚,界限清晰。核仁为1~2个,小而明显,染淡蓝色,好像凹陷的小洞。染色质细致,呈颗粒状,排列匀称,但比原粒细胞稍粗且色深。正常骨髓中不见。

(二)幼稚淋巴细胞

细胞直径为10~16μm,呈圆形或椭圆形,边缘整齐。胞质量极少。胞浆量稍增多,染淡蓝色,透明,偶有少量较粗大分散排列的嗜天青颗粒,染深紫红色。胞核呈圆形或椭圆形,偶有凹陷。核仁模糊不清或消失。染色质较原淋巴细胞粗糙、紧密。正常骨髓中罕见。

(三)淋巴细胞

1. 大淋巴细胞

细胞直径为12~15μm,呈圆形或椭圆形,边缘整齐。胞浆量较多。胞浆呈清澈的淡蓝色,常有大小不等的嗜天青颗粒。胞核呈椭圆形,稍偏一侧。染色质排列紧密而均匀,呈块状,染深紫红色。

2. 小淋巴细胞

细胞大小为6~9μm,呈圆形或椭圆形,边缘整齐,似裸核。胞浆量很少。胞质如可见,呈淡蓝色,一般无颗粒。胞核呈圆形或有小切迹。染色质聚集成大块状,结构紧密,结块边缘不清楚,染紫红色。正常血液、骨髓中可见。

(四)浆细胞系统

1. 成浆细胞

细胞直径为14~18μm,呈圆形或椭圆形。胞质量多,呈深蓝色,不透明,近核处较淡,无颗粒。胞核呈圆或卵圆形,占细胞2/3左右,居中或偏于一侧。核仁2~5个,染淡蓝色。染色质为紫红色,均匀分散,呈粗颗粒网状。正常血液中不见;骨髓中罕见。

2. 幼浆细胞

细胞直径为12~16μm,细胞形状多呈椭圆形。胞质量多,呈深蓝色,不透明,近核处常有半月形浅染区,有时可有空泡,少数嗜天青颗粒。胞核呈圆形或椭圆形,约占细胞的1/2,常偏于一侧,核轴与细胞长轴垂直,核仁模糊或消失。染色质较粗密,在某些区域浓集,染深紫红色。正常血液中不见;骨髓中罕见。

3. 浆细胞

细胞直径为8~15μm,细胞呈椭圆形或不规则形。胞质丰富,呈深蓝或紫蓝色,不透明,有泡沫感,核周有明显淡染区,浆中常有小空泡。胞质边缘多不规则,可有刺状突出;胞质常呈飘扬的旗帜样,有少数嗜天青颗粒。胞核较小,占细胞1/3左右,呈圆形或椭圆形,偏位,无核仁。染色质粗密,凝成大块,常呈车辐状排列。正常血液中不见;骨髓中可见。

(五)淋巴、浆细胞增多的各种情况

1. 淋巴细胞恶性增多

(1)以原始淋巴及幼稚淋巴细胞增多为主,见于急性淋巴细胞白血病(简称急淋)、慢

性淋巴细胞白血病急性变、慢性粒细胞白血病急淋变、淋巴肉瘤及淋巴肉瘤细胞白血病、原始淋巴细胞性淋巴瘤。

（2）以成熟淋巴细胞增生为主，见于慢性淋巴细胞白血病（简称慢淋）、淋巴细胞淋巴肉瘤、巨滤泡性淋巴瘤。

（3）淋巴细胞良性增多，见于传染性淋巴细胞增多症、淋巴细胞型类白血病反应、再生障碍性贫血、骨髓纤维化、传染性单核细胞增多症等。其他疾病，包括某些病毒感染（流行性出血热）、原发性巨球蛋白血症、淀粉样变等。

2. 浆细胞增多

（1）恶性增多。见于多发性骨髓瘤、浆细胞白血病等。

（2）良性增多。一般小于20%，且为成熟浆细胞，见于结缔组织疾病（如急性风湿热、类风湿性关节炎、强直性脊柱炎、溃疡性炎等）。

四、淋巴细胞和浆细胞的异常形态学

（一）异型淋巴细胞

1. Ⅰ型（泡沫型或浆细胞型）

细胞中等大小，细胞多呈圆形、部分呈不规则形或阿米巴形。胞质嗜碱性强，呈深蓝色，含有大小不等的空泡或呈泡沫状，无颗粒或有少量颗粒。胞核偏位，呈椭圆形、肾形或分叶形。染色质粗糙，呈粗网状或成堆排列。正常血液中不见；骨髓中偶见。

2. Ⅱ型（不规则型或单核细胞样型）

细胞胞体较Ⅰ型大，形态不规则。胞质量多，呈浅灰蓝色，但靠胞膜边缘处较深染且不整齐，无空泡，可有少数天青胺蓝颗粒。胞核呈圆形、椭圆形或不规则形。染色质较Ⅰ型细致，亦呈网状。正常血液中不见；骨髓中偶见。

3. Ⅲ型（幼稚型或幼淋巴细胞样型）

细胞直径为15μm～18μm，形态不规则。胞质呈蓝色，可有分布较均匀的小空泡，一般无颗粒。胞核呈圆形或卵圆形，可见核仁1个～2个。染色质细致、均匀，呈网状排列，无浓集现象。正常血液中不见；骨髓中偶见。

4. 临床评价

异型淋巴细胞是由EB病毒（EBV）所引起的一种急性或亚急性全身性疾病，临床称为传染性单核细胞增多症（传单）（IM）。EBV感染后引起B淋巴细胞带有EBV基因，刺激T杀伤细胞增殖，引起全身淋巴结肿大及内脏器官病变。据研究，周围血中大多数（83%～96%）的异型淋巴细胞有T淋巴细胞的特点，而少数（4%～17%）具有B淋巴细胞的特点。此特点除见于传染性单核细胞增多症外，尚见于其他病毒性疾病。异型淋巴细胞增高为本病的重要特点，通常可作为诊断依据，但必须注意与病期的关系。异型淋巴细胞于疾病的第4、5天开始出现,第7~10天达到高峰,大多超过20%。一般异型淋巴细胞大于10%,即具有诊断意义。

(二) 恶性淋巴瘤

1. R-S 细胞

细胞胞体较大,直径为25~30μm或更大,细胞形态呈圆形或不规则形。胞质丰富呈淡蓝色或灰蓝色,可有小空泡,常有紫红色嗜天青颗粒。胞核大,呈圆形或椭圆形,典型的 R-S 细胞具有双核,呈镜影状排列,多可见数个明显的核仁。染色质呈疏松的小粒状。正常血液中不见;骨髓中不见。

2. 临床评价

霍奇金病(HD)是一种独特的淋巴瘤类型,是淋巴结其他淋巴组织中的淋巴细胞发生恶性增生而引起的淋巴瘤。霍奇金病的瘤细胞成分复杂,多呈肉芽肿改变。以多形性炎症浸润性背景中找到里-斯(R-S)细胞为特征。典型的 R-S 细胞在霍奇金病的诊断上有重要意义。

(三) 淋巴细胞白血病细胞

1. L1 型急性淋巴细胞白血病细胞

细胞以小细胞为主,胞浆量少。胞浆呈轻度或中度嗜碱性,空泡不定。核形规则,偶有凹陷或折叠,核仁小而不清楚,少或不见。核染色质较粗,结构较一致。

2. L2 型急性淋巴细胞白血病细胞

细胞以大细胞为主,大小不均匀。胞浆量不定,常较多,胞浆为嗜碱性,有些细胞深染,胞浆空泡不定。核形不规则,常有凹陷和折叠,核仁清楚,有1个或多个 L2 型较大核染色质,较疏松,但结构较不一致,或细而分散,或粗而浓集。

3. L3 型急性淋巴细胞白血病细胞

细胞以大细胞为主,大小较均匀。胞浆量较多,为嗜碱性,呈深蓝色,胞浆空泡较明显,呈蜂窝状,形状规则。核仁明显,为1个或多个,呈小泡状,染色质呈小点状,均匀一致。

(四) 多发性骨髓瘤细胞

1. 形态特点

骨髓瘤细胞形态呈多样性。分化良好者与正常成熟浆细胞形态相似,分化不良者呈典型骨髓瘤细胞形态,而多数瘤细胞形态与幼浆细胞或浆母细胞相似。同一患者的骨髓中可出现形态不一的骨髓瘤细胞。

2. 典型骨髓瘤细胞

细胞胞体较大,直径为30~50μm,大小不一,细胞外形不规则,可有伪足。胞浆量较丰富,嗜碱性强,可见泡壁为核糖核酸,内含中性核蛋白的空泡,也可见到含 B-J 蛋白的类棒状小体,及外层含免疫球蛋白而内含糖蛋白的拉塞尔小体,可见天青胺蓝颗粒。胞核呈圆形或卵圆形,偏位,核周淡染区消失,可有 1~2 个大而清晰的核仁,少数瘤细胞具有双核或多核,核分裂并不常见。IgA 型骨髓瘤细胞胞质经瑞氏染色呈火焰状,核染色质疏松。瘤细胞 POX 染色呈阴性反应。

3. 瘤细胞分型

1957 年欧洲血液学会议,将瘤细胞分为四型:I 型为小浆细胞型,细胞较成熟,染色质致密,核偏位,胞质较丰富,此型分化良好的细胞形态与正常成熟浆细胞相似;II 型为幼浆细胞型,胞核染色质较疏松,细胞外形尚规整,核偏位,胞核与胞质的比例为 1:1;III 型为成浆细胞型,核染色质疏松(如网状细胞),核可居中,有核仁,胞核与胞质的比例显示核占优势;IV 型为网状细胞型,细胞形态非常多样化,核仁较大,较多,细胞分化不良者,则恶性程度高。

第二节 淋巴细胞及浆细胞系统功能

淋巴细胞的主要功能包括参与体液免疫、细胞免疫和分泌淋巴因子。

淋巴细胞是一个复杂不均一的细胞群体,根据大的细胞群体来源可分为 T 淋巴细胞、B 淋巴细胞和第 3 类淋巴细胞群,后者包括自然杀伤细胞(NK)和淋巴因子激活的杀伤细胞(LAK)等。在其发生的初期,淋巴细胞并未产生表面抗原受体,因此对抗原无应答性。随着淋巴细胞的成熟而开始表达抗原受体,对抗原刺激产生应答,并发育成为不同功能类别的淋巴细胞及其亚群。T 淋巴细胞主要参与细胞免疫,B 淋巴细胞主要参与体液免疫,T 淋巴细胞、B 淋巴细胞都会分泌多种不同功能的淋巴因子,共同调节人体的免疫功能。

一、淋巴细胞的功能

T 淋巴细胞的主要功能是介导细胞免疫反应和免疫调节作用,调节蛋白质抗原引起的所有免疫应答,具有消除细胞内微生物的效应作用。T 淋巴细胞不产生抗体。

(一)T 淋巴细胞的来源

T 淋巴细胞分为三个不同的分化发育阶段。淋巴细胞的前体在骨髓,然后迁移至胸腺并在胸腺成熟,由于 T 淋巴细胞是胸腺来源故称为 T 淋巴细胞。T 淋巴细胞进入胸腺后需经历三个阶段,包括:①早期 T 淋巴细胞发育阶段,即始祖 $CD4^-$、$CD8^-$ 双阴性 T 淋巴细胞发育成为双阳性 T 淋巴细胞,其表面标志为 TRC、$CD2^+$、$CD3^+$、$CD4^+$、$CD8^+$,称为 T 淋巴细胞;②阳性选择阶段;③阴性选择阶段。

(二)T 淋巴细胞的分类与功能

T 淋巴细胞包括 5 个亚群。TCRαβ、CD3、CD2 是 T 淋巴细胞各亚群的共同表面标志。

1. 介导细胞免疫反应

T 淋巴细胞所有的功能都与细胞表面的免疫应答有关,根据 TCR 受体类型的不同分为两类：TCR Ⅰ 型和 TCR Ⅱ 型。TCR Ⅰ 型由 γδ 链组成，占 TCR 中的少数；TCR Ⅱ 型由 α 和 β 链组成的，占 TCR 中的多数。TCR Ⅱ 型 T 细胞又进一步分为 $CD4^+$ T 淋巴细胞和 $CD8^+$ T 淋巴细胞两大亚群。$CD4^+$ T 淋巴细胞的主要功能是辅助或诱导免疫反应，在抗原识别过程中受 MHC Ⅱ 类抗原复合物分子限制；$CD8^+$ T 淋巴细胞主要为细胞毒性 T 淋巴细胞（TC），或抑制性 T 淋巴细胞（TS），识别抗原时受 MHC Ⅰ 类分子限制。$CD4^+$ T 淋巴细胞又进一步分为两个功能亚群，包括：①辅助性 T 淋巴细胞（TH）能够促成 T 淋巴细胞和 B 淋巴细胞的免疫反应，根据 CD4TH 细胞所分泌的细胞因子不同，将其分为 TH0、TH1、TH2 三种类型；②诱导抑制性 T 淋巴细胞（TI）能诱导 $CD8^+$ T 淋巴细胞中的细胞毒功能和抑制 T 淋巴细胞功能。另外，$CD4^+$ T 淋巴细胞上也有人类免疫缺陷病毒（HIV）的受体分子，可结合 HIV。$CD8^+$ T 淋巴细胞可分为两个功能亚群，包括：①抑制性 T 淋巴细胞能抑制 T 淋巴细胞和 B 淋巴细胞的免疫反应；②细胞毒性 T 淋巴细胞的主要作用是直接与靶细胞结合，通过释放穿孔素等物质杀伤靶细胞。根据 $CD8^+$ TC 细胞所分泌的细胞因子不同，分为 TC1 和 TC2 两种类型。前者主要分泌 IFN-γ，后者主要分泌 IL-4、IL-5、IL-10。

  T 淋巴细胞的主要功能是调节蛋白质抗原引起的所有免疫应答，只识别附着于蛋白质的肽类抗原，这些蛋白质由主要组织相容性复合体基因编码，并在其他细胞的表面表达。因此，这些 T 淋巴细胞只识别那些与细胞表面有关的抗原并发生应答，而不识别可溶性抗原。$CD4^+$ 幼稚 TH 细胞被抗原提呈细胞激活后可分泌 IL-2、IL-4、IL-5、IFN 等细胞因子，并表达 IL-2、IL-4、IL-12 白细胞介素受体。根据活化的 $CD4^+$ 幼稚 TH 细胞与不同的细胞因子结合可分为 TH1 与 TH2 两类。与 IL-12 的细胞因子结合后，可增殖分化为 TH1 细胞；若与以 IL-4 为主的细胞因子结合，分化为 TH2 细胞。TH1 与相应抗原作用后，可释放 IL-2、IFN-γ、TNF-β 等细胞因子，引起炎症反应和迟发型超敏反应。TH2 细胞可释放 IL-3、IL-4、IL-5、IL-10、IL-13 等细胞因子，诱导 B 淋巴细胞增殖分化，合成抗体，引起体液免疫或速发型超敏反应。辅助 T 淋巴细胞分泌的细胞因子也可修复和激活炎症细胞（如吞噬细胞和粒细胞），是特异性 T 细胞免疫和先天性免疫的效应机制之间重要的联系分子。

  T 淋巴细胞在免疫反应中直接与靶细胞结合，通过释放胞浆内嗜苯胺蓝颗粒中的穿孔素等杀伤靶细胞。TC 可直接破坏和杀伤抗原或肿瘤，或通过表达 Fas 配体与靶细胞 Fas 交联，激活细胞内死亡机理，使其凋亡。

  2. 免疫调节作用

  执行免疫调节功能的 T 淋巴细胞主要为 TH 和 TS 细胞。TH 能够辅助 B 淋巴细胞产生抗体和辅助 TC 功能，分别由 TH1 和 TH2 亚群完成。CD^+4 T 亚群中的诱导抑制 T 淋巴细胞能诱导 CD^+8 T 亚群中细胞毒功能和抑制性 T 淋巴细胞功能。TS 是一类具有负调节作用的 T 淋巴细胞亚群，它对 B 淋巴细胞合成和分泌抗体，TH 细胞介导的细胞免疫、迟发性变态反应及 TC 介导的细胞毒作用都有抑制作用。其功能低下,可使机体出现过高免疫反应,造成组织损伤。TS 还可分为不同亚群,特别是其中的反抑制性 T 淋巴细胞(TCS)亚群活化后,可分泌反抑制性 T 淋巴细胞因子(TCSF),直接作用于 TH 细胞,解除 TS 对 TH 的抑制作用,使 TH 细胞恢复辅助活性。总之,TH 和 TS 细胞在免疫调节中起着十分重要的作用,尤其是 TS 细胞介导的负性调节尤为重要。TC(或 CTLs)细胞是介导细胞免疫的效应 T 淋巴细胞,经抗原致敏后可特异性杀伤携带致敏抗原的靶细胞(如肿瘤细胞和受感染的组织细胞)。TS 细胞具有抑制体液和细胞免疫的功能,可通过分泌抑制性细胞因子阻止 $CD4^+$ 幼稚 TH 细胞的活化。

(三) T 淋巴细胞表面标志

T 淋巴细胞表面标志主要包括以下几个方面。

1. T 淋巴细胞抗原受体(TCR)

TCR 可表达于所有成熟的 T 淋巴细胞表面,TCR 是 T 淋巴细胞识别外来抗原并与之结合的特异性受体。大多数成熟 T 淋巴细胞(约95%)的 TCR 分子由 α 链和 β 链两条异二聚体肽链组成,一部分由 γ、δ 链组成。在 T 淋巴细胞发育的过程中,编码 α 及 β 的基因经历突变和重排,导致 TCR 具有高度的多态性,不同的 T 淋巴细胞克隆有不同的 TCR,识别不同的抗原决定簇。TCR 不能直接识别和结合游离的可溶性抗原,只识别经抗原提呈细胞加工并与 MHC 分子连接的抗原分子。TCR 与抗原结合后不能直接活化 T 淋巴细胞,依赖其邻近的 CD3 分子向细胞内传递活化信息,CD4 和 CD8 能协同和加强这一作用。

2. 有丝分裂原受体

有丝分裂原可通过相应的受体激活静止期的淋巴细胞转化为淋巴母细胞,刺激多克隆 T 淋巴细胞、B 淋巴细胞增殖分化,主要包括植物血凝素(PHA)、刀豆蛋白 A(ConA)、脂多糖(LPS)、美洲商陆丝裂原(PWM)、葡萄球菌 A 蛋白(SPA)、聚合鞭毛素等。

3. E 受体(CD2)

E 受体存在于外周 T 淋巴细胞和胸腺细胞表面,能与绵羊红细胞结合,又称 E 受体。CD2 也是黏附分子,为淋巴细胞功能相关抗原 – 2(LFA – 2),其配体是抗原提呈细胞和其他靶细胞上的 LFA – 3,促进 T 淋巴细胞与抗原提呈细胞的结合和相互作用,诱导活化。

4. CD3

CD3 存在于外周 T 淋巴细胞和部分胸腺细胞表面。与 TCR 形成 TCR – CD3 复合体分子,可将抗原信号传递到细胞内。

5. CD4 和 CD8

CD4 和 CD8 胸腺皮质前 T 淋巴细胞可同时表达 CD4 和 CD8 两种分子决定簇,在外周 T 淋巴细胞只表达其中一种分子决定簇。CD4 与 CD8 分别与 MHC Ⅱ 和 MHC Ⅰ 分子结合,稳定 TCR 与抗原肽 – MHC 分子复合物的结合,有助于激活信号的传递。CD4 分子是

HIV 包膜 GP120 的受体,故 HIV 选择性破坏 CD4$^+$ 的细胞,导致获得性的免疫缺陷。

6. CD5 抗原

CD5 抗原存在于所有外周血 T 淋巴细胞上,极小部分 B 淋巴细胞和 B 淋巴细胞慢性淋巴细胞,在白血病细胞上 CD5 表达。抗 CD5 抗体能增强有丝分裂原对 T 淋巴细胞的增殖反应。

7. CD11a/18

CD11a/18 亦称 LFA-1,配体为 ICAM-1 和 ICAM-2,协同刺激信号,诱导 T 淋巴细胞活化。

8. CD28

CD28 的配体是抗原提呈细胞表面的 B7 分子,两者结合可产生协同刺激信号,诱导 T 淋巴细胞活化。

9. HLA 抗原

HLA 抗原静息状态下的外周 T 淋巴细胞只表达 HLA I 类抗原,某些活化 T 淋巴细胞可同时表达 I、II 类抗原。

10. 白细胞介素受体

T 淋巴细胞在不同的发育阶段表达不同的白细胞介素受体(IL-R),如 IL-1R、IL-2R、IL-4R、IL-6R 等。

三、B 淋巴细胞的功能

B 淋巴细胞有三个主要的功能,包括产生抗体、抗原提呈及分泌细胞因子与参与免疫调节。B 淋巴细胞是唯一能够产生抗体的细胞。

(一)B 淋巴细胞的来源

在人和哺乳动物骨髓或鸟类的法氏囊组织中发育分化成熟的淋巴细胞,所以称为骨髓或囊依赖性淋巴细胞,简称 B 淋巴细胞。哺乳动物 B 淋巴细胞在骨髓内的发育可经历始祖 B 淋巴细胞、前 B 淋巴细胞、未成熟 B 淋巴细胞和成熟 B 细胞几个阶段。始祖 B 淋巴细胞由骨髓淋巴干细胞衍化而来,无膜表面免疫球蛋白可表达 CD19 分子;前 B 淋巴细胞胞浆中出现 IgM 重链分子即 U 链,同时膜表面表达 MHC 类分子及 CD19 和 CD20 分子。未成熟 B 淋巴细胞的主要特征是 IgM 单体分子(SIgM)表达于细胞表面并开始表达 CD21 分子。成熟 B 淋巴细胞表面除表达上述分子外,还可表达 SmIgD、CD35、IgGFc 受体、有丝分裂原受体等。未成熟 B 淋巴细胞只有少量离开骨髓,而成熟 B 淋巴细胞绝大多数可离开骨髓,迁移到外周免疫器官和组织中。在外周免疫器官中,未成熟 B 淋巴细胞对 TI 抗原应答,经抗原刺激后可分化为浆细胞只合成分泌 IgM 抗体,无免疫记忆。成熟 B 淋巴细胞对 TD 抗原应答,经抗原刺激后膜表面 SmIgD 消失,可分化发育为浆母细胞。小部分 B 淋巴细胞在此阶段停止分化,成为休止状态的记忆 B 淋巴细胞,而其余 B 淋巴细胞分化为浆细胞。

(二)B 淋巴细胞的分类

B 淋巴细胞亚群的分类并不统一,根据是否表达 CD5 抗原,将 B 淋巴细胞分为 B1 细胞和 B2 细胞两个亚群。B1 细胞为 CD5$^+$ 未成熟 B 淋巴细胞,其重要特征是只表达 SmIgM 产生抗体,不需 TH 细胞辅助即对 TI 抗原应答。B1 细胞对外来抗原只产生有限应答,可对一些自身抗原产生应答,产生的抗体亲和性低与自身免疫疾病有关,无免疫记忆。B2 细胞为 CD5$^-$ 成熟 B 淋巴细胞,膜表面受体为 SmIgM 和 SmIgD,是执行体液免疫功能的主要细胞,产生的抗体需在 TH2 细胞辅助下分化为浆细胞,合成并分泌 Ig。Ig 在 B2 细胞内的合成需要 T 淋巴细胞 CD40L 和 T 淋巴细胞分泌的细胞因子共同刺激,有免疫记忆。此外,B2 细胞还具有抗原提呈和免疫调节功能。

表 4.1　B1 细胞与 B2 细胞的比较

B 淋巴细胞	B2 细胞
CD5$^+$ 未成熟 B 淋巴细胞	CD5$^-$ 成熟 B 淋巴细胞
只表达 SmIgM	SmIgM 和 SmIgD
无须 TH 细胞辅助	需 TH 细胞辅助
无免疫记忆	有免疫记忆
对外来抗原只产生有限应答	执行体液免疫功能的主要细胞

(三)B 淋巴细胞表面标志

B 淋巴细胞表面标志主要包括以下几方面。

1. SmIg

SmIg 是 B 淋巴细胞最具特征性的表面标志,它是两条相同的重链(H)和两条相同的轻链(L)构成的四肽链分子。SmIg 是 B 细胞抗原受体(BCR)又称膜表面免疫球蛋白,镶嵌在细胞膜中,与 Igα、Igβ 形成 BCR-Igα Igβ 复合体分子。BCR 为 IgM 和 IgD 单体,其主要功能是识别、结合特异性抗原,而 Igα、Igβ 异二聚体则起到信号传递和诱导细胞活化的作用。未成熟的 B 淋巴细胞抗原受体为 SmIgM,而成熟 B 淋巴细胞则为 SmIgM 和 SmIgD。每个克隆 B 淋巴细胞的抗原受体与该克隆 B 淋巴细胞接受抗原刺激产生的免疫球蛋白具有相同的抗原结合特性,即两者的可变区氨基酸组成构型相同。B 淋巴细胞的 SmIg 能够识别可溶性蛋白质抗原分子,经 SmIg 对抗原的摄取、加工、提呈作用,通过信号传导,最终导致 B 淋巴细胞活化、增生、分化、不应答或诱导细胞凋亡。

2. Fc 受体

Fc 受体开始出现于 B 淋巴细胞成熟时期,可与抗体包被的红细胞相结合,形成 E 玫瑰花环,是鉴别 B 淋巴细胞的传统的方法之一。在 B 淋巴细胞上可有三种 FC 受体,即 IgGFcR(FcrRⅡ)、IgA FcR – Fca(CD89)、IgE FcεRⅡ(CD23)。当 B 淋巴细胞激活时,CD23 表达大量增加。

3. 补体受体

补体受体的作用是促进吞噬细胞的吞噬、免疫黏附及 ADCC。B 淋巴细胞的补体受体目前已鉴定的有四种,即 CR1(CD35)、CR2(CD21)、CR3(CD11b/CD18)、CR4(CD11c/CD18)。这些补体受体开始表达于 B 淋巴细胞成熟时期,转化成浆母细胞时消失。CR1(CD35)受体与 C3b 结合;CR2(CD21)受体与 C3d、EB 病毒结合。CR2(CD21)受体是 EB 病毒受体(EBVR),与 EB 病毒选择性感染 B 淋巴细胞有关。

4. 细胞因子受体

细胞因子受体对淋巴细胞的分化与活化有重要作用。已知 B 淋巴细胞上有细胞因子受体的主要有①白细胞介素受体(IL – R),细胞发育的不同阶段可表达不同的白细胞介素受体,如 IL – 1R、IL – 2R、IL – 4R、IL – 12R、IL – 6R、TNF – αR、IFN – βR、IFN – γR;②绵羊红细胞受体(E 受体),在一定条件下,能与绵羊红细胞在体外结合;③黏附受体,与淋巴细胞的归巢及免疫细胞的迁移有关。

5. CD40 抗原

CD40 抗原是存在于 B 淋巴细胞表面的协同刺激分子受体,其配体是 T 淋巴细胞表面的 gp39,两者作用使 B 淋巴细胞活化。

6. CD80(B7)抗原

CD80(B7)抗原是存在于 B 淋巴细胞和吞噬细胞表面的协同刺激分子,其受体为 T 淋巴细胞表面的 CD28 分子,两者作用可使 T 淋巴细胞活化。

7. HLA 抗原

HLA 抗原包括Ⅰ、Ⅱ类分子,HLAⅡ类分子对 B 淋巴细胞具有重要作用。

8. CD19 和 CD20 抗原

CD19 和 CD20 抗原是 B 淋巴细胞特有的分子,存在于前 B 淋巴细胞、未成熟 B 淋巴细胞和成熟 B 淋巴细胞表面,调节 B 淋巴细胞的发育、活化和分化。

9. 丝裂原受体

丝裂原受体能促进细胞活化,诱导细胞分裂。丝裂原来自植物的糖蛋白或细菌的脂多糖,能与多种细胞膜糖类及寡糖结合有 LPS – R、SPA – R 和 PWM – R 等物质,PWM 刺激 T 淋巴细胞和 B 淋巴细胞。

10. CD79a 和 CD79b 抗原

CD79a 和 CD79b 抗原分别为 Igα 和 Igβ,能与 B 淋巴细胞抗原受体(BCR)形成 BCR – Igα Igβ 复合体,起信号转导作用。

(四) B 淋巴细胞功能

1. 体液免疫

细胞介导体液免疫,可由胸腺依赖性抗原(TD)或胸腺非依赖性抗原(TI)引起。TI 抗原可直接激活 B 淋巴细胞。多数情况下,TD 抗原在辅性 T 淋巴细胞吞噬细胞的辅佐下,B 淋巴细胞被激活。一少部分 B 淋巴细胞转变为记忆性 B 淋巴细胞,不再进行分化,在再次免疫应答中起重要作用;多数增殖分化的 B 淋巴细胞最终发展成为 B 淋巴细胞的终末细胞即浆细胞,合成、组装并分泌免疫球蛋白。这些抗体参与直接效应、激活补体、抗体依赖性细胞介导细胞毒作用(ADCC)等多种多样的效应。

2. 免疫调节作用

激活的 B 细胞能产生大量细胞因子,如 $IL-1\alpha$、$IL-1\beta$、$IL-2$、$IL-4$、$IL-6$、$IL-8$、$IL-10$、$IL-12$、$IL-13$、$IFN-\gamma$、$IFN-\alpha$、TNF、$TGF-\beta$ 等,它们参与免疫调节、炎症反应及造血过程。现已证明,B 淋巴细胞可通过抑制作用和抗原递呈作用两种方式参与免疫调节。①抑制性 B 淋巴细胞的主要表面标志是 IgG 的 Fc 受体,抑制性 B 淋巴细胞 LPS 和免疫复合物等刺激和结合后,被活化并分泌抑制性 B 淋巴细胞因子(SBF)和其他非特异性抑制因子,从而产生明显的抑制效应。②抗原递呈作用主要发生在免疫应答的早期阶段,B 淋巴细胞可结合可溶性抗原,通过内吞和加工后,以抗原肽 MHC 分子复合物的方式将抗原递呈给 T 淋巴细胞,从而对免疫应答进行调节。

三、NK 细胞的功能

NK 细胞能够非特异地溶解各种病毒感染的细胞和肿瘤细胞,而不受 MHC 分子的限制。CD56 分子是其表面特有的标志。NK 细胞主要存在于血液和外周淋巴组织中,大约有 10% ~ 15% 的外周血淋巴细胞缺少 T 淋巴细胞或 B 淋巴细胞标志。NK 细胞既不表达 T 淋巴细胞标志也不表达 B 淋巴细胞标志,因此最早称为裸细胞群。现在认识到大部分裸细胞是具有许多胞质嗜天青颗粒的大颗粒淋巴细胞,这些淋巴细胞在形态上被称为大颗粒淋巴细胞(LGL)或自然杀伤细胞。它们杀伤靶细胞的作用也不受 MHC 限制,这类细胞称为 NK 细胞。当前,对 NK 细胞的起源尚有不同看法,尚未发现 NK 细胞系特异性抗原。但有许多分子属于 NK 细胞相关抗原,其中以 CD56、CD16a、CD57 最为重要。有人将 NK 细胞分三组,包括:①$CD3^-/CD16^+/CD56^+$ 占外周血淋巴细胞的 10%,NK 活性最强;②$CD3^+/CD16^-/CD56^+$ 占外周血淋巴细胞 <5%,NK 活性较强;③$CD3^-/CD16^-/CD56^+$ 占外周血淋巴细胞 <2%,NK 活性较弱。可见 NK 细胞有多种表型,是一群异质性细胞。CD56 分子是其表面特有的标志。NK 细胞也可表达低亲和性 IgG Fc 受体 (CD16),借助此受体,NK 细胞可结合并杀伤被 IgG 包被的靶细胞,此即抗体依赖性细胞介导的细胞毒作用(ADCC)。活化的 NK 细胞也能合成和分泌多种细胞因子,如 $IL-2$、

IFN、TNF 等,对机体免疫功能进行调节。因此 NK 细胞也是一种重要的免疫调节细胞。

四、淋巴因子激活的杀伤细胞(LAK)

1982 年,Grimm 等人发现,人或动物的外周血淋巴细胞或脾细胞在含有 IL-2 的培养基内培养一定时间后,能诱导生成一种新的杀伤细胞,称为淋巴因子激活的杀伤细胞(LAK)。LAK 细胞具有广谱抗肿瘤作用,能非特异地杀伤多种肿瘤细胞,包括某些对 Tc 和 NK 细胞不敏感的肿瘤细胞。LAK 细胞与 NK 细胞、Tc 细胞不属同一细胞群体,但 LAK 细胞杀伤肿瘤细胞的作用机制与 NK 细胞类似。这两种细胞可凭借细胞表面的某些黏附分子(如 LFA-1 和 LFA-2)与肿瘤等靶细胞表面相应配体分子(ICAM-1 和 LFA-3)结合,释放穿孔素和 TNF 等杀伤因子而发挥细胞杀伤作用。

五、浆细胞的功能

因增殖前 B 淋巴细胞的膜信号不同,它可以分化成浆细胞或记忆性 B 淋巴细胞(滤泡状或树突状)。这些细胞分泌的 IL-1 和 CD23 被认为能够诱导浆细胞形成,CD23 与 CR2 结合 IL-1 信号都可诱导增殖前 B 淋巴细胞分化为浆细胞。CD23 是 B 淋巴细胞受体复合物 CR2 的配体,有两种表达形式,一种是膜形式,另一种是具有旁分泌作用的可溶形式。浆细胞是成熟 B 淋巴细胞发育的终末细胞,其 B 淋巴细胞的表面标志和多种受体大部分均已丧失,并出现浆细胞的新标志,即浆细胞抗原-1(PC-1)、PCA-1、CD138。浆细胞可产生五种不同的 Ig 分子,但一种浆细胞只产生一种类别的 Ig。浆细胞的生存期仅为数日,随后即死亡。

六、抗原提呈细胞

典型的抗原提呈细胞主要包括单核吞噬细胞、树突状细胞(DC)、并指状树突状细胞(IDC)和朗格汉斯巨细胞(LC)。B 淋巴细胞也是一种特殊的抗原提呈细胞,肿瘤细胞和病毒感染的靶细胞也具有抗原提呈作用。组织中的吞噬细胞是由血液中的单核细胞移行到全身组织器官后发育而来,来源为髓系干细胞。它先分化为骨髓中的前单核细胞,后者进一步分化为血液中的单核细胞和组织中的吞噬细胞共同组成单核-吞噬细胞系统。吞噬细胞是最重要的抗原提呈细胞,同时还具有杀伤、抗肿瘤、分泌生物活性介质的作用。在特异性免疫应答中,绝大多数抗原(TD 抗原)都需经吞噬细胞摄取、加工、处理后,以膜表面抗原肽-MHC 分子的形式提呈给具有相应抗原(识别)受体的 T 淋巴细胞,活化 T 淋巴细胞,激发免疫应答。

(王培柱 乔敏敏)

第三节 淋巴细胞及浆细胞系统检查

一、形态学检查

见本章第一节。

二、组织化学检查

(一)酸性 α-醋酸萘酯酶检测

1. 原理

血细胞中的酸性 α-醋酸萘酯酶(ANAE),在弱酸性(pH5.8)条件下能将基质液中的 α-醋酸萘酯水解,产生 α-萘酚。产生的 α-萘酚再与六偶氮副品红偶联形成不溶性暗红色偶氮副品红萘酚沉淀,定位于胞质内酶活性处,呈现单一或散在的红色点块状或颗粒状。

2. 结果

酸性 α-醋酸萘酯酶主要分布在 T 淋巴细胞和单核细胞内;粒细胞、B 淋巴细胞、红系细胞、巨核细胞和血小板中含量较少。T 淋巴细胞为 ANAE 阳性细胞,胞质内有大小不等、数量不一的紫红色颗粒或斑块;B 淋巴细胞为 ANAE 阴性细胞,胞质呈黄绿色,胞质内无红色斑块;单核细胞为 ANAE 阳性,其胞质内有细小的红褐色颗粒状斑块。

3. 临床应用

(1) ANAE 染色有助于区分 T 淋巴细胞和 B 淋巴细胞。ANAE 染色在 T 淋巴细胞胞质中呈现点状颗粒或大块局限阳性反应;B 淋巴细胞大多数为阴性反应,偶见稀疏、弥散的细小颗粒。

(2) ANAE 染色能够鉴别急性白血病类型。急性 T 淋巴细胞白血病细胞呈点状或块状阳性,局限分布;急性粒细胞白血病细胞的 ANAE 染色大部分呈阴性或弱阳性反应,颗粒增多的早幼粒白血病细胞阳性反应较强,为弥散性分布;急性单核细胞白血病呈强阳性反应,胞质呈均匀一致的弥散样淡红色或深红色,无点状颗粒。

(二)过碘酸—雪夫(PAS)染色

1. 原理

胞浆内存在糖原或多糖类物质(如黏多糖、黏蛋白、糖蛋白、糖脂等)的乙二醇基(CHOH-CHOH)经过碘酸氧化,转变为二醛基(CHO-CHO),与雪夫试剂中的无色品红结合,形成紫红色染料而沉积于胞浆中。该反应称为过碘酸-雪夫(PAS)阳性反应。经淀粉酶消化处理后,如为糖原,PAS 阳性物质即可消失,反应即转阴;如不转阴,即为 PAS 阳性而不应称糖原阳性。

2. 结果

PAS 在胞浆内为红色阳性物,呈弥散状、颗粒状、块状。胞浆内无色或无颗粒为阴性,可用阳性率报告结果,并说明阳性物的形态。

3. 临床应用

过碘酸—雪夫染色可用于鉴别淋巴系统增生性质。凡恶性增生时 PAS 反应多呈强阳性反应,阳性反应见于急性白血病、慢性白血病、淋巴瘤等。

(三) 酸性磷酸酶染色和抗酒石酸酸性磷酸酶染色

显示酸性磷酸酶(ACP)的染色方法有硫化铅法和偶氮耦联法两种。此处主要介绍偶氮耦联法。

1. 原理

在酸性条件下血细胞内的酸性磷酸酶,将基质中的磷酸萘酚 AS－BI 水解,释出萘酚 AS－BI,再与重氮盐偶联,形成不溶性有色沉淀,定位于胞浆中。

2. 结果

阳性反应为鲜红或深红色颗粒,定位于胞浆。根据颗粒多少和染色的深浅将反应强度分为六级。

3. 临床评价

酸性磷酸酶和抗酒石酸酸性磷酸酶染色的差异,仅体现在基质缓冲液中有无 L－酒石酸,其作用体现在以下几点。

(1) 帮助诊断多毛细胞白血病。在多毛细胞白血病的毛细胞中,酸性磷酸酶染色呈阳性,且不被 L－酒石酸抑制,故缓冲液中加入 L－酒石酸仍为阳性。淋巴瘤细胞和慢性淋巴细胞白血病的淋巴细胞 ACP 染色也可呈阳性反应,但可被 L－酒石酸所抑制。

(2) 辅助鉴别 T 淋巴细胞和 B 淋巴细胞。前者 ACP 染色呈阳性,而后者呈阴性反应。在抗酒石酸染色时都为阴性或极少数表现为弱阳性。

(3) 正常粒系细胞、单核吞噬系细胞、巨核细胞 ACP 染色为阳性,但抗酒石酸染色均为阴性。

(4) 帮助鉴别戈谢细胞和尼曼－皮克细胞,前者 ACP 染色为阳性,后者为阴性反应。

三、免疫学检查

(一) 淋巴细胞免疫标志检查

1. 检查方法

有免疫荧光法和免疫酶法两种。

(1) 免疫荧光法

分离血液或骨髓中的单个核细胞,用间接免疫荧光法检测其特定的抗原,即用相应的单克隆抗体作第一抗体,与白血病相应抗原作用后,再加羊抗鼠免疫球蛋白荧光标记抗体(第二抗体),作用一定时间后,然后用荧光显微镜观察或流式细胞仪分析。

(2)免疫酶标法

免疫酶标法可直接用于血液或骨髓涂片,亦可分离单个核细胞涂片。

免疫酶标法可分为三种方法:①过氧化物酶-抗过氧化物酶(PAP)法,单克隆抗体与白血病抗原作用后,再加羊抗鼠第二抗体连接单克隆抗体和 PAP 复合物(鼠抗过氧物酶抗体为第三抗体),加底物显色经苏木素或甲基绿复染后在光镜下观察,同时可见细胞;②碱性磷酸酶-抗碱性磷酸酶法,用碱性磷酸酶-抗碱性磷酸酶复合物代替上法的 PAP 复合物,可避免白细胞内源性过氧化物酶的干扰;③生物素-亲和素酶标法(ABC)。

2. 临床应用

(1)T 淋巴细胞及其亚群

T 淋巴祖细胞(pro-T)的表型为 $CD34^+$、TdT^+、$CD10^+$、$CD7^+$,未成熟 T 淋巴细胞的标志为 CD3、CD4、CD8。在 T 淋巴细胞发育过程中,CD7 是最早出现的 T 淋巴细胞标志,且贯穿表达在整个 T 淋巴细胞分化发育的过程中。胸腺细胞要分化发育为有功能的成熟 T 淋巴细胞,细胞表面标志需经历一定的变化过程:从 $CD7^+$、$CD2^-$、$CD3^-$、$CD4^-$、$CD8^-$、TCR^-,到 $CD7^+$、$CD2^+$、$CD3^+$、$CD4^-$、$CD8^-$、TCR^-(即 CD4、CD8 双阴性),再到 $CD7^+$、$CD1^+$、$CD2^+$、$CD3^+$、$CD4^+$、$CD8^+$、TCR^+(即 CD4、CD8 双阳性),最后发育成 $CD7^+$、$CD2^+$、$CD3^+$、$CD4^+$、$CD8^-$、TCR^+ 和 $CD7^+$、$CD2^+$、$CD3^+$、$CD4^-$、$CD8^+$、TCR^+ 两群单阳性的成熟胸腺细胞,然后进入外周淋巴器官和血液,执行免疫功能。但在正常外周血中通常存在 $CD3^+$、$CD4^+$、$CD8^-$(TH/TI),$CD3^+$、$CD4^-$、$CD8^+$(TS/TC),$CD3^+$ $CD4^+$ $CD8^+$ 和 $CD3^+$、$CD4^-$、$CD8^-$ 四种表型不同的 T 淋巴细胞,它们分别占 T 淋巴细胞总数的 60%~70%、20%~30%、1%~3%、1%~10%。前三种表型细胞的 TCR 主要为 TCRαβ,而 $CD4^-$ $CD8^-$ T 淋巴细胞主要表达 TCRγδ,他们都执行细胞免疫功能。

T 淋巴细胞系免疫标记为 m/CyCD3、m/CyTCRα、mTCRβ、cTCRγ/δ、CD2、CD5、CD8、CD7、CD1a、CD4。①骨髓中主要有免疫干细胞分化抗原 TdT、HLA-DR,前胸腺细胞分化抗原 TdT、CD7、CyCD3、CD5;②胸腺中主要有未成熟胸腺细胞表达 TdT、CyCD3、CD38、CD5、CD2、CD7,普通胸腺细胞表达 TdT、CD38、CD7、CD3、CD5、CD2、CD1、CD4、CD8,成熟胸腺细胞表达抗原除 CD1 消失外,与普通胸腺细胞基本一致;③外周淋巴组织中主要有 T 淋巴辅助细胞(TH)、T 淋巴抑制细胞(TS)、效应 T 淋巴细胞(TC)和激活 TH(aTH)、激活 TS(aTS)亚群组成。其分化抗原为 CD3(PanT)、CD4(TH)、CD8(Tc/Ts)。aTH 和 aTS 还表达 TdT 与细胞分化阶段相应的细胞分化抗原。

T 淋巴细胞亚群检测可用 CD4 和 CD8 单抗将外周淋巴器官和血液中的 T 淋巴细胞分为 $CD4^+$、$CD8^-$(TH)和 $CD4^-$、$CD8^+$(Ts)两个主要亚群。临床上常用测定 T(CD3)、TH(CD4)、(CD8)及计算 TH/Ts(CD4/CD8)比值作为判断机体免疫状态,进行某些疾病诊断、病期分析、监测治疗和判断预后的参数。在外周血单个核细胞中 $CD3^+$(T3)细胞为 60%~80%，$CD4^+$（T4）为 45%~55%，$CD8^+$（T8）为 20%~35%。CD4/CD8 的比值为 1.3~2.0；CD3、CD4 细胞数量减少且功能降低；CD8 数量增多；CD4/CD8 比值减少或倒置。上述症状常见于多种感染（尤其是病毒感染）、肿瘤、免疫缺陷病、再生障碍性贫血、粒细胞减少症等免疫功能降低的疾病。疾病恢复期，CD4/CD8 可转为正常；在某些自身免疫性疾病的活动期（如系统性红斑狼疮等），CD4/CD8 可增高。器官移植和骨髓移植时，可用 CD4/CD8 之比作为排斥检测的指标，比值增高，提示有排斥反应

(2) B 淋巴细胞

B 淋巴细胞的分化主要分为 B 淋巴祖细胞、前 B 淋巴细胞、未成熟 B 淋巴细胞、成熟 B 淋巴细胞、活化 B 淋巴细胞和浆细胞 6 个阶段。①B 淋巴祖细胞此期最早识别的 B 淋巴细胞特异性抗原是 CD19，同时表达 CD34、细胞核 TdT、HLA-DR、CD40、cyCD22。②前 B 淋巴细胞 CD34 和 TdT 消失，出现 cyCD79、CD10、CD20、CD9、CDw78、$CD74^+$、cμ（胞浆 IgM 重链）。③未成熟（早期）B 淋巴细胞 CD9、CD10 消失，出现 SIgM、CD22、CD20、CD24、CD40、CD72、CD74、CDw78、CD79 表达增加，其他新的 B 抗原 CD37、CD2、CDw75、CDw76 相继出现。④成熟 B 淋巴细胞 SmIgM 和 IgD 同时表达，并出现 CR、FcR 和丝裂原受体，上述 B 淋巴细胞抗原继续存在。⑤活化 B 淋巴细胞，成熟 B 淋巴细胞被抗原或丝裂原刺激后，成为活化 B 淋巴细胞，继之出现增生和分化。在此过程伴随表达 B 淋巴细胞激活抗原 CD23、CD77、CD80、CD86 和其他激活相关抗原（如 CD25、CD26、CD30、CD69、CD70、CD71、CD38 等）。膜结合型 Ig 逐渐减少，分泌型 Ig 逐渐增加，并可发现 Ig 基因重链类型转换。⑥浆细胞激活 B 淋巴细胞进一步分化成为产生抗体的浆细胞，这时获得 PC-1、PCA-1 和 CD138 浆细胞特异抗原，CD85 表达增加，CD38 抗原再出现。SmIg 和上述 B 抗原消失，CD79 仍可存在于胞质中。故 B 淋巴细胞上的 CD 抗原分为①B 淋巴细胞限制性（特异性）抗原，包括 CD19、CD20、CD21、CD22、CD77 和 CD79，它们的表达只限于 B 淋巴细胞上，在鉴别细胞系上是十分重要的标志；②B 淋巴细胞相关性抗原，包括 CD5、CD9、CD10、CD23、CD24、CD37、CD40、CD53、CD72、CD73、CD74、CDw75、CDw76、CDw78、CD81、CD82、CD83、CD84、CD85、CD86、CD124 和 CD139。B 淋巴细胞表面的受体 SmIg，既是 B 细胞特异性识别抗原的受体，也是 B 淋巴细胞重要的特征标志。

B 淋巴细胞系，包括 m/cyCD22、cyCD79、Cyμ、sIg、CD19、CD20、CD10、CD22、CD24、TdT，其中胞质内重链（Cyμ）是前 B 淋巴细胞的特异性标记。后出现 Igκ 轻链及 λ 轻链（晚于 κ）。CD19 的反应谱很广，从早前 B 淋巴细胞至前浆细胞，是鉴别全 B 系的敏感而特异的标记。CD10 又称为普通急性淋巴细胞白血病抗原（CALLA），为诊断 Common-ALL 的必需标记。

随 B 淋巴细胞分化成熟依次表达 CD20、CD21、CD22。胞浆 CD22（CyCD22）先于膜表达，且出现很早，用于检测早期 B 淋巴细胞来源的急性白血病是相当特异而敏感的。浆细胞表达 $CyIg^+$、浆细胞抗原 $PC-1^+$、$PCA-1^+$。

(二)末端脱氧核苷酸转移酶检测

1. 同位素检测法

(1)原理

以 H 或 C 标记的脱氧腺苷三磷酸等的 dXTP 为基质,用低聚脱氧核苷(dA)等人工同聚物作为引物,由于酶反应与引物重合,使基质不溶于三氯醋酸,可用玻璃纤维盘将其吸附,从未被放射性同位素标记的反应基质中分离出反应的生成物,计测放射活性。除不加引物所测定的内源性反应所引起的活性之外,可测算酶的活性。

(2)参考值

正常人骨髓细胞的活性为 dGTP 掺入 1×10^8 个细胞,数量为 $0 \sim 0.09$ mmol/L。

(3)临床应用

①急性淋巴细胞白血病(T、B、非 B 型)可检出较高的 TdT 活性,慢性粒细胞白血病急性变时,约有 1/3 的病例能在原始细胞中能检出高活性的 TdT;②在恶性淋巴瘤中,原淋巴细胞性淋巴瘤的淋巴结细胞中能检出较高的 TdT 活性;③末端脱氧核苷酸转移酶检测在研究造血细胞的分化与白血病的关系、白血病细胞的起源、白血病治疗药物的选择上都有较重要的价值。

2. 酶标免疫细胞化学显示法

(1)原理

末端脱氧核糖核酸转移酶是一种 DNA 聚合酶,它不需要模板的指导,就可以催化细胞的脱氧核苷酸,使其转移到低聚核苷酸或多聚核苷酸的 3′-OH 端,合成单链 DNA。兔抗牛 TdT 抗体能和人细胞的 TdT 产生交叉反应,可采用免疫荧光技术或酶标免疫细胞化学技术用辣根过氧化物酶-抗酶复合物(PAP immuncomplex)在细胞涂片上定位,显示细胞内的 TdT。

(2)结果

阳性反应为棕黄色颗粒,定位在细胞核上。TdT 为早期 T 淋巴细胞的标志,在正常情况下不成熟的胸腺淋巴细胞出现阳性反应,正常人外周血细胞中极少或无活性。

(3)临床应用

95%以上的急性淋巴细胞白血病和大约 30%慢性粒细胞白血病急淋变患者的外周血细胞有明显的 TdT 活力,病情缓解后阳性率逐渐减弱。在急性淋巴细胞白血病中,由于细胞表面标志不同,TdT 活性也有变化,T-ALL、non T-ALL、non B-ALL 细胞的阳性率很高,B-ALL 细胞呈阴性。当外周血中此酶活性升高,就预示着血细胞的恶性病变。因此 TdT 的测定对急性白血病的鉴别和治疗都有一定的意义。

(三)N-碱性磷酸酶(N-Apase)检测

(1)原理

用 P-硝基酚磷酸盐(P-NPP)作为细胞碱性磷酸酶(APase)总活性检测的基质,在反应中生成 P-硝基酚,测量 400nm 时的吸光密度,借以检测出细胞 A-Pase 的总活性。此外,可通过 CASP 作为基质来测定 N-Apase 的活性。通过酶反应,生成巯乙胺,这是用二硝基苯(DNTB)置换 5-硫-硝基酚酸。检测 412nm 的吸光密度,借以检测 N-APase 的总活性。在基质液中加入用 N-丁醇:水(1:3)的混合液提取粗酶液,在室温下放置 60min,记录酶反应,求出酶反应的速度。一般情况下,N-APase 的 P-NPP 与 CASP 的水解速度之比(VP-NPP/VCASP)在 1.1~2.0 的范围内,平均为 1.8。因此,N-APase 的活性可用 VP-NPP-1.8VCASP 求出,再从(VP-NPP-1.8VCASP)VP-NPP 计算 N-APase 的百分率。

(2)参考值

正常人的粒细胞、淋巴细胞中不能检出 N-APase 的活性。

(3)临床应用

N-碱性磷酸酶是从未成熟的白血病性原始淋巴细胞向 T 淋巴细胞、B 淋巴细胞分化过程中,未成熟的淋巴系统的细胞标志酶。ALL 和 CML 急淋变时,原始淋巴细胞能检出 N-APase,且不仅在非 T-ALL、非 B-ALL 的幼稚细胞,就是在 T-ALL 及具有 B 淋巴细胞标记物的原始细胞中亦可检出。因此,在鼻咽癌、喉癌等被认为是病毒感染的肿瘤细胞中,及与 EB 病毒有关的传染性单核细胞增多症、Burkitt 淋巴瘤等疾病中,均可检出此酶。

(宋士洪 焦翔)

第五篇

血栓与止血检验

第三章

饱和吸附量测定

第十章 血栓与止血的理论

第一节 巨核细胞形态和功能

巨核细胞系统由髓系干细胞发育而来,包括原巨核细胞、幼巨核细胞、颗粒型巨核细胞、产血小板型巨核细胞、裸核型巨核细胞及血小板。巨核细胞的生长和成熟,包括胞核的分裂和成熟、胞质的成熟、血小板生成。巨核细胞增殖时,细胞核内的DNA含量成倍增加,胞核分裂但胞体不分裂,形成多倍体细胞,故胞体明显大于其他血细胞。巨核祖细胞增殖时DNA由2N变为,4N巨核细胞大量地增殖为8N,其多数又增殖为16N,16N少数增殖为32N,极少数32N增殖为128N。随着巨核细胞的发育成熟,其胞体和胞核逐渐变巨大,胞质变得极为丰富,最后巨核细胞的胞质脱落形成血小板。故正常人骨髓中,16N巨核细胞占多数,为50~55%;8N和32N占10~30%;2N、4N、64N、128N占比较少。

一、巨核细胞形态

巨核细胞形态包括正常巨核细胞形态和异常巨核细胞形态。

(一)正常巨核细胞形态

1. 原巨核细胞

胞体直径为15~30μm,不规则,常可见指状胞质突起,周边常有少许血小板附着。胞质较少,呈深蓝色,周边深浓,无颗粒。胞核较大,呈圆形、豆子状或不规则状,可有凹陷、折叠,胞核为1~2个,染紫红色。染色质较粗,排列较紧密且分布不均匀,核仁为2~3个,常不清晰,呈淡蓝色。

2. 幼巨核细胞

胞体直径为30~50μm,常不规则,可有指状突起,有时细胞周边有少许血小板附着。胞质较丰富,呈深蓝色或淡蓝色,近核处常有较明显的淡染区,胞质中出现细小、大小一致的淡紫红色颗粒,颗粒一般在近核处首先出现,使此处的胞质呈淡红色。胞核不规则、有重叠或扭曲,呈肾形或分叶状。核染色质呈粗颗粒状或小块状,排列紧密,常无核仁。

3. 产血小板型巨核细胞

胞体直径为 40~70μm，有时可达 100μm。胞膜不完整，呈撕扯状、毛边状，或伪足状。胞质极丰富，呈淡红色，胞质边缘的颗粒可聚集成簇（称为雏形血小板），胞质的外侧常有被释放出来的血小板。胞核巨大，不规则，核分叶后常重叠。核染色质呈条状或块状，无核仁。

4. 裸核型巨核细胞

胞核同时产生血小板型巨核细胞。胞质无或有少许。裸核型巨核细胞有时是由于涂片制作将胞质推散所致，此核最终被吞噬细胞吞噬。

5. 血小板

血小板形态见本章第二节。

（二）异常巨核细胞形态

1. 微小巨核细胞

微小巨核细胞又称为淋巴样巨核细胞，其胞体在 15~20μm 以下，周围常有血小板。核单个，呈圆形或椭圆形，如淋巴细胞大小，无核仁。胞质少，呈浅红色或灰蓝色，常含有淡紫红色颗粒。此细胞常出现于恶性血液病，如骨髓增生异常综合征、慢性粒细胞白血病、急性红白血病、全髓细胞白血病等。

2. 小巨核细胞

胞体为 20~40μm。胞核小，为 1~2 个，呈圆形或椭圆形。胞质多少不一，有少量淡紫红色颗粒或血小板。小巨核细胞常见于骨髓增生异常综合征、急性髓细胞白血病、慢性粒细胞白血病、全髓细胞白血病等。

3. 多小核巨核细胞

胞体为 40~80μm。胞核小，多个，无核丝相连，呈圆形。胞质丰富，有少量淡紫红色颗粒，多无血小板形成。多小核巨核细胞常见于骨髓增生异常综合征、急性髓细胞白血病、慢性粒细胞白血病等。

4. 大单核巨核细胞

胞体为 20~40μm。胞质丰富，有淡紫红色颗粒，多无血小板形成。胞核大，呈圆形，偏位见于骨髓增生异常综合征、急性髓细胞白血病、特发性血小板减少性紫癜、骨髓增殖性疾病等。

5. 巨核细胞核分叶过度

胞体大小似颗粒型巨核细胞，其核分为多叶，有的分叶以核丝相连，分叶的核常大小及形态不一，无核仁，故要注意与破骨细胞加以鉴别。巨核细胞核分叶过度常见于巨幼细胞贫血、骨髓增生异常综合征等。

6. 变性巨核细胞

变性巨核细胞指巨核细胞胞质或胞核中形成空泡(多少不一)、颗粒明显减少。变性巨核细胞见于特发性血小板减少性紫癜、骨髓增生异常综合征、感染等。

二、巨核细胞功能

巨核细胞是骨髓中最大的造血细胞,其功能是形成血小板,每个巨核细胞产生血小板量的多少与巨核细胞的倍体数有关。骨髓中巨核细胞的增殖受许多因子调节,其中促进巨核细胞生成的因子有干细胞因子、促巨核细胞生成素、巨核细胞集落刺激因子、血小板生成素、白细胞介素 3、白细胞介素 6、白细胞介素 11、白细胞介素 1、粒细胞巨噬细胞集落刺激因子等。抑制巨核细胞生成的因子有血小板第 4 因子、转化生长因子 β、凝血酶、干扰素、白细胞介素 4 等。

巨核细胞虽然在骨髓细胞中所占的比例很小,但它在调节细胞生成和炎症免疫反应中的作用不可忽视。巨核细胞能合成多种特异性蛋白质,如血小板第 4 因子、β-血小板球蛋白,这些因子能抑制巨核细胞本身及内皮细胞的生长,参与造血与血管形成的调控,且具有细胞趋化、参与炎症反应、免疫调节等作用。巨核细胞还能合成转化生长因子、血小板衍生生长因子、碱性纤维母细胞生长因子等具有广泛生物学作用的因子,在细胞生长、核酸代谢、血管形成、骨髓纤维化等生理及病理过程中起着重要的作用。巨核细胞还具有摄取细胞外物质的功能,可被摄取的物质有纤维蛋白原、纤维联结蛋白、凝血因子 V、血小板衍生生长因子、凝血酶敏感蛋白、血清蛋白、IgG 等。巨核细胞也可见于其他器官如肺、脾脏、肝脏等,至于巨核细胞在这些器官中起什么作用,尚不清楚。在不同血液系统疾病中,巨核细胞的数量及形态常有改变。如再生障碍性贫血、遗传性巨核细胞再生不良等疾病的骨髓中巨核细胞明显减少;特发性血小板减少性紫癜、缺铁性贫血、慢性粒细胞白血病等疾病的骨髓中巨核细胞明显增生;骨髓增生异常综合征、各种白血病、骨髓增殖性疾病等骨髓中可见异常巨核细胞。

(刘斌 焦翔)

第二节 血小板形态和功能

血小板虽然是血液中最小的一个细胞,但它在血栓和止血中起着重要的作用。循环的血小板来源于骨髓巨核细胞,每个巨核细胞产生血小板的量差别很大,一般来说倍体数越高,产生血小板的量也越多,平均每个巨核细胞可产生 2000~5000 个血小板。待血小板释放到血中,约 1/3 贮存在脾脏内,寿命为 8~11 天,主要在肝脏和脾脏中破坏。

一、血小板形态

(一) 普通显微镜下形态

正常血小板的胞体直径为 2～4μm，厚度为 0.2～0.4μm，平均体积（MPV）为 6.8～13.5fl，呈星形、圆形、椭圆形、逗点状或不规则形。胞质呈淡红色或淡蓝色，有时胞质周围呈淡蓝色，称为透明区，中心部位有细小、分布均匀的淡紫红色颗粒，称为颗粒区，无胞核。由于血小板具有聚集性，故外周血涂片及骨髓涂片上的血小板呈堆状分布。

异常血小板会出现胞体大小、形态及颗粒量等变化，具体包括：①小血小板，直径小于 2μm；②大血小板，直径为 5～7μm；③巨大血小板，直径大于 7.5μm；④超巨大血小板，直径大于 20μm；⑤畸形血小板，呈长轴状、花生形、蝌蚪形、类圆形等；⑥蓝色血小板，胞质呈蓝色，无颗粒或大颗粒，又称为年轻的血小板。大血小板、巨大血小板、超巨大血小板的中央部位有时颗粒聚集明显，容易被误认为细胞核，故要注意与其他有核细胞区分。异常血小板增多常见于骨髓增生异常综合征、巨幼细胞贫血、脾脏切除后、特发性血小板减少性紫癜、骨髓纤维化、慢性粒细胞白血病等，正常人中也会有少量异常的血小板。

(二) 电镜下形态

扫描电镜下，静息血小板呈双面微凸圆盘状，似铁饼。

透射电镜下的血小板形态即为超微结构，它由四部分组成：表面结构、骨架系统、细胞器、特殊膜系统。

1. 表面结构

血小板表面结构又称为外周区，主要由血小板膜和细胞外衣组成。

(1) 血小板膜

血小板细胞膜主要由蛋白质（占 57%）和脂质（占 35%）组成，还有少量的糖类（占 8%）。糖类与蛋白质结合形成糖蛋白（GP）；糖类与脂质结合形成糖脂。脂质主要由鞘磷脂（SPH）和甘油磷脂组成，甘油磷脂主要包括磷脂酰胆碱（PC）、磷脂酰乙醇胺（PE）、磷脂酰丝氨酸（PS）、磷脂酰肌醇（PI）。磷脂具有以下生理作用：①膜磷脂代谢，血小板止凝血作用的基础就是血小板的活化。正常情况下，循环中的血小板 90% 以上处于静息状态。在内皮细胞损伤等多种情况下，血小板被激活，细胞内钙离子浓度增加，激活磷脂酶 A（PLA2）和磷脂酶 C（PLC）。膜磷脂在磷脂酶作用下形成花生四烯酸（AA），AA 在环氧化酶作用下形成前列腺素内过氧化物（PGG2、PGH2）。PGG2 和 PGH2 在血栓烷 A2（TXA2）合成酶作用下形成有活性的 TXA2，PGG2、PGH2 还可在各种异构酶作用下转变为前列腺素 D2、E2、F2（PGD2、PGE2、PGF2）或分解为丙二醛（MDA）和十七碳羟酸（HHT）。TXA2 能抑制腺苷酸环化酶（AC），促进血小板聚集。此外，TXA2 还具有收缩血管的作用，但其半衰期短（约 30 秒），很快转化为稳定而无活性的血栓烷 B2（TXB2）。

TXB2 在肝脏氧化酶作用下,能形成更稳定的去二甲基-血栓素 B2(DM-TXB2)和 11-去氢-血栓素 B2(11-DH-TXB2)。TXA2 和 PGI2(在血管内皮细胞膜上合成)是一对作用完全相反的调控系统,在生理情况下两者呈动态平衡,使血管和血小板保持正常功能。②形成血小板活化因子(PAF),血小板膜磷脂在 PLA2 作用下,脱去酰基变为溶血 PAF,再在乙酰转移酶作用下,利用乙酰辅酶 A 提供的乙酰基使溶血 PAF 完全乙酰化,形成 PAF。PAF 是迄今发现的最强的血小板聚集诱导剂,并参与炎症反应及免疫调节。③形成血小板第 3 因子(PF3),详见本节血小板功能中的血小板促凝活性。

(2)细胞外衣

细胞外衣又称为糖萼,主要由糖蛋白的糖链膜外段部分组成。它是许多血小板膜受体的所在部位,如腺苷二磷酸、肾上腺素、胶原、凝血酶、血管性血友病因子(vWF)、纤维蛋白原受体等。血小板膜糖蛋,包括血小板质膜糖蛋白和颗粒膜糖蛋白。血小板质膜糖蛋白有多种,由国际血液学标准化委员会(ICSH)进行统一命名,主要成分有 GPⅠa、GPⅠb、GPⅠc、GPⅡa、GPⅡb、GPⅢa、GPⅣ、GPⅤ、GPⅨ,其中 GPⅠa、GPⅠb、GPⅡb、GPⅢa 等已被确定为血小板特异性抗原。颗粒膜糖蛋白包括 α 颗粒膜蛋白-140、溶酶体完整膜蛋白、相关膜蛋白等。颗粒膜蛋白主要存在于颗粒膜而质膜上极少,当血小板被激活时便大量表达在质膜上。GMP-140(又称为血小板选择素)是 a 颗粒膜上分子量为 140KD 的糖蛋白,血小板未活化时位于 α 颗粒膜上,血小板被活化时在血小板膜上大量表达并释放入血浆中,因此 GMP-140 是血小板活化的一个重要指标。血小板选择素具有介导活化血小板、中性粒细胞和单核细胞黏附的作用。

2. 骨架系统

骨架系统又称为溶胶-凝胶区,由位于膜内侧的微管、微丝、膜下细丝组成,其中最重要的是环形微管。它们在维持细胞形态、收缩、释放中起着重要的作用。

(1)微管

微管是一种非膜性管状结构,主要成分是微管蛋白 A、B,两者组成了二聚体。一定数量的二聚体排列形成了细丝,12~15 根这种细丝围绕形成环形微管,位于血小板质膜下方的赤道面上。微管和质膜并不接触,两者之间有膜下细丝相隔。环形微管在低温环境下消失,这时血小板变成了不规则球形。当血小板加热至 37℃ 时,环形微管重新出现,血小板又变成了圆盘状。可见环形微管对维持血小板形态具有重要的作用,是血小板骨架系统中的主要组成部分。

(2)微丝

微丝是血小板收缩作用的主要成分,有许多蛋白质调节着微丝的形成。它为实心细丝状结构,由肌动蛋白细丝和肌球蛋白粗丝组成,两者的组成比例为 100∶1。肌动蛋白是血小板中含量最丰富的蛋白质,约占细胞总蛋白量的 15%~25%,它的相对分子量是

425KD，以球形肌动蛋白单体（G-肌动蛋白）和纤维型肌动蛋白聚合体（F-肌动蛋白）这两种形式存在。在静息血小板中，大多数以球型单体存在。血小板被活化后，G-肌动蛋白快速聚合成F-肌动蛋白（即为细丝），这种细丝有明显的极性，分为点端和棒端。点端指向细胞中央，棒端指向细胞膜，导致细胞突起和伪足的形成。肌球蛋白由6条肽链组成，分子量为236KD。血小板被活化时，肌球蛋白轻链发生磷酸化，肌球蛋白组成了粗丝。血小板在静息状态下，微丝通常不易见到；当血小板被活化时，胞质中出现大量的微丝。血小板的收缩实际上是肌动蛋白和肌球蛋白相互滑动、收缩的结果，所以微丝在血小板的变形、释放反应、血块收缩中起着重要的作用。

（3）膜下细丝

膜下细丝位于细胞膜与环形微管之间，结构和作用与微丝相似。

此外，还有凝溶蛋白、肌动蛋白结合蛋白、a-辅肌动蛋白、外廓蛋白等也参与了血小板骨架系统的工作。

总之，血小板被活化时，细胞由圆盘状转变为球形，出现突起，使血小板变形、伸展、形成伪足。血小板的这种形态改变称为黏附变形。血小板中的颗粒移向中央部位，肌动蛋白和肌球蛋白相互作用、收缩，围绕在颗粒四周，在突起中构成肌动纤维束。与此同时，充满肌动蛋白的伪足伸展，颗粒与开放管道融合，使颗粒内容物释放到血小板外。

3. 细胞器

血小板胞质中含有多种细胞器，最重要的是一些颗粒成分，其中a颗粒、致密颗粒、溶酶体三种最为重要。a颗粒的内容物最丰富，这三种颗粒中的内容物如下。

（1）a颗粒

每个血小板中有十几个a颗粒，呈圆形，直径为250~500nm，颗粒有界膜包围，内容物呈中等电子密度。a颗粒是血小板可分泌蛋白质的主要贮存部位，部分蛋白质包括以下特性。

血小板特有蛋白质是指血小板特有的蛋白质，包括血小板第4因子（PF4）和β-血小板球蛋白（β-TG）。PF4能中和肝素的抗凝活性（又称为肝素中和因子），并能与内皮细胞表面的硫酸乙酰肝素结合，起到促进血栓形成的作用。β-TG能抑制血管内皮细胞合成PGI2，故能间接地促进血小板聚集和血栓形成。当血小板被活化时，两者从a颗粒中释放到血中，使血浆中的a颗粒含量增加。因此，测定血浆中或血小板内的PF4和β-TG含量可作为血小板在体内被活化的指标。

凝血酶敏感蛋白（TSP）是血小板的主要糖蛋白，主要由血小板合成，内皮细胞、成纤维细胞等也能合成少量的凝血酶敏感蛋白，其主要作用是促进血小板聚集。

纤维连接蛋白（Fn）是广泛存在于体内的一种高分子量糖蛋白。血小板表面很少，当血小板被胶原或凝血酶活化后，Fn从颗粒中释放并结合到血小板膜表面，介导了血小板对胶原的黏附作用。

血小板衍生生长因子(PDGF)是一种碱性糖蛋白,具有细胞分裂活性。血小板中的PDGF含量很低,在凝血酶和胶原作用下可释放,在ng水平即可刺激成纤维细胞和肌细胞的生长和分裂,在动脉粥样硬化的发生和发展中具有重要意义。

α颗粒中的部分内容物由巨核细胞合成,如PF4、β-TG、vWF等;部分可能由巨核细胞从胞浆中摄取,如PDGF、TSP、Fg、IgG等;还有一部分来源于血小板的胞饮作用,如PF4、β-TG、vWF、PDGF、TSP、Fg、因子Ⅴ等。α颗粒中的这些蛋白质在促进血小板黏附、血小板聚集、细胞生长、血块收缩、血块溶解中起着重要的作用。

(2)致密颗粒

致密颗粒又称为δ颗粒,主要贮存低分子量的活性物质。每个血小板中有4~8个,呈圆形,直径为200~300nm,颗粒有界膜包围,颗粒与界膜之间常有一层透亮的间隙,主要含有以下活性物质。

钙离子。致密颗粒中含有较多的钙离子,约占血小板钙离子的60%,所以其电子密度很高,血小板被活化后能释放到血中。

ADP和ATP。血小板中大约65%的ATP、ADP贮存其中,两者比例约为2:1。ATP是维持血小板形态、功能、代谢活动所需的能量来源;ADP与血小板聚集有关,当血小板被活化时,可引起血小板次发聚集,有的贮藏池病就是缺乏致密体颗粒,使血小板缺乏次发聚集反应。

5-HT。血小板中的5-HT是血小板从血浆中主动摄取的,当血小板被活化时,5-HT释放到血中,具有促进血小板聚集和血管收缩的作用。

(3)溶酶体

溶酶体又称为γ颗粒,在血小板中数目较少,直径为175~250nm,颗粒有界膜包围,形态上不易与α颗粒区分。溶酶体是血小板的消化结构,其中含有丰富的水解酶及蛋白酶,如芳香基硫酸酯酶、β-N-乙酰氨基葡萄糖苷酶、β-甘油磷酸酶、β-葡萄糖醛酸苷酶、β-半乳糖苷酶、组织蛋白酶D、组织蛋白酶E、组织蛋白酶O等。溶酶体的内容物只有在强诱导剂(如凝血酶、胶原等)作用下才发生释放反应。

(4)其他

在血小板中还有线粒体、过氧化酶小体、内质网、高尔基膜囊结构、小泡等。线粒体呈圆形或卵圆形,由内外两层膜组成,外膜平滑,内膜向线粒体内折叠而形成线粒体嵴,它的主要功能是进行生物氧化,产生ATP,供应血小板活动的能量。过氧化酶小体又称为微体,形态似α颗粒,小体中含有过氧化氢酶,能降解过氧化氢,其功能尚不清楚。

4.特殊膜系统

(1)开放管道系统(OCS)

OCS的膜来源于巨核细胞的质膜,是血小板膜凹陷于血小板内部形成的曲折管道系统。OCS 不仅增加了与外界接触的面积,将外界的刺激信息传递到血小板内部,而且也是血小板与血浆之间物质交换的通道。血小板释放反应中颗粒内容物的释放,就是通过 OCS 释放到血小板外的。它存在于静息、活化、聚集的血小板中。

(2) 致密管道系统(DTS)

DTS 的膜来源于巨核细胞的粗面内质网,它散在于血小板胞质中,与外界不相通。DTS 是血小板贮存钙离子的场所,也是合成 TXA2 的场所。此外,DTS 具有巨核细胞和血小板所特有的一种酶即血小板过氧化物酶(PPO),检测 PPO 对鉴别巨核细胞和其他细胞有重要的价值。处在静息状态下的血小板,其胞质中的钙离子浓度极低,通过依赖 TXA2 或不依赖 TXA2 的途径可使贮存在 DTS 中的钙离子释放到胞质中,通过钙泵能将血小板胞质中的钙离子转送到 DST,从而调节血小板收缩活动和血小板释放反应。

除 OCS 和 DTS 外,血小板内还存在着这两种管道系统的复合体,称为膜复合体,外形常不规则。在膜复合体中,OCS 成堆或成串地在一起,DTS 交错地穿插于 OCS 之间。

二、血小板功能

血小板具有多种功能,除在止凝血、纤溶等多种病理生理过程中起着重要的作用外,血小板还参与肿瘤转移、动脉粥样硬化、炎症、免疫作用等。血小板的止凝血功能包括黏附功能、聚集功能、释放反应、血块收缩功能、促凝活性、维护血管内皮细胞完整性等。

1. 血小板黏附功能

血小板黏附功能是指血小板与非血小板表面的黏附,它在血管初期止血(即一期止血)中起着重要的作用。当血管内皮受损后,血小板即可通过桥联物质,黏附在暴露的内皮下组织上。参与血小板黏附的因素,包括:血小板、血浆中桥联物质和非血小板表面。在体内,非血小板表面主要是血管内皮下组织,黏附能力强的内皮下组织有胶原(是内皮下组织的主要成分)、微纤维、基底膜等。在血管壁上的胶原主要为 Ⅰ、Ⅲ、Ⅳ、Ⅴ、Ⅵ、Ⅷ 型胶原,其中前三者对流动状态下的血小板黏附和聚集最重要。在体外,非血小板表面可出现在带负电荷的物质上(如玻璃、白陶土、金属等)。vWF 是血浆中的桥联物质,血小板黏附胶原等时必须有 vWF 作为桥联物质。血小板质膜上的 GPIb/Ⅸ 复合物(以 1:1 结合)借 vWF 的桥联作用黏附于血管损伤处的内皮下组织,是血管壁损伤后血小板黏附的主要机制。血小板 GPⅡb/Ⅲa 也可通过与 vWF、纤维蛋白连接蛋白(Fn)等黏附蛋白作用导致伸展黏附。因此,GPIb/Ⅸ 和 GPⅡb/Ⅲa 虽然功能不同,但对血小板黏附都是非常重要的。此外,血小板也可直接黏附于血管内皮下组织,如胶原、弹性蛋白等。

2. 血小板聚集功能

血小板聚集功能是指血小板与血小板之间黏附形成聚集体,它在初期止血中起着重要作用。血小板聚集可由两类不同的机制诱发,一类是诱导剂,另一类是流动状态下的剪切应力。血小板的诱导剂分为非生理性和生理性两类。根据诱导剂成分又分为低分子物质、蛋白水解酶、颗粒、巨分子、凝集素,体外最常用的诱导剂有 ADP、肾上腺素、凝血酶、胶原、瑞斯托霉素等。诱导剂引起的血小板聚集有三种途径:①ADP 途径,包括 ADP、胶原、凝血酶、肾上腺素等均可诱导血小板释放内源性 ADP,使血小板聚集;②TXA2 途径的 PGG2、PGH2、TXA2 等可诱导血小板聚集,但不依赖 ADP 途径;③PAF 途径是一种不依赖 ADP 和 TXA2 的血小板诱导剂。

参与血小板聚集的因素,包括 GPⅡb/Ⅲa、钙离子及纤维蛋白原。静息血小板上的 GPⅡb/Ⅲa 并不与纤维蛋白原结合,诱导剂作用于膜上受体后,使血小板被活化。此时,血小板上 GPⅡb/Ⅲa 的空间构型发生变化,导致纤维蛋白原受体暴露,从而发生聚集,所以说血小板聚集反应通常在血小板被活化后发生。在某种情况下,除纤维蛋白原外的一些其他大分子黏附蛋白(如 vWF、Fn)也可与 GPⅡb/Ⅲa 结合,介导血小板聚集反应。此外,血小板聚集还可以与流动状态下的剪切应力直接作用而不需要任何诱导剂,其机理与诱导剂者不同,但详细机理不清楚。

血小板的聚集有两种类型。①初发聚集(又称为第一相聚集)指在外源性诱导剂作用下发生的血小板聚集,这种聚集是可逆的,它依赖 GPⅡb/Ⅲa 和纤维蛋白原的相互作用,在一定的条件下血小板可以重新散开。②次发聚集(又称为第二相聚集)指在血小板释放的内源性诱导剂作用下的聚集,是不可逆的。它不仅依赖 GPⅡb/Ⅲa 和纤维蛋白原的相互作用,还依赖血小板释放反应,在血小板释放出的因子中较重要的是 TSP。TSP 在钙离子存在的情况下可与纤维蛋白原结合,也可结合于血小板表面,因而参与、巩固两个血小板之间的联结。

在血小板聚集试验中,按诱导剂的作用强度将诱导剂分为以下两类:①强诱导剂,如凝血酶、胶原、胰蛋白酶、A23178、血小板活化因子,此类诱导剂无论能否诱导血小板聚集,均能产生不依赖 TXA2 的分泌作用;②弱诱导剂,如 ADP、肾上腺素、血管升压素、5-HT,它们诱导的聚集主要是通过 TXA2 的形成和有限颗粒内容物的释放。低浓度 ADP 可诱导血小板第一相聚集波,中等阈值浓度 ADP 诱导的血小板常可见于第一和第二相聚集波,高浓度 ADP 诱导的血小板第一和第二相聚集相继发生,形成单一的聚集波。

3. 血小板释放反应

血小板释放反应是指血小板被激活后形态发生改变,血小板中的颗粒(包括致密颗粒、a 颗粒、溶酶体)与质膜融合,使颗粒中的生物活性物质从开放管道系统释放到血中的过程。血小板的释放通常在血小板聚集后发生,现已证明大部分聚集诱导剂能引起血小板释放反应,但强诱导剂、弱诱导剂所引起的释放反应程度不同。弱诱导剂所诱导的释放不超过 a 颗粒和致密体颗粒内容物的 25%;强诱导剂可使 70%~90% 内容物释放。致密体内容物在受弱刺激如 ADP、低浓度胶原作用下,即可诱导释放反应;溶酶体内容物需要在强刺激物作用下才可诱导释放反应。因此,有人将强诱导剂、弱诱导剂所诱导的释放反应分别称之为释放反应Ⅰ和释放反应Ⅱ。血小板释放反应的详细机理不清楚,一般认为诱导剂作用于血小板膜上的相应受体,胞质中的钙离子浓度增加,使收缩蛋白收缩,颗粒中的内容物趋向中央,颗粒膜与OCS膜融合,内容物即通过OCS释放出来。血小板释放反应的产物ADP、TXA2等可进一步引起血小板的活化和聚集。

4. 血小板促凝活性

血小板促凝活性是指血小板参与凝血反应、加速内源凝血系统、促进血液凝固的功能,主要有以下几个方面。

(1)形成血小板第3因子(PF3)。在受到凝血酶、胶原、高岭土等刺激时,血小板被激活,静息状态下位于膜内侧的PS转向外侧,形成PF3,为凝血提供了因子活化的场所,并参与组成了$Ⅸa-Ⅷa-Ca^{2+}-PF3$复合物和$Xa-Va-Ca^{2+}-PF3$复合物,这两种复合物分别激活凝血因子X和凝血酶原。

(2)促进凝血酶原酶形成。血小板表面存在着凝血因子Xa的结合位点,结合在血小板表面的凝血因子Xa促进凝血酶原活化的能力较血液中的凝血因子Xa强30万倍。

(3)吸附和浓缩凝血因子。在血小板表面进行的凝血反应中,凝血因子ⅧC是一个重要的成分。血小板被活化时,α-颗粒中的vWF分泌到血小板膜表面,vWF具有结合ⅧC的能力,从而提高了血小板膜表面Ⅷ:C的含量。

(4)对凝血因子Ⅺ、Ⅻ有活化作用。血小板受胶原和ADP刺激时,形成了接触产物,包括活性(CPFA)和胶原诱导的凝血活性(CICA),分别激活因子Ⅻ、Ⅺ,参与始动凝血反应。

(5)血小板释放多种凝血因子。血小板被激活时,α-颗粒内容物中凝血因子V、Ⅺ和Fg等可释放到血浆中,参与凝血过程。

5. 血块收缩功能

血块收缩依赖血中的纤维蛋白原和血小板的数量、质量,当血小板和纤维蛋白明显减少,血小板聚集功能和纤维蛋白原结构异常时,均可使血块收缩功能降低。血小板释放反应并不是血块收缩所必需的,但与血块收缩有关,血块收缩的力量主要来自血小板收缩蛋白功能。被激活的血小板通过其肌动蛋白细丝和肌球蛋白粗丝的收缩作用,伸出多个伪足,伪足搭在纤维蛋白网上。当伪足呈向心性收缩时,纤维蛋白网变小,其网中的血清被挤出来,使血块收缩。血块的收缩有利于止血和伤口的愈合。

6. 维护血管内皮细胞完整性

血管内皮细胞和内皮细胞之间存在着空隙,这些空隙由血小板来填充,而且血小板还参与血管内皮细胞的再生和修复过程,故能增强血管壁的抵抗力,降低血管的脆性和通透性。综上所述,血小板通过黏附、聚集、释放反应参与初期止血过程,再通过释放其内含凝血因子、提供催化表面、血块收缩等功能参与二期止血过程。

(陆伟)

第三节 血液凝固

血液凝固是指血液由液体状态转为凝胶状态的过程,简称凝血。经过 100 多年的探索,凝血理论不断发展,从瀑布学说到内外凝血途径的互相影响,再到近年来分子凝血机制的建立,逐步阐明了凝血的机制,揭示了凝血因子参与的复杂凝血过程。

一、凝血因子

参与血液凝固的凝血因子至少有 14 个,包括 12 个经典的凝血因子及激肽系统的激肽释放酶原和高分子量激肽原。国际凝血因子命名委员会用罗马数字命名凝血因子 I~ XIII。因子 VI 只是因子 V 的活化形式,因子 IV 为钙离子(Ca^{2+}),其余均为蛋白质,故又统称为凝血蛋白。根据凝血因子的作用和理化特性可分为四组。

(一) 依赖维生素 K 的凝血因子

依赖维生素 K 的凝血因子包括因子 II、VII、IX 和 X,它们的共同特点是分子结构中 N 端含有数量不等的 γ-羧基谷氨酸残基(γ-GLa),而这些 γ-羧基谷氨酸残基在肝细胞内合成依赖维生素 K 的介导。若缺乏维生素 K 或上述 4 个因子 N 端的无 γ 羧基谷氨酸残基则无凝血活性,可导致新生儿出血或获得性成人出血性疾病。

1. 因子 II (凝血酶原)

凝血酶原酶使其单链分子上精 274-苏 275 肽键断裂,释出凝血酶原片段 1+2 (F1+2),形成中间产物,凝血酶原酶继续作用于中间产物分子。在精 323-异亮 324 肽键处断裂,形成 A 和 B 两条肽链构成的凝血酶,F1+2 受凝血酶自身水解而裂解为片段 1 (F1)和片段(F2),此为凝血酶原活化的生理途径。凝血酶使纤维蛋白原变为纤维蛋白。

2. 因子 VII (稳定因子)

组织损伤时,组织因子(TF)释放到血液中,FVII 与其结合,分子构型发生改变,暴露活性部位,成为活化因子 VII (FVIIa)。TF 与 FVII、Ca^{2+} 结合形成 TF-VIIa-Ca^{2+} 复合物,后者可激活 FX 和 IX,使内源及外源凝血途径相沟通,这一现象具有重要的生理和病理意义。

从 TF 释放到 TF-VIIa-Ca^{2+} 复合物形成的过程是体内最重要的凝血途径。

3. 因子 IX (血浆凝血活酶成分)

FXIa 使 FIX 的精 146-丙 147 肽键断裂,产生由二硫键相连的无活性双链 α-FIX,α-FIX 继续被 FXIa 水解,使重链上的精 181-缬 182 肽键断裂,失去分子量为 11 000 的寡肽而生成具有酶活性的 β-FIXa,此即 FIXa。此外,TF-VIIa-Ca^{2+} 复合物也能激活 FIX。

4. 因子Ⅹ(Stuare-Prower 因子)

因子Ⅹ在凝血过程中处于内源、外源及共同途径的交点上。在 FIXa-Ⅷa-Ca^{2+}-PF3 和 TF-Ⅶa-Ca^{2+} 复合物的作用下,FX 重链上精 51-异亮 52 肽键断裂,从其 N 端释出一分子量为 11 000 的寡肽后,生成有活性的 α-FXa,再从其 C 端释出含 17 个氨基酸残基的寡肽,使 α-FXa 转变成具有酶活性的 β-FXa。

(二)接触凝血因子

接触凝血因子包括因子Ⅻ、Ⅺ、激肽释放酶原、高分子量激肽原。它们的共同特点是通过接触反应启动内源凝血途径,并可参与纤溶、补体等系统的活化,临床发现接触因子缺乏并不出现出血现象(除因子Ⅺ缺乏有轻度出血外),反而表现出不同程度的血栓形成倾向或纤溶活性下降。

1. 因子Ⅻ(接触因子)

因子Ⅻ是内源凝血途径的始动因子。FⅫ的激活已不再是体内凝血的一个重要环节,而对纤溶系统的激活起着更为重要的作用。FⅫ缺陷或 FⅫ体内活化障碍,都可能降低体内纤溶活性,导致血栓性疾病。但体外凝血的有些试验仍可沿用各种物质去激活 FⅫ。

(1)固相激活

FⅫ与带负电荷的物质(如体内的胶原、微纤维、基底膜、长链脂肪酸等,或体外的玻璃、白陶土、硅藻土等)接触后,分子构型发生改变,活性部位暴露,成为活化因子Ⅻ(FⅫa)。

(2)液相(酶类)激活

在激肽释放酶、纤溶酶、凝血酶、胰蛋白酶等作用下,FⅫ在精 353-缬 354 肽键处断裂,使单链 FⅫ转变为由二硫键相连的 α-FⅫa。α-FⅫa 由重链(分子量 50 000)和轻链(分子量 28 000)组成,酶活性中心位于轻链。α-FⅫa 又可被激肽释放酶在重链精 334 处裂解,产生 β-FⅫa。β-FⅫa 由重链(分子量 28 000)和轻链(分子量 2000)组成,仍具有酶活性。FⅫa 的主要作用是激活 FⅪ和 FⅦ,并激活 PK 和纤溶酶原。

2. 因子Ⅺ(PTA)

在凝血酶或体外 FⅫa 的作用下,FⅪ多肽链的精 369-异亮 370 肽键断裂,生成由 2 条重链(分子量 48 000)和 2 条轻链(分子量 35 000)组成的因子Ⅺa。活性中心位于 2 条轻链 C 端的丝氨酸残基上。FⅪa 的作用是激活因子Ⅸ,但与 FⅫ一样,其激活纤溶的作用大于激活因子Ⅸ,甚至大于 FⅫa 对纤溶的激活作用。

3. 激肽释放酶原(PK)

激肽释放酶原又称 Fletcher 因子,在 FⅫa 的作用下,PK 的精 371-异亮 372 肽键断裂,转变为由重链(分子量 43 000)和轻链(分子量 38 000)组织的激肽释放酶(K),酶活性中心位于轻链。重链区有与高分子量激肽原结合的部位。K 的作用是激活 FⅫ、FⅪ、F

Ⅶ,使 HMWK 转变成激肽,使纤溶酶原转变成纤溶酶。

4. 高分子量激肽原(HMWK)

高分子量激肽原又称 Fitzgerald 因子,为接触反应的辅因子,参与 FⅫ、Ⅺ的激活。生成的激肽有扩张血管、增加血管通透性、降低血压的作用。

(三)对凝血酶敏感的凝血因子

对凝血酶敏感的凝血因子包括因子Ⅰ、Ⅴ、Ⅷ、ⅩⅢ。它们都对凝血酶敏感,从而发生酶促反应或被激活。

1. 因子Ⅰ(Fg)

因子Ⅰ为两个单体组成的二聚体蛋白,每个单体都有 Aα、Bβ、γ 三条肽链。其分子的三维空间构形是由6条肽链形成的3个球状区域,中央区称为 E 区,两侧的外周区称为 D 区。Fg 变为纤维蛋白的过程至少包括三步。

(1)纤维蛋白单体(FM)形成。在凝血酶的作用下,Fg 的 Aα 链上的精16-甘17键和 Bβ 链上的精14-甘15键先后被裂解,分别释放出富含负电荷的纤维蛋白肽 A(FPA)和纤维蛋白肽 B(FPB)。此时,Fg 分别转变成纤维蛋白Ⅰ(Fb-Ⅰ)和纤维蛋白Ⅱ(Fb-Ⅱ),即 FM。现在有人称其为"去 A 去 B 的纤维蛋白原"或"desAAdes-BBFg",也有人称其为血栓前体蛋白(PTP)。

(2)FM 的聚合。FPA 和 FPB 从 Fg 中释放后,Fb-Ⅰ和 Fb-Ⅱ分子 N 端区的自身聚合位点暴露。FPA 的释放,使 Fb-Ⅰ分子 E 区暴露出 A 位点,与另一 Fb-Ⅰ的 D 区相应位点结合;FPB 的释放,使 Fb-Ⅱ分子 E 区暴露出 B 位点,与相邻 Fb-Ⅱ的 D 区相应位点结合,形成纤维蛋白单体聚合物。这种聚合物以氢键相连,很不稳定,可溶于 50mol/L(30%)尿素或1%单氯(碘)醋酸溶液中,故称为可溶性 FM 聚合物(SFM)或可溶性纤维蛋白。

(3)交联纤维蛋白形成 SFM。在 FⅫⅢa 和 Ca^{2+} 作用下,r 链和 α 链之间以共价键(-CO-NH-)交联,形成不溶性 FM 聚合物,此即纤维蛋白(Fb)。

2. 因子ⅩⅢ(纤维蛋白稳定因子)

在凝血酶和 Ca^{2+} 的作用下,FⅫⅢα2 链 N 端的精-甘键断裂,脱去两条分子量为4000的寡肽,生成无活性的中间产物 α2β2。然后,在 Ca^{2+} 作用下,α2β2 发生解离,生成有谷氨酰胺酶(transamidase)活性的 FⅫⅢα(α2)。β2 是 α2 载体,无活性。FⅫⅢα 能使一个 FM 的侧链上的谷氨酰胺残基与另一个 FM 侧链上的赖氨酸残基之间形成 ε(r 谷氨酰)赖氨酸连接,此作用主要在纤维蛋白的 r 链之间和 α 链之间进行。

3. 因子Ⅴ(易变因子)

因子Ⅴ是最不稳定的凝血因子,在起始凝血酶的作用下,FV 转变成双链结构的 FVa。FVa 为 FXa 的辅因子。在 Ca^{2+} 的参与下,FXa、Va、PF3(磷脂)结合形成 FXa-Va-Ca^{2+}

-PF3(磷脂)复合物,即凝血酶原酶或称为凝血活酶。

4. 因子Ⅷ(抗血友病球蛋白)

因子Ⅷ是由高分子量 vWF 和低分子量的因子Ⅷ(Ⅷ:C)组成的巨分子量复合物。vWF 占复合物的99%,由血管内皮细胞和巨核细胞合成和释放,是Ⅷ:C 的保护性载体,同时参与血小板相关的止血作用。Ⅷ:C 可能由单核细胞、吞噬细胞合成,它不是酶原,而是作为 FⅨa 的辅因子,参与内源凝血途径的激活。FⅧ:C 被起始凝血酶激活成FⅧa,后者与 FⅨ、Ca^{2+}、磷脂(PF3)结合形成 FⅨa – Ⅷa – Ca^{2+} – PF3 复合物。此复合物有激活 FX 的作用,其形成所需时间较长,一般为 3~8 分钟。

(四)其他凝血因子

包括因子Ⅲ和Ⅳ。

1. 因子Ⅲ

因子Ⅲ习惯称之为组织因子(TF)是正常人血浆中唯一不存在的凝血因子。因子Ⅲ广泛存在于各种组织中,尤其在脑、胎盘、肺组织中含量极为丰富,单核-吞噬细胞和血管内皮细胞均可表达。TF 为跨膜糖蛋白,N 端位于胞膜外侧,是 FⅦ的受体,可与 FⅦ或 FⅦa 结合;C 端插入胞质中,提供凝血反应的催化表面,参与外源凝血途径的激活。

2. 因子Ⅳ

因子Ⅳ习惯称之为钙离子(Ca^{2+}),作为因子Ⅳ存在于血浆中,与其他二价金属离子(如 Mg^{2+} 和 Zn^{2+})都可能共同参与凝血过程。

二、凝血机制

20世纪60年代初,自 Macfarlane、Davies 和 Ratnoff 分别提出凝血的瀑布学说后,人们对凝血过程有了较为全面的了解。认识到凝血是一系列凝血因子相继酶解激活的过程,其结果是生成凝血酶,形成纤维蛋白凝块。该过程一般分为内源性凝血途径和外源性凝血途径(其中包括凝血的共同途径),两条凝血途径的主要区别在于启动方式及参加的凝血因子不同,结果形成两条不同的 FX 激活通路。近年来,随着该领域研究的不断深入,人们对凝血过程的认识又有了进一步的补充和发展。现在认为两条凝血途径并非各自完全独立,而是密切联系的整体,在机体的整个凝血过程中发挥着不同的作用。

(一)内源凝血途径

内源凝血途径是指从 FⅫ被激活到 FXa 形成的过程。本途径包括因子Ⅻ、Ⅺ、Ⅸ、Ⅷ、Ca^{2+}、PK、HMWK 之间的作用。参与凝血的因子全部是正常血液中存在的凝血蛋白和 Ca^{2+}。这一途径在体内已不再是主要的凝血途径。而 FⅦ-TF 复合物对因子Ⅸ的活化,以及 FⅦa-TF 最终形成凝血酶后对因子Ⅺ的活化作用更大。因此,这里的 FⅪa 和 FⅨa 只是对体内血管内皮损伤引起的凝血病理、生理反应的一个补充。体外或实验所作的凝血试验,有一部分是以固相激活剂(如白陶土、玻璃表面等)去活化 FXII,这是传统的凝血过程。它延续 FXII、PK 活化的接触启动,并逐步激活 FXI、FIX、FX,最后使血液凝固。

(二)外源凝血途径

外源血途径是指从 TF 的释放入血到 FX 被激活的过程。参与凝血的因子不完全来自正常血液,部分从组织中进入血液。这主要指 TF 经由各种途径(血管损伤、血液中细胞的释放、表达等)进入血液,引起 FVII 的活化,并与之构成复合物,进而激活 FX、FII,最终形成纤维蛋白。这是体内凝血的主要途径,也是发生止血血栓病理改变的主要原因之一。

(三)共同凝血途径

共同凝血途径是指从因子 X 的激活到纤维蛋白形成的过程,为内源凝血系统、外源凝血系统所共有,包括凝血酶原酶(或称为凝血活酶)的生成、凝血酶的生成、纤维蛋白的形成三个阶段。

(马灿玲 王洪青)

第四节 血液凝固调节系统

血液凝固系统受到若干因素的调节,即凝血控制论。包括对凝血各阶段的限制和对纤维蛋白的降解,分为抗血液凝固系统和纤维蛋白溶解系统。

一、抗血液凝固系统

生理状态下,抗血液凝固机制包括细胞和体液两方面的因素。细胞因素是指单核-吞噬细胞系统、肝细胞对促凝物质和活化凝血因子的消除作用及血管内皮细胞的抗凝作用。然而,目前认为这些细胞因素的抗凝作用远不如体液的抗凝蛋白作用强,且没有很好的检测方法来判断。因此,本节主要阐述体液抗凝蛋白的特性与作用。

(一)蛋白 C 系统

1976 年瑞典的 Stenflo 从吸附过牛血浆的枸橼酸钡上洗脱下一些蛋白质,通过 DEAE-Sephadex 柱层析,在第三蛋白峰中分离出一种蛋白质,命名为蛋白 C(PC)。PC 是一种依赖维生素 K 的蛋白质,具有抗凝作用。后来发现蛋白 C 系统除 PC 外,还包括蛋白 S(PS)、血栓调节蛋白(TM)和内皮细胞蛋白质 C 受体(EPCR)。原先将 PC 抑制物(PCI)归于蛋白 C 系统,是因为 PCI 有调节 PC(包括活化蛋白 C)的作用,后发现实质上 PCI 就是纤溶酶原活化抑制物-3(PAI-3),具有广谱的蛋白酶抑制作用,现在已不再归为蛋白 C 系统的成员。

1. 蛋白 C 系统的特性

(1) PC

人类 PC 基因位于 2 号染色体,其蛋白质在肝细胞中合成,为维生素 K 依赖性糖蛋白,由两条多肽链组成,分子量为 62 kd,重链为 40 kd,轻链为 22 kd。正常人血浆 PC 含量为 2~6 mg/L,半寿期为 10 小时,男女无差异,有随年龄而增加的现象。先天性缺乏 PC 可发生致死性的"暴发性紫癜"。

(2) PS

1977 年美国的 Discipio 在西雅图成功分离出这种蛋白质,并命名为 PS。它是一种单链糖蛋白,由 635 个氨基酸组成,分子量 64 kd,其基因位于第 3 号染色体上。PS 也是由肝细胞合成的依赖维生素 K 的蛋白质,血浆中含量为 25mg/L,男性较女性高 10%~15%,也有随年龄增长的现象。PS 为活化 PC 的辅因子,缺乏 PS,也易形成血栓。

(3) TM

1982 年由 Esmon 在兔肺中分离获得。人类 TM 基因位于第 20 号染色体,编码为 575 个氨基酸的蛋白质。TM 在分子量为 105 kd 的单链糖蛋白血浆中含量为 20 μg/L。已知 TM 存在于除脑血管外的所有血管内皮细胞中,在淋巴管内皮细胞、成骨细胞、血小板、原始巨核细胞、循环单核细胞中也有发现。

TM 与凝血酶结合后大大加速 PC 的活化。

(4) EPCR

1994 年由 Fukudome 等首先分离鉴定出 EPCR。EPCR 是贯穿于内皮细胞表面的单链糖蛋白,分子量为 46 kd,成熟的 EPCR 由 221 个氨基酸残基组成。人类 EPCR 基因位于第 20 号染色体,血浆含量为 133 ng/L。EPCR 可结合 PC 并活化 PC,具有调节 PC 活化和活化 PC 的功能。

2. 蛋白 C 系统的抗凝作用

PC 必须转变成具有丝氨酸蛋白酶活性的形式,即活化的 PC(APC)才能发挥其抗凝作用。凝血酶是 PC 唯一的生理性活化剂,而凝血酶对 PC 的激活过程相当缓慢且受钙离子的抑制。TM 可大大加速凝血酶对 PC 的激活。首先内皮细胞表面表达 EPCR,与蛋白 C 结合,结合于 EPCR 的蛋白 C 可被 TM 与凝血酶复合物激活。APC 与 PC 一样都与 EPCR 具有极强的亲和力,与 EPCR 结合的 APC 失去其抗凝活性。活化的蛋白 C 必须与膜表面反应才能发挥其抗凝作用,而高亲和性膜反应需要 PS 的存在。PS 在血浆中以游离形式及与补体 4b 结合蛋白(C4bp)结合的两种形式存在,只有游离的 PS 才能作为 APC 的辅因子参与抗凝机制。APC 的作用靶之一是抑制位于血小板膜表面的因子 Va。结合在血小板膜表面的因子 Va 起着因子 Xa 受体的作用,由它们构成的凝血酶原复合物可迅速使凝血酶原转变成凝血酶。因子 Va 对 APC 的抑制作用特别敏感,特别是在因子 Va

的水平非常低的情况下。因此，APC实际具有阻止凝血酶原复合物集中的作用。APC的另一作用靶是因子Ⅷa，因子Ⅷa与因子Ⅴa同属于凝血蛋白辅因子，它们在凝血瀑布反应中的作用极为相似。APC对因子Ⅷa的灭活导致因子Xa生成减少，进而影响凝血酶的生成。虽然，现在也有人认为PS可直接抑制因子Xa的活性，具有独立而完整的抗血液凝固作用。但比较肯定的是游离PS参与APC的灭活因子Ⅴa和Ⅷa的作用。另外，APC可抑制因子Xa与血小板膜磷脂的结合，激活纤溶系统，增强AT-Ⅲ与凝血酶的结合。

3. 蛋白C系统作用的调节

APC可以被α2-抗纤溶酶、α1-抗胰蛋白酶、α2巨球蛋白、3型纤溶酶原激活抑制物所灭活。若上述物质缺乏，尤其是3型纤溶酶原激活抑制物的缺乏，可导致因子Ⅴa和Ⅷa的联合缺乏，引起严重出血。相反，若蛋白C系统的成分有缺乏，则会引起严重的动静脉系统血栓形成。而另一种情况，当因子Ⅴ或因子Ⅷ基因突变，导致APC切割点氨基酸突变而使APC发生抵抗，也同样可导致血栓形成。

(二) 肝素—抗凝血酶途径

血浆中含有一组结构上相对应而功能上不同的蛋白抑制物，包括抗凝血酶(AT)、肝素辅因子Ⅱ(HCⅡ)、纤溶酶抑制物、纤溶酶原活化抑制物、抗胰蛋白酶、抗糜蛋白酶、C1抑制物等，通称为丝氨酸蛋白酶抑制物(Serpine)，构成了所谓的Serpine超级家族，其中AT是绝大多数凝血蛋白酶的抑制物，血浆AT缺陷与血栓形成性疾病的相关性表明，它在调节体内止血方面起着至关重要的作用。肝素是众所周知的高效抗凝物，它的抗凝活性归因于其加速AT对凝血蛋白酶的灭活作用。人类AT主要由肝细胞合成，经修饰加工去掉32个氨基酸的信号肽后，成为可分泌的蛋白质，含有432个氨基酸残基，分子量为58 kd，其基因位于1号染色体。除肝脏以外，其他脏器如肺、脾、肾、心、肠、脑等也有合成AT-Ⅲ的能力，血管内皮细胞、巨核细胞也是AT的合成场所。血浆AT是单链α-糖蛋白，由4个氨基葡萄糖碱基单位组成，碳水化合物含有占9%，基本组成成分有N-乙酰氨基葡糖、甘露糖、半乳糖、唾液酸，按摩尔1:1:0.6:1的比例组成。血浆AT-Ⅲ的浓度约为125 mg/L。肝素是一种混杂的氨基葡聚糖，广泛分布于哺乳动物的各种器官，如肝、肺、心、肾和肠。肝素的主要成分有糖醛酸(L-艾杜糖醛酸和D-葡糖醛酸)和氨基己糖(D-氨基葡糖或D-半乳糖胺)并由这两类成分构成碳水化合物的骨架。肝素与AT-Ⅲ的亲和性是其抗凝活性的关键因素，亲和性愈高则抗凝活性显示越强。在肝素的存在下，AT抑制凝血酶、因子Xa、因子XIa、因子IXa及其他丝氨酸蛋白酶。由肝素促进的AT-凝血酶和AT-FXa灭活反应是肝素的主导抗凝机制。AT对丝氨酸蛋白酶的灭活作用涉及丝氨酸蛋白酶活性位与AT反应位，两者之间形成1:1摩尔结合的复合物凝血酶，该物质与AT形成复合物TAT，在体内的半寿期只有5分钟，通过肝细胞处理从血循环中被清除。AT 缺乏是发生静脉血栓和肺栓塞的常见原因之一,但与动脉血栓形成的关系不大。目前,对先天性 AT-Ⅲ 缺乏的分子机制研究报道很多,获得性 AT 缺乏一般因合成障碍(如肝受损)或消耗过度(如弥散性血管内凝血、脓毒血症、深静脉血栓、急性早幼粒细胞白血病等)所致。

(三)组织因子途径抑制物

组织因子途径抑制物(TFPI)是一种与脂蛋白结合的生理性丝氨酸蛋白酶抑制物。早在 1957 年就有人发现类似抑制物在调节 TF-VIIa 参与的凝血作用,但直到 20 世纪 90 年代才被正式命名和确定。现在认为其在生理性抗凝血蛋白作用中占相当重要的比重,并且直接参与了血液凝固的全过程。TFPI 是一种单链糖蛋白,成熟分子包含有 276 个氨基酸残基。TFPI 的血浆含量为 54~142 μg/L,其基因表达在人类 2 号染色体,分子量不完全相同,大多在 36 kd~43 kd 之间,也有少量高分子形式。除血浆中存在 TFPI 之外,血小板 α 颗粒和溶酶体颗粒中也有 TFPI 的存在,待血小板活化后释放入血浆。

TFPI 是主要的血凝调节物,它可以直接抑制活化因子 X(Xa),并以依赖 Xa 的形式在 Ca^{2+} 存在的条件下抑制 TF-VIIa 复合物。其作用机制可能为 TFPI 首先结合于 FXa 的活性中心形成 TFPI-FXa,然后在 Ca^{2+} 的存在下,与 TF/FVIIa 复合物形成多元复合物,从而抑制外源性凝血途径。TFPI 抑制谱并不广,除抑制 Xa 及 TF-VIIa 外,还能抑制胰蛋白酶,对纤溶酶及糜蛋白酶也有轻微抑制,但不抑制凝血酶、APC、t-PA 等。

(四)其他凝血抑制物

除以上 PC 系统、肝素-AT-Ⅲ、TFPI 途径等主要的血液凝固调节蛋白之外,人体内还存在一些其他生理性血液凝固调节蛋白。

1. 蛋白 Z 和蛋白 Z 依赖的蛋白酶抑制物

20 世纪 90 年代前后,又发现了两个新的血液凝固调节蛋白,即蛋白 Z(PZ)和蛋白 Z 依赖的蛋白酶抑制物(ZPI)。研究表明 PZ 和 ZPI 的缺陷可导致血栓形成,但 PZ 和 ZPI 对血液凝固的调节都是既广泛又有限的。

PZ 也是一种维生素 K 依赖的糖蛋白,由肝细胞合成分泌后进入血液循环中,分子量为 62 kd,其基因定位于 13 号染色体,血中浓度为 0.6~5.7 mg/L。华法林可使 PZ 水平下降到正常时的 15% 以下,DIC、肝病、骨髓纤维化及新生儿的 PZ 水平都是很低的。凝血酶可以与 PZ 结合也可以将 PZ 裂解。ZPI 是一种丝氨酸蛋白酶,分子量为 72 kd,由肝细胞合成分泌。ZPI 由 423 个氨基酸残基组成,与别的氨基酸蛋白酶存在 25%~35% 的相同构型。ZPI 在血液凝固或血栓形成时会大量消耗。PZ 与 PZI 主要灭活因子 Xa,并需要 Ca 和磷脂的存在。作为丝氨酸蛋白酶的 ZPI,现在只能与 Xa、XIa 结合并灭活之。ZPI 与血液中存在的其他丝氨酸蛋白酶不一样,不具备明显抑制 FIIa、FVIIa、FIXa、FXIIa、KK、APC、t-PA、u-PA、纤溶酶等的作用。

2. 表面结合抑制物

表面结合抑制物包括几种结构不同的血浆蛋白抑制物,它们共同的作用是干扰凝血因子的表面结合反应。

(1)磷脂酶 A2

1980 年,Verhey 人等发现,磷脂酶 A2 结合于磷脂表层并水解磷脂成分,从而改变磷脂所具有的酶促反应表面的性质,影响多成分酶原复合物的形式。

(2)狼疮抗凝物(LA)

1980 年,Thiagarajan 等报道,狼疮抗凝物中包含获得性免疫球蛋白,可与血小板促凝磷脂表面结合。体外研究发现,它能够抑制多成分酶复合物(如凝血酶原酶的形成)。

(3)维生素 K 依赖性凝血蛋白活化片段

1984 年,Forman 等观察到,凝血酶原和因子 X 激活时所释放的含谷氨酸活化肽片段,具有抑制外源凝血过程中因子 X 活化的作用。1985 年,Govers–Riem–Slag 等注意到,他还抑制因子 Xa 对凝血酶原的激活作用。1986 年,Naworth 等发现,由因子 Xa 释放的含谷氨酸残基的活化肽也抑制由磷脂表面介导的反应。

(4)血管抗凝物(VA)

血管抗凝物是 1985 年 Reutel–ingsperger 等发现的一种血浆成分。它与带阴性电荷的磷脂具有非常高的亲和性,但需要钙离子的存在。血管抗凝物干扰凝血因子能够与磷脂表面结合反应。

二、纤维蛋白溶解系统

纤维蛋白溶解系统简称纤溶系统,是指纤溶酶原被特异性激活物转化为纤溶酶(PL),进而降解纤维蛋白的过程。这一系统的主要功能是将沉积在血管内外的纤维蛋白溶解并保持血管畅通,防止血栓形成或使已形成的血栓溶解,实现血流复通。它与血液凝固系统存在着既矛盾又统一的动态平衡关系。纤溶系统异常表现为纤溶活性增高引起的出血及活性降低,从而导致血栓形成。近年来,随着研究工作的不断深入和分子生物学及基因工程等新技术的广泛应用,对纤溶系统的某些成分进行了制备,并广泛应用于临床,为治疗血管闭塞性疾病,开辟了有效的新途径。因此,了解该系统既具有重要的理论意义又具有重要的临床应用价值。

(一)纤溶系统的组分及其功能

参与纤溶系统的酶都归类于丝氨酸蛋白酶。这些酶在血液中可通过二级或三级酶促反应活化,从而迅速地激活纤溶酶原,形成的纤溶酶最终降解纤维蛋白。同时,纤溶酶原的活化过程和活性受到血液中相应抑制物的严格负调节控制,这些抑制物绝大多数属于丝氨酸蛋白酶抑制物家族成员,它们起源于共同的祖先。纤溶系统的主要成员有 10

余种,本节重点阐述与纤溶酶促反应相关的蛋白质特性与作用。

1. 纤溶酶原(PLG)

人类 PLG 是一种单链糖蛋白,由 790 个氨基酸组成,其基因定位于第 6 号染色体,由肝脏分泌入血,血中浓度为 1.5~2 μmol/L,半寿期为 2.2 天。因其含糖量和种类不同,在分离时可得到两种 PLG,即谷-PLG 和赖-PLG,这两种 PLG 的分子量和生物学活性无显著差异。PLG 的空间三维构型对本身的活化过程有重大影响,完整的 PLG 分子紧密缠绕呈球状。PLG 激活物的作用位点被隐蔽在分子内部,当 PLG 丢失了谷 1-赖 76 多肽片段之后,立即由球状变成松散的链状结构。当 PLG 上的精 560-缬 561 之间的肽键被 PLG 激活物水解后,便形成由二硫键相连的活化的双链纤溶酶,其酶中心位于轻链(B链),含 241 个氨基酸,从 N 末端到 560 位氨基酸组成了重链(A 链)。轻链是丝氨酸活性中心具有的特殊空间结构,该结构对由缬-苯丙-赖三肽组成的化学结构具有很高的亲和力。当血液凝固时,PLG 大量吸附于纤维蛋白网上,在组织型纤溶酶原激活物和尿激酶型纤溶酶原激活物的作用下,激活成纤溶酶,使纤维蛋白溶解。

除了对纤维蛋白(原)作用之外,纤溶酶还能水解纤维结合蛋白(FN)、凝血酶敏感蛋白(TSP)、层素、多种凝血因子、某些胶原蛋白,提示 PL 可以参与结缔组织的破坏。

2. 组织纤溶酶原激活物(t-PA)

t-PA 属于丝氨酸蛋白酶,其基因位于 8 号染色体,主要由血管内皮细胞合成和释放,单核细胞、巨核细胞、间皮细胞也产生一定量的 t-PA,正常血浆中 t-PA 的浓度为 0.1 nmol/L。其在内皮细胞内合成时含 562 个氨基酸,经过修饰后分泌到血液的 t-PA,含 530 个氨基酸残基,分子量为 68 kd,含糖基。t-PA 的完整分子为单链,被 PL 切割后在 Arg275-Ile276 处肽键断裂,转化成由二硫键相连的双链 t-PA。t-PA 轻链含有丝氨酸酶家族典型的活性中心,其活性中心由组 322、门冬 374、丝 478 组成。其重链分出 4 个功能区域,每个功能区域由一个或几个外显子表达。缺少重链的 t-PA 对纤维蛋白的亲和力很低,应用分子生物学将重链的四个功能区域通过排列组合的方式分别除去后,证明 t-PA 对纤维蛋白的亲和力依赖于 F 区域和 K2 区域的存在。研究发现 K2 区域与纤维蛋白 t-PA 激活纤溶酶原密切相关。单链和双链 t-PA 均能与纤溶激活抑制物(PAI-1)结合,PAI-1 与 t-PA 之间的结合位点在 t-PA 轻链的赖 296 到天冬 304 之间,该位点与 t-PA 的纤溶酶原结合部位无关。

3. 尿激酶型纤溶酶原激活物(u-PA)

u-PA 因人们最初从尿液中提纯而得名。肾小管部分上皮细胞、内皮细胞、单核细胞、成纤维细胞及一些肿瘤细胞株均能合成和分泌 u-PA。细胞内合成时为 431 个氨基酸的多肽,成熟分泌时为 411 个氨基酸的单链糖蛋白,分子量为 54 kd,其血中浓度为

2~7μg/L，半寿期约为8分钟，其基因位于10号染色体。u-PA有两种类型：未活化的单链尿激酶常称为scu-PA；已活化的双链尿激酶称为tcu-PA。scu-PA整个结构分为四个区，先后为上皮生长因子区、环状结构区、连接区、丝氨酸蛋白酶区，此为scu-PA酶作用活性中心。tcu-PA由scu-PA裂解而成，称为高分子量双链尿激酶（HMT tcu-UK），含重链和轻链两条肽链。重链可被纤溶酶进一步水解，丢失部分多肽片段，分子量变为33 kd，称为低分子量双链尿激酶（LMWtcu-UK）。两种u-PA均可以直接激活PLG，不需纤维蛋白作为辅因子，但scu-PA对纤溶系统的激活较tcu-PA更弱。各种不同形式的尿激酶按其体外激活谷-PLG的速度可排列为HMW-tcu-PA＞LMW-tcu-PA＞scu-PA。

4. 纤溶酶（PL）

PL是由PLG经纤溶酶原激活物作用裂解后所产生的。单链PLG在t-PA或u-PA的作用下，其精氨酸560-缬氨酸561之间的肽键断裂，形成双链PL，一条为重链（分子量为60 kd），另一条为轻链（分子量为25 kd），活性中心位于轻链部分。PL是一种活性较强的丝氨酸蛋白酶，主要作用：①降解纤维蛋白原和纤维蛋白；②水解各种凝血因子（Ⅴ、Ⅶ、Ⅹ、Ⅺ、Ⅻ）；③分解血浆蛋白和补体；④将单链t-PA、u-PA转变为双链t-PA、u-PA；⑤将谷-PLG转变为赖-PLG；⑥降解GPⅠb、GPⅡb/Ⅲa；⑦激活转化生长因子，降解纤维连接蛋白、TSP等各种基质蛋白质。

5. 纤溶抑制物

（1）纤溶酶原激活抑制物-1（PAI-1）

血浆中的PAI-1主要由血管内皮细胞分泌，是一种单链糖蛋白，含379个氨基酸，分子量为52 kd，其基因位于7号染色体。正常人血浆的PAI-1浓度为5~85 μg/L。血液中纤溶活性调节主要取决于内皮细胞分泌t-PA/PAI-1的相对比例。血小板的α-颗粒中富含PAI-1，全血PAI-1的3/4储存在血小板中。当血小板活化释放时，PAI-1被释放到血液中，抑制纤溶酶原激活物的活性。另外，单核细胞、成纤维细胞、平滑肌细胞和一些恶性肿瘤细胞也能合成分泌PAI-1。PAI-1主要是与u-PA、t-PA结合形成不稳定的复合物，使它们失去活性；其次也可抑制凝血酶、FXa、FXIIa、激肽释放酶和APC的活性。

（2）纤溶酶原激活抑制物-2（PAI-2）

PAI-2是首先从人体胎盘组织中提取分离出来的一种蛋白质，含415个氨基酸，分子量为46 kd，其基因位于18号染色体。正常人群中，PAI-2的血浆浓度极低，在5 μg/L以下，一般只在女性妊娠期间升高。体外实验表明，PAI-2只能灭活已活化的t-PA和UK，而对单链t-PA和scu-PA（pro-UK）的抑制作用极微弱。根据其生化特性，一般认为 PAI-2 是尿激酶的主要抑制物。

(3) 纤溶酶原激活抑制物-3(PAI-3)

PAI-3 即为蛋白 C 抑制物(PCI)。PCI 是由肝脏合成释放的一种广谱丝氨酸蛋白酶抑制物,分子量为 57 kd,血中浓度较高,主要抑制活化蛋白 C 和双链尿激酶。PCI 的另一特点是它的抑制活性受到肝素的调节。在肝素存在的条件下,PCI 抑制活化蛋白 C 和双链尿激酶的速度提高近 200 倍,对 t-PA 的抑制速度提高近 250 倍,PCI 灭活丝氨酸酶的方式是形成 1:1 复合物。复合物形成后,使蛋白酶失活。

(4) α2-抗纤溶酶(α2-AP)

α2-AP 是由肝脏合成分泌的一种单链糖蛋白,含 452 个氨基酸,分子量为 67 kd。正常人血浆中浓度为 1 μmol/L。α2-AP 以两种形式存在于血循环中,一种能与 PL 结合,约占总 α2-AP 的 70%,另一种为非纤溶酶结合型,无抑制功能。α2-AP 的主要功能是抑制 PL、凝血因子(FXa、FXa、FXIIa)、胰蛋白酶、激肽释放酶等以丝氨酸为活性中心的蛋白酶,包括两种发挥作用的机制:①与 PL 以 1:1 的比例形成复合物;②FXIIa 使 α2-AP 以共价键与纤维蛋白结合,减弱纤维蛋白对 PL 作用的敏感性。

(5) α2-巨球蛋白(α2-MG)

α2-MG 是由两个完全相同的亚基组成的大分子糖蛋白,每个亚基含有 1451 个氨基酸,总分子量为 725 kd。α2-MG 主要由肝和吞噬细胞产生,正常血浆中浓度为 2~5 μmol/L。α2-MG 可以分别与 PL、t-PA、UK、激肽释放酶结合。这些复合物形成后,丝氨酸蛋白酶活性中心并没受到破坏,但由于 α2-MG 的分子巨大,所产生的空间位阻效应使这些酶不能与其相应的底物结合,从而产生抑制效应。

(6) 其他抑制物

其他抑制物包括以下几种:①C1-抑制物,为分子量 105 kd 的单链糖蛋白,可分别抑制 FXIIa、XIa、激肽释放酶、纤溶酶;②富含组氨酸糖蛋白(HRGP),是为一种分子量为 75 kd 的糖蛋白,可通过与纤维蛋白竞争结合纤溶酶原,使纤溶酶原在纤维蛋白的结合量减少,从而抑制了过度纤溶;③蛋白酶连接抑制素-Ⅰ(PNI),为一种结合在细胞表面的糖蛋白,亦属于 Serpin 家族成员。在体外实验中,它亦能抑制 tcu-PA 和 t-PA,并能微弱地抑制纤溶酶和胰蛋白酶。因此,它亦是一种广谱的丝氨酸蛋白酶抑制物。另外,肝素能提高 PNI 的抑制活性。

(二) 纤维蛋白(原) 降解机制

纤维蛋白溶解过程是一系列蛋白酶催化的连锁反应,主要分为两个阶段,即 PLG 在其激活物的作用下转变成 PL 和 PL 水解纤维蛋白(原)及其他蛋白质的过程。

1. 纤溶酶原激活途径

(1) 内激活途径是指通过内源性凝血系统的有关因子裂解 PLG 形成 PL 的途径。

FXII 经接触活化成为 FXIIa，后者使前激肽释放酶转变为激肽释放酶，激肽释放酶能激活 PLG 为 PL，这是继发性纤溶的理论基础。

(2)外激活途径主要是指 t-PA 和 u-PA 使 PLG 转变为 PL 的过程，这是原发性纤溶的理论基础。

(3)外源性激活途径，即由外界进入体内的药物，如链激酶(SK)、尿激酶(UK)、重组 t-PA 注入体内，使 PLG 转变成 PL，这是溶栓治疗的理论基础。

2. 纤维蛋白(原)降解机制及降解产物

(1)纤维蛋白原的降解

纤溶酶作用于纤维蛋白原，其酶切点是赖-精之间的肽键，整个纤维蛋白原含有 362 个赖-精肽键，其中 50 个先后被纤溶酶水解切断。首先，纤溶酶水解释放出两条多肽，即 Bβ1~42 和 Aα 链上裂解下来分子量为 42.3 kd 的一种极附属物(碎片 A、B、C、H)，这两种多肽可作为早期纤溶标志物，留下的片段称为 X 片段(分子量 250 kd)。X 片段继续被纤溶酶作用，裂解为 D 片段(分子量 100 kd)及 Y 片段。Y 片段再进一步被裂解为 D 和 E 片段(分子量为 50 kd)，故纤维蛋白原在纤溶酶的作用下产生的降解产物由 X、Y、D、E、Bβ1~42 和极附属物 A、B、C、H 碎片组成，统称为纤维蛋白原降解产物(FgDP)。

(2)可溶性纤维蛋白的降解

纤维蛋白原在凝血酶的作用下，分别从 Aα 链及 Bβ 链裂解下纤维蛋白肽 A(FPA)和纤维蛋白肽 B(FPB)，形成纤维蛋白 I 和 II(可溶性纤维蛋白单体)。纤维蛋白 I 在纤溶酶的作用下，先从其 Bβ 链上裂解出寡肽 Bβ1~42，再从其 Aα 链裂解出 A、B、C、H 极附属物，最终形成 X'、Y'、D、E'。在纤溶酶的作用下，纤维蛋白 II 中 Bβ 链被裂解释放出肽 Bβ15~42，然后又从 Aα 链裂解出 A、B、C、H 极附属物，最终也降解出 X'、Y'、D、E' 碎片。

(3)交联纤维蛋白的降解

纤维蛋白 I 和 II 可自行发生聚合，经因子 XIIIa 作用而形成交联的纤维蛋白。后者在纤溶酶的作用下，除形成 X'、Y'、D、E'碎片外，还生成 D-二聚体和 γ-二聚体、Aα 链的附属物(碎片 A、B、C、H)、复合物 1(DD/E)，复合物 2(DY/YD)和复合物 3(YY/DD)等。这些产物统称为纤维蛋白降解产物(FbDP)。

(三)纤维蛋白(原)降解产物的作用

纤维蛋白原降解产物(FgDP)和纤维蛋白降解产物(FbDP)统称为纤维蛋白(原)降解产物(FDP)，均具有抗血液凝固的作用。

1. 碎片 X(X')因与可溶性纤维蛋白单体结构相似，故可与纤维蛋白单体竞争凝血酶，并可与其形成复合物，以阻止 FM 的交联。

2. 碎片 Y(Y')和 D 可抑制纤维蛋白单体的聚合和不溶性纤维蛋白的形成。
3. 碎片 E(E')竞争凝血酶而发挥抗凝作用。
4. 极附属物 A、B、C、H 可延长 APTT 及凝血时间。
5. 所有的碎片均可抑制血小板聚集和释放反应。

（陆伟 刘斌）

第五节　血小板检查

血小板在止凝血方面具有多种功能，通过血小板检查的各项试验，可以诊断或辅助诊断血小板疾病。

一、血小板黏附功能试验

1. 原理

血小板黏附功能试验(PAdT)是利用血小板在体外可黏附于玻璃的原理设计的。根据所使用玻璃器材的不同，将血小板黏附功能试验分为玻璃珠柱法、旋转玻球法、玻璃漏斗法。基本原理是将离体的新鲜全血置于玻璃珠柱、玻璃漏斗或旋转的玻璃球中，同玻璃接触一定时间后，计数接触前、后的血中血小板数，得出血小板黏附率。

2. 参考值

血小板黏附率(%)=(黏附前血小板数－黏附后血小板数)/黏附前血小板数×100%

玻璃珠柱法:53.9%~71.1%。

玻璃漏斗法:21.0%~42.8%。

旋转玻球法(12mL 玻瓶):男性 28.9%~40.9%;女性 34.2%~44.6%。

3. 临床意义

(1)降低

先天性和继发性血小板功能异常(以后者多见)，如血管性假血友病、巨大血小板综合征、唐氏综合征、低(无)纤维蛋白血症、异常纤维蛋白血症、急性白血病、骨髓增生异常综合征、骨髓增殖性疾病、肝硬化、尿毒症、服用抗血小板药物等。

(2)增加

血小板黏附率增加常见于血栓前状态和血栓形成性疾病，如高血压病、糖尿病、妊娠高血压综合征、肾小球肾炎、肾病综合征、心脏瓣膜置换术后、心绞痛、心肌梗死、脑梗死、深静脉血栓形成、口服避孕药等。

本试验是检测血小板黏附功能的试验，但玻璃珠柱法和玻璃漏斗法还与血小板聚集功能有关。因为黏附后聚集随之发生，并被阻留在柱和漏斗中，故有人称它们为血小板滞留试验。此外，PAdT 易受许多人为因素的影响，如静脉穿刺情况、黏附血流经过玻璃的时间、黏附玻璃的面积、试验过程中所用的容器性能、血小板计数的准确性等。

二、血小板聚集试验

1. 原理

血小板聚集试验（PAgT）的检测方法有比浊法、循环血小板聚集体检测、体外自发性血小板聚集体检测，常用的是比浊法（即血小板聚集仪法，分为单通道、双通道、四通道）。血小板聚集试验的原理是用贫血小板血浆（PPP）、富血小板血浆（PRP）分别将仪器透光度调整为 0、100%，在 PRP 的比浊管中加入诱导剂，仪器自动搅拌，随着血小板聚集的发生其透光度逐渐增高，记录仪自动记录血小板透光度的变化（即血小板聚集曲线），通过分析血小板聚集曲线的最大聚集率（MAR）、达到最大幅度的时间、达到 1/2 最大幅度的时间、2 分钟的幅度、4 分钟的幅度、延迟时间、斜率参数，判断血小板的聚集功能。

2. 参考值

血小板聚集曲线常有双峰，第一个峰反映了血小板的聚集功能，第二个峰反映了血小板的释放和聚集功能。不同浓度的诱导剂诱导的血小板聚集曲线各不相同。每个实验室的参考值相差较大，各实验室应根据自己的实验具体情况及实验结果调节诱导剂的浓度，建立自己的参考值。中国医学科学院血液学研究所常用的体外诱导剂测得的 MAR 为 11.2 μmol/L；ADP 液为 53%~87%，5.4 μmol/L；肾上腺素为 45%~85%，20 mg/L；花生四烯酸为 56%~82%，1.5g/L；瑞斯托霉素为 58%~76%，20mg/L；胶原为 47%~73%。

3. 临床意义

（1）降低

血小板无力症、血小板贮存池病（无第二个峰）、血管性假血友病（瑞斯托霉素作为诱导剂时，血小板聚集常降低）、巨大血小板综合征、低（无）纤维蛋白原血症、急性白血病、骨髓增生异常综合征、骨髓增殖性疾病、肝硬化、尿毒症、服用抗血小板药物、特发性血小板减少性紫癜、细菌性心内膜炎、维生素 B12 缺乏症等。

（2）增加

血小板聚集增加常见于血栓前状态和血栓形成性疾病，如糖尿病、肾病综合征、心绞痛、心肌梗死、脑梗死、深静脉血栓形成、高脂饮食、吸烟等。

本试验是临床上常用的项目，在一般疾病的诊断中，以至少使用两种诱导剂为宜。PAgT 过程易受试验过程中所用的容器性能、静脉穿刺情况、试验温度、PRP 中血小板数量、测定时间段、诱导剂质量、某些药物等影响。

三、血块收缩试验

1. 原理

血块收缩试验(CRT)是反映血小板收缩功能的试验,分为定量法、试管法和血浆法。其原理为全血或血浆凝固后,由于血小板收缩使血清从纤维蛋白网眼中挤出进而导致血块缩小,观察血清占原有全血量(如定量法、试管法)或血浆量(如血浆法)的百分比(即血块收缩率),可反映血块收缩程度。

2. 参考值

定量法:48%~64%。

试管法:1h 开始收缩,24h 完全收缩。

血浆法:>40%。

3. 临床意义

(1)降低

血块收缩降低见于血小板减少症、血小板增多症、血小板无力症、低(无)纤维蛋白原血症、严重凝血功能障碍、异常球蛋白血症、红细胞增多症(定量法及试管法)等。

(2)增加

血块收缩增加见于纤维蛋白稳定因子缺乏症、严重贫血(定量法及试管法)。

本试验不仅与血小板收缩功能有关,还与血小板数、纤维蛋白原、纤维蛋白稳定因子量等有关,而且试管清洁度、试验温度对它影响较大,故有时试验结果与血小板功能障碍程度不一定平行。

四、血小板活化指标检测

(一)血浆 β-血小板球蛋白和血小板第 4 因子检测

1. 原理

β-血小板球蛋白(β-TG)和血小板第 4 因子(PF4)是血小板特有蛋白质,血小板被激活时可释放到血浆中,用双抗体夹心法可进行检测。β-TG 的测定原理:将β-TG 抗体包被在酶标板上,加入待测标本(或不同浓度的标准液),其中的 β-TG 与板上的 β-TG 抗体结合,酶标板经洗涤后再加酶标抗体,最后加底物显色,显色深浅与 β-TG 浓度呈正比,根据标准曲线可得出待测标本的 β-TG 浓度。PF4 测定原理与之相同。

2. 参考值

β-TG:6.6~26.2μg/L。

PF4:0.9~5.5μg/L。

3. 临床意义

(1) 降低

β-TG 或 PF4 降低常见于先天性 α-贮存池病或获得性 α-贮存池病。

(2) 增加

β-TG 或 PF4 增加常见于血栓前状态及血栓性疾病,如糖尿病伴血管病变、妊娠高血压综合征、系统性红斑狼疮、血液透析、肾病综合征、尿毒症、大手术后、心绞痛、心肌梗死、脑梗死、弥散性血管内凝血、深静脉血栓形成等。

除测定血浆中 β-TG、PF4 外,双抗体夹心法也可测定血小板内的 β-TG、PF4 浓度,它们反映了血小板在体内被激活及释放的情况,但在体外检测过程中血小板容易被激活(如采血不顺利、所用器材不符合要求等),而使结果偏高。在难以确定 β-TG、PF4 浓度增加是来自体内还是体外激活时,可计算 β-TG/PF4。一般情况下,来自体内激活者的 β-TG/PF4 之比约为 5:1,来自体外激活者的 β-TG/PF4 之比约为 2:1。由于 β-TG 主要由肾脏排泄,故肾功能障碍时血中 β-TG 明显增加;而 PF4 主要由血管内皮细胞清除,内皮细胞的这种功能受肝素影响,因此肝素治疗时血中 PF4 增加。

(二) P 选择素检测

1. 原理

P 选择素存在于 α 颗粒膜中,当血小板被活化后 P 选择素在血小板膜表面表达并释放到血中,故测定血浆或血小板表面的 P 选择素可判断血小板被活化的情况。其原理为将待测标本(或不同浓度的标准液)加入已包被有抗 P 选择素的反应板中,标本中的 P 选择素与包被在板上的抗 P 选择素特异性结合,酶标板经洗涤后再将酶标抗体加入反应板中,最后加底物显色,显色深浅与标本中的 P 选择素含量呈正比,根据标准曲线可得出待测标本中的 P 选择素含量。

2. 参考值

血浆 P 选择素:9.2~20.8 μg/L。

血小板 P 选择素数目:7900~10100 分子数/血小板。

3. 临床意义

(1) 增加

P 选择素含量增加常见于血栓前状态及血栓形成性疾病,如心肌梗死、脑梗死、糖尿病、自身免疫性疾病等。

P 选择素也存在于内皮细胞的 W-P 小体中,因此内皮细胞受刺激后也可进入血浆。故测定血小板膜表面的含量,能更真实地反映血小板在体内活化的情况。

(三)血栓烷 B2 检测

1. 原理

血小板被激活后,血小板膜磷脂发生 AA 代谢,形成稳定的血栓烷 B2(TXB2),可用 ELISA 法进行检测。其原理为将 TXB2 包被在反应板中,将待测标本(或不同浓度的标准液)和抗 TXB2 抗体加入反应板中,标本中的 TXB2 和反应板中的 TXB2 竞争性地与抗 TXB2 抗体结合,酶标板经洗涤后,加入酶标抗体,最后加底物显色,显色深浅与血中 TXB2 含量呈反比,根据标准曲线可得出待测标本的 TXB2 含量。

2. 参考值

TXB2:28.2~124.4ng/L。

3. 临床意义

(1)降低

TXB2 降低常见于服用阿司匹林类等非甾体类抗炎药物或先天性环氧化酶缺乏等。

(2)增加

TXB2 增加常见于血栓前状态及血栓形成性疾病,如糖尿病、肾病综合征、妊娠高血压综合征、动脉粥样硬化、高脂血症、心肌梗死、心绞痛、深静脉血栓形成、大手术后、肿瘤等等。

血栓烷 B2 试验是反映血小板体内被激活的常用指标(常与 6 - K - PGF1α 同时检测),但如果血小板在操作过程中被激活的话将使结果偏高。

(四)11 - 脱氢 - 血栓烷 B2 检测

1. 原理

11 - 脱氢 - 血栓烷 B2(11 - DH - TXB2)是 TXB2 在肝脏氧化酶作用下形成的产物,可用 ELISA 法进行检测。在包被有鼠抗兔 IgG 的酶标板中,依次加入游离 11 - DH - TXB2(指的是待测标本或不同浓度的标准液)、兔抗人 11 - DH - TXB2 抗体、乙酰胆碱酯酶标记 11 - DH - TXB2,此时游离 11 - DH - TXB2 和标记 11 - DH - TXB2 竞争性地与兔抗人 11 - DH - TXB2 抗体结合形成复合物,复合物再与酶标板中的鼠抗兔 IgG 结合,酶标板洗涤后加入酶底物显色,显色深浅与标本中 11 - DH - TXB2 含量呈反比,根据标准曲线可得出待测标本中含量。

2. 参考值

11 - DH - TXB2:2.0~7.0ng/L。

3. 临床意义

同 TXB2 测定,但血中 11 - DH - TXB2 测定不受体外血小板活化的影响。因此,本试验更能真实反映血小板在体内被活化情况。

(五) 血小板第 3 因子有效性检测

1. 原理

血小板第 3 因子有效性(PF3a)是血小板活化时磷脂发生重新排列形成的促凝活性。本试验利用白陶土作为血小板的活化剂促进 PF3 的形成,用氯化钙作为凝血反应的启动剂,用正常血浆、患者血浆的 PPP 和 PRP 相互组合测定各自的凝固时间,比较各组时间,可判断 PF3 是否有缺陷。

2. 参考值

将患者和正常人作为对照组,患者 PF3 有缺陷或内源凝血因子有缺陷时患者的凝固时间比正常人长。若凝固时间延长 5s 以上,即为 PF3 有效性降低。

3. 临床意义

(1) 降低

PF3 有效性降低常见于先天性血小板 PF3 缺乏症、血小板无力症、肝硬化、尿毒症、弥散性血管内凝血、异常蛋白血症、系统性红斑狼疮、特发性血小板减少性紫癜、骨髓增生异常综合征、急性白血病、某些药物影响等。

(2) 增加

PF3 有效性增加常见于高脂血症、食用饱和脂肪酸、一过性脑缺血发作、心肌梗死、动脉粥样硬化、糖尿病伴血管病变等。

血小板第 3 因子有效性检测是检测 PF3 的常用方法,而且方法简单。

(六) 血小板膜表面相关抗体和相关补体检测

1. 原理

在某些免疫性疾病中,血小板膜表面存在着抗体(IgG、IgA、IgM)或补体,导致血小板破坏过多,测定血小板膜表面相关抗体(PAIg)或补体(PAC)的含量有助于判断血小板减少的原因。测定血小板抗体的方法有很多,其中国内最为常用的方法为 ELISA 法。其 PAIgG 的测定原理为将待测标本(或不同浓度的标准液)加入已包被有抗人 IgG 抗体的反应板中,标本中的 IgG 与包被在板上的抗人 IgG 抗体特异性结合,酶标板经洗涤后再将酶标抗体加入反应板中,最后加底物显色,显色深浅与血小板膜表面 IgG 含量呈正比,根据标准曲线可得出待测标本的 IgG 含量。PAIgA、IgM、PAC3 的含量测定原理与其相同。

2. 参考值

PAIgG:$0 \sim 78.8$ ng/10^7 血小板。

PAIgA:$0 \sim 2$ ng/10^7 血小板。

PAIgM:$0 \sim 7$ ng/10^7 血小板。

PAC3:0~129 ng/10^7 血小板。

3. 临床意义

（1）血小板膜表面相关抗体和相关补体是特发性血小板减少性紫癜（ITP）诊断、治疗效果、预后观察的指标及脾切除手术的指征。90%以上的ITP患者会出现PAIgG增加，同时测定PAIgA、PAIgM及PAC3阳性率达100%。治疗后有效者上述指标下降，复发则增加。ITP患者在皮质激素治疗后，PAIgG不下降可作为切脾的指征。

（2）其他疾病也可增加，如同种免疫性血小板减少性紫癜（如多次输血）、Evans综合征、药物免疫性血小板减少性紫癜、慢性活动性肝炎、结缔组织病、系统性红斑狼疮、恶性淋巴瘤、慢性淋巴细胞白血病、多发性骨髓瘤等。

血小板膜表面相关抗体和相关补体检测是诊断ITP的重要实验室指标，因易受到血小板内免疫球蛋白和血浆免疫球蛋白浓度的影响，故可检出较多的非特异性抗体。在发达国家血小板抗体测定的参比方法为单克隆抗体特异性血小板抗原固相化法（MAIPA），用以测定血小板表面GPⅡb/Ⅲa等自身抗体，其敏感性、特异性均高于ELISA法。流式细胞术法与MAIPA法的敏感性、特异性基本相同。

五、血小板膜糖蛋白检测

1. 原理

用抗人血小板膜糖蛋白（GPⅠb、GPⅡb、GPⅢa）单克隆抗体与受检者血小板膜上的特异性糖蛋白结合，通过放射免疫法检测血小板膜上的糖蛋白含量。

2. 参考值

GPⅠb：(1.05~2.03)×10^4 分子数/血小板。

GPⅡb/Ⅲa：(4.26~6.64)×10^4 分子数/血小板。

3. 临床意义

GPⅠb缺乏常见于巨大血小板综合征；GPⅡb/Ⅲa缺乏常见于血小板无力症。血小板膜糖蛋白检测的特异性和敏感性高，故对诊断巨大血小板综合征和血小板无力症具有诊断价值。

六、血小板生存时间检测

1. 原理

血栓烷B2（TXB2）是血小板膜花生四烯酸代谢的产物，环氧化酶是此代谢中的主要酶之一。阿司匹林（ASP）具有不可逆性抑制血小板环氧化酶的作用，使血小板不能合成TXB2，直至新的血小板生成才能合成TXB2。因此，观察受检者服用ASP后TXB2的恢复情况,可推断血小板的生存时间。

2. 参考值

血小板生存时间:7.6~11.0d。

3. 临床意义

血小板生存时间缩短常见于特发性血小板减少性紫癜、弥散性血管内凝血、Evans综合征、脾功能亢进、血栓性血小板减少性紫癜-溶血性尿毒症综合征及各种血栓性疾病。

血小板生存时间检测是测定血小板在体内破坏或消耗速度的一项重要试验,但由于操作较烦琐等原因,所以临床上开展此项目的实验室不多。

七、血小板钙流检测

1. 原理

利用荧光探针标记血小板内钙离子,在诱导剂作用下,血小板的钙离子通道打开,用共聚焦显微镜观察血小板荧光的强弱变化并经计算机控制系统及图像分析系统观察血小板中钙离子浓度和钙流的变化。

2. 参考值

正常细胞内钙浓度为20~90nmol/L。

正常细胞外钙浓度为1.1~1.3nmol/L。

3. 临床意义

血小板钙流是一项新的检测项目,测定有助于了解钙离子在血小板活化和各种止血功能中的作用,也可用于判断钙通道阻滞剂的药理作用。临床上有些血小板疾病与钙离子代谢有关,此类疾病结果常降低,因此通过检测钙流可诊断此类疾病。

(陆伟 刘斌)

第六节 凝血因子检查

凝血因子的检验,包括凝血因子缺乏的筛选试验、凝血因子的凝血活性和抗原含量的检验。本节介绍常用的凝血因子的检验方法。

一、内源凝血系统的检查

(一)全血凝固时间测定

1. 原理

静脉血与异物表面(如玻璃等)接触后,因子Ⅻ被激活,启动了内源凝血系统,最后生成纤维蛋白而使血液凝固,其所需时间即凝血时间(CT),是内源凝血系统的一项筛选试验,有静脉采血和毛细血管采血两类方法。

(1)静脉采血法

目前有3种检测法。

活化凝血时间法(ACT)。在待检全血中加入白陶土-脑磷脂悬液以充分激活因子Ⅻ和Ⅺ,并为凝血反应提供丰富的催化表面,启动内源凝血途径,引发血液凝固。

硅管法(SCT)。涂有硅油的试管加血后,硅油使血液与玻璃隔离,凝血时间比普通试管法长。

普通试管法(Lee-White法)。全血注入普通玻璃试管后被激活,从而启动内源性凝血。

(2)毛细血管采血法

原理与普通试管法基本相同。

2. 参考值

每个实验室都应建立与其所用测定方法相对应的参考值。

ACT:1.2~2.1min。

SCT:15~32min。

普通试管法:5~10min。

3. 临床应用

(1)方法学评价

毛细血管采血法。由于采血过程易混入较多组织液,即使内源性凝血因子缺乏,也可能因激活外源性凝血系统而干扰试验。由于该法敏感性较差,重型血友病都难以检出,漏检率达95%,故此法在我国已于2000年被废除。

静脉采血法。由于血液中较少混入组织液,因此对内源性凝血因子缺乏的灵敏度比毛细血管采血法要高。静脉采血法可分为以下三种:①普通试管法仅能检出FⅧ促凝活性水平低于2%的重型血友病患者,本法不敏感,目前也趋于淘汰;②硅管法较为敏感,可检出FⅧ促凝活性水平低于45%的血友病患者;③ACT法是检出内源性凝血因子缺陷敏感的筛检试验之一,能检出FⅧ促凝活性水平低至45%的血友病患者。ACT法也是体外监测肝素治疗用量较好的实验指标之一。

在检测内源性凝血因子缺陷方面,ACT是上述方法中灵敏度和准确性最好的。

(2)质量控制

ACT试验不是一个标准化的试验,此试验的灵敏度与准确度受多种因素影响,如激活剂种类、仪器判定血液凝固的原理(如机械法、光学法和磁场法等)等。不同的激活剂(如硅藻土和白陶土)凝固时间不同。因白陶土有抵抗抑肽酶(一种抗纤溶药物,可降低外科手术后出血)的作用,不适宜用于与此药有关的患者,所以硅藻土较为常用。各种方法必须与现行的标准方法进行相关性和偏倚分析,以便调节ACT监测肝素浓度所允许的测定时间。理论上,CT能检出APTT的凝血因子及血小板磷脂的缺陷。而事实上,只要有微量的Ⅱa形成,就足以发生血液凝固。即使患有极严重的血小板减少症,少量PF3就足以促进Ⅱa形成,故血小板减少症患者的CT可正常,只在极严重的凝血因子缺乏时CT才延长。CT的改良方法包括塑料试管法、硅化试管法、活化凝固时间法等,虽然灵敏度有所提高,但不能改变上述的局限性。因此,作为内源凝血筛检试验,CT测定已被更有利于检测内源性凝血异常的实验室检测指标APTT所替代。

(3)临床意义

CT主要反映内源凝血系统有无缺陷。

CT延长。除FⅦ和ⅩⅢ外,所有其他凝血因子缺乏,CT均可延长,包括:①较显著的FⅧ、FⅨ降低的血友病;②血管性假血友病;③严重的FV、FX、纤维蛋白原和FⅡ缺乏,如肝病、阻塞性黄疸、新生儿出血症、吸收不良综合征、口服抗凝剂、应用肝素及低(无)纤维蛋白原血症;④继发性或原发性纤溶活性增强;⑤病理性循环抗凝物增加,如抗FⅧ抗体、抗FⅨ抗体、SLE等。

监测肝素抗凝治疗的用量。行体外循环时,由于APTT试验不能反映体内肝素的安全水平,因而用ACT监测临床肝素的应用。

CT缩短。CT缩短包括:①血栓前状态,如DIC高凝期等;②血栓性疾病,如心肌梗死、不稳定型心绞痛、脑血管病变、糖尿病血管病变、肺梗死、深静脉血栓形成、妊娠高血压综合征、肾病综合征等。

(二)活化部分凝血活酶时间测定

1. 原理

37℃条件下,以白陶土激活因子Ⅻ和Ⅺ,以脑磷脂(部分凝血活酶)代替血小板,在

Ca^{2+}参与下,观察贫血小板血浆凝固所需时间,即为活化部分凝血活酶时间(APTT),该方法是内源凝血系统较敏感和常用的筛选试验,可分为手工法和仪器法。

目前,主要有3类仪器法检测纤维蛋白的形成,其原理有下述三方面。

(1) 光学法

当纤维蛋白原逐渐变成纤维蛋白时,经光照射后产生的散射光(散射比浊法)或透射光(透射比浊法)发生变化,从而得以测定。

(2) 电流法(钩方法)

由于纤维蛋白具有导电性,利用纤维蛋白形成瞬间的电路连通来判断凝固终点。

(3) 黏度法(磁珠法)

由于血浆凝固时血浆黏度增高,使正在磁场中运动的小铁珠运动强度减弱,以此判断凝固终点。

还有一种适用于床边检验的血液凝固仪是采用干化学测定法,其原理是将惰性顺磁铁氧化颗粒(PIOP)均匀分布于产生凝固或纤溶反应的干试剂中,血液与试剂发生相应的凝固或纤溶反应时,PIOP随之摆动,通过检测其引起的光量变化即可获得试验结果。

2. 参考值

每个实验室应建立与所用测定方法相对应的参考值。

APTT1:20~35s(通常<35s)。

3. 临床应用

(1) 方法学评价

手工法虽重复性差一点,并且较为耗时,但操作简便,有相当程度的准确性,现仍作为参考方法。仪器法快速、敏感和简便,所用的配套试剂、质控物、标准品均保证了试验的高精度。但在诊断的准确性方面,仪器法并不比手工法更高,且仪器本身也会产生一定误差。APTT是一个较为敏感的检测内源凝血因子缺乏的简便试验,已替代普通试管法CT测定。

(2) 质量控制

标本采集、抗凝剂用量、仪器、试剂、实验温度等均对APTT试验的准确性产生重要的影响,故对实验的要求基本与PT相同(见PT测定)。由于缺乏标准的试剂和技术,APTT测定的参考值也随所用的检测方法、仪器、试剂而变化。因此,按仪器和试剂要求进行认真检测比选择测定的方法更为重要。

激活剂和部分凝血活酶试剂。来源及制备的不同,均可影响测定结果。① 激活剂,常用的有白陶土(此时APTT又称为KPTT),还可以用硅藻土、鞣花酸。即使是同一类激活剂,其质量也可能有很大的差异。起初APTT是用玻璃试管直接激活接触因子,后来加入高质量的激活剂,使激活作用更迅速、更标准化,从而在一定程度上降低了接触激活造成的差异。② 部分凝血活酶(磷脂),主要来源于兔脑组织(脑磷脂),不同制剂的质量不同,一般选用 FⅧ、FⅨ和 FⅪ的血浆浓度为 200~250U/L 时敏感的试剂。

标本采集和处理。基本要求同 PT 试验。注意冷冻血浆可降低 APTT 对狼疮抗凝物及对Ⅻ、Ⅺ、HMWK、PK 缺乏的灵敏度;室温下,FⅧ易失活,因此须快速检测;高脂血症可使 APTT 延长。

(3)临床意义

APTT 反映内源凝血系统凝血因子(Ⅻ、Ⅺ、Ⅸ、Ⅷ)及共同途径中 FⅡ、FⅠ、FⅤ、FⅩ的水平。虽然,APTT 测定的临床意义基本与凝血时间相同,但灵敏度较高,可检出低于正常水平15%~30%的凝血因子异常。APTT 对 FⅧ和 FⅨ缺乏的灵敏度比对 FⅪ、FⅫ和共同途径中凝血因子缺乏的灵敏度高。必须指出,单一因子(如因子 FⅧ)活性增高就可使 APTT 缩短,其结果则可能掩盖其他凝血因子的缺乏。

APTT 延长。超过正常对照 10s 以上即为延长。APTT 延长主要见于①轻型血友病,可检出 FⅧ活性低于15%的患者,对 FⅧ活性超过30%和血友病携带者灵敏度欠佳。在中、轻度 FⅧ、FⅨ、FⅪ 缺乏时,APTT 可正常。②血中抗凝物,如凝血因子抑制物、狼疮抗凝物、华法林、肝素水平增高,FⅡ、FⅠ、FⅤ、FⅩ缺乏时灵敏度略差。③其他如肝病、DIC、大量输入库血等。

APTT 缩短。APTT 缩短常见于 DIC 早期、血栓前状态、血栓性疾病。

监测肝素治疗。对血浆肝素的浓度较敏感,是目前广泛应用的实验监测指标。此时,要注意 APTT 测定结果必须与肝素治疗范围的血浆浓度呈线性关系,否则不宜使用。一般在肝素治疗期间,APTT 维持在正常对照的 1.5~3.0 倍为宜。

(三)简易凝血活酶生成试验及其纠正试验

1. 原理

用受检者稀释全血作为本试验中所需的全部凝血因子来源,自身红细胞溶解产物,即红细胞素替代 PF3,再钙化后即有凝血活酶开始生成,按一定时间取此液加入正常基质血浆(提供凝血酶原和纤维蛋白原),测定基质血浆的凝固时间,以了解内源凝血活酶的生成有无障碍。此试验由 Bigg'S 凝血活酶生成试验经简化而成,故称为简易凝血活酶生成试验(STGT)。若 STGT 延长,则行纠正试验。在 STGT 延长的受检稀释全血溶血液中分别加入 1/100 容量的正常 $BaSO_4$ 吸附血浆、血清。正常血清和正常新鲜血浆用于测定正常基质血浆的最短凝固时间,以确定内源性凝血活酶生成缺陷的因子。

2. 参考值

最短的凝固时间小于 15s(10~14s)。

3. 临床应用

简易凝血活酶生成试验是临床上常用的筛查血友病的一种传统方法,但敏感性较差,尤其是对因子Ⅺ、Ⅸ缺乏的评价更差。因此,目前认为,应以凝血因子活性测定来替代 STGT 及其纠正试验。单凭 STGT 及其纠正试验的结果来排除血友病要十分慎重。

质量控制中需注意①红细胞素液颜色发黑时不能再用;②正常血浆、血清、硫酸钡吸附血浆均要新鲜制备。

(四)血浆因子Ⅷ、Ⅸ、Ⅺ、Ⅻ促凝活性测定

1. 原理

一期法。在受检血浆中分别加入乏因子 FⅧ、FⅨ、FⅪ、FⅫ的基质血浆,再加入白陶土-脑磷脂悬液和钙溶液,分别记录开始出现纤维蛋白丝所需的时间。从各自的标准曲线中,分别计算出受检血浆中的 FⅧ:C、FⅪ:C、FⅫ:C 相当于正常人的百分率(%)。

2. 参考值

FⅧ:C:103% ±25.7%。

FⅨ:C:98.1% ±30.4%。

FⅪ:C:100% ±18.4%。

FⅫ:C:92.4% ±20.7%。

3. 临床应用

本试验是在内源凝血筛选试验的基础上,省略以往的逐级筛选和纠正试验,直接检测各相应凝血因子促凝活性的较为理想和直观的实验方法,同时也是血友病评价和分型的重要指标之一。

(1)增高

相关因子增高主要见于血栓前状态和血栓性疾病,如静脉血栓形成、肺栓塞、妊娠高血压综合征、晚期妊娠、口服避孕药、肾病综合征、恶性肿瘤等。

(2)降低

相关因子降低常见于血友病(其中重型≤1%;中型2%~5%;轻型 6%~25%;亚临床型26%~45%)、血管性血友病(尤其是Ⅰ型和Ⅲ型)、血中存在因子Ⅷ抗体、DIC、肝疾病、维生素 K 缺乏症、口服抗凝药物等。

二、外源凝血系统的检验

(一)血浆凝血酶原定时间测定(一期法)

1. 原理

在受检血浆中加入过量的组织凝血活酶(人脑、兔脑、胎盘及肺组织等制品的浸出液)和钙离子,使凝血酶原变为凝血酶,后者使纤维蛋白原转变为纤维蛋白。观察血浆凝固所需时间即凝血酶原时间(PT),该试验是反映外源凝血系统最常用的筛选试验,有手工和仪器检测两类方法。仪器法检验纤维蛋白形成的原理与 APTT 基本相同。

2. 参考值

每个实验室应建立与所用测定方法相对应的参考值。通常包括以下参考值。①成人为 10~15s；新生儿延长 2~3s；早产儿延长 3~5s(3~4d 后达到成人水平)。② PTR 为 0.85~1.15。③口服抗凝剂治疗不同疾病时，需不同的 INR。

3. 临床应用

(1) 方法学评价

手工法。常用普通试管法，曾用毛细血管微量法，后者虽采血量少，但操作较烦琐，已淘汰；也可用表面玻皿法，尽管准确性高于试管法，但操作不如后者方便。手工法虽重复性差一些，较为耗时，但仍有相当程度的准确性，且操作简便，故仍在临床应用，可作为仪器法校正的参考方法。

仪器法。仪器连续记录凝血过程，引起光、电或机械运动的变化。其中，黏度法(磁珠法)可不受光学法影响因素(黄疸、乳糜、高脂血症、溶血等)的干扰；半自动仪法(加样、加试剂仍为手工操作)提高了 PT 测定的精确度和速度，但存在标本交叉污染的缺点；全自动仪法(加样、加试剂全部自动化)使检测更加精确、快速、敏感、简便。同时，仪器测定法所用的试剂、质控物、标准品均有可靠的配套来源，保证了试验的高精度。但在临床诊断的准确性方面，仪器法并不比手工法更高。

凝血仪干化学法测定。该方法操作简单，特别有助于床边 DIC 的诊断，但价格较贵，尚未普及。

(2) 质量控制

血液标本采集、抗凝剂用量、仪器和试剂、实验温度及 PT 检测的报告方式均会对 PT 试验的准确性和实用性产生重要影响。

1) 标本采集和处理

标本采集准备。患者应停用影响止凝血试验的药物至少 1 周。国际血液学标准化委员会推荐用于止凝血试验的抗凝剂为 0.109M 枸橼酸钠(有利于稳定 V 和 VIII，有利于提高 APTT 监测肝素时的灵敏度)，其与血液的容积比为 1:9；该比例以血标本 Ht 在正常范围内为前提。若血标本的 Ht 异常增高或异常降低，枸橼酸离子便不能进入红细胞内，如不调整适合不同 Ht 的抗凝剂量，可导致 PT 延长或缩短。

矫正公式：抗凝剂用量 = $0.00185 \times$ 血量(mL) $\times (100 -$ 患者 Ht$)$

采血和处理。①止血带使用时间要短，否则可使局部血液浓缩、内皮细胞释放 t – PA 增加。②使用高质量真空带盖采血管、硅化管或塑料管；如不加盖，可使血液中的二氧化碳丢失，pH 增高，从而使凝固时间延长。③采血必须顺利快捷，避免凝血溶血和气泡(气泡可使 Fg、FV、FVII 变性和引起溶血，溶血又可引起 FVII 激活，使 PT 缩短)。④凝血检测用的血标本应单独采集，立即分离血浆，按规定的离心力除去血小板。⑤创伤性或留置导管的血标本、溶血、凝血不适宜做凝血试验。

储存温度和测定时间。低温虽可减缓凝血因子的失活速度,但可活化FⅦ、FⅪ。储存血标本也要注意有效时间,储存时间过长,凝血因子(尤其 FⅧ)的活性会明显降低。因此,从标本采集到完成测定的时间通常不宜超过2h。

测定。若采用手工法测定,标本温浴时间不宜低于3min,也不宜超过10min。判断何时为纤维蛋白形成(血浆凝固)则是测定PT的关键性技能之一。若仪器法测定,则必须按规范的操作要求进行,不能随意改变测定条件。不同仪器、不同凝固法的终点判定原理不一,应建立各自的参考值。

2)组织凝血活酶试剂的质量

该试验灵敏度的高低依赖于组织凝血活酶试剂的质量。试剂可来自组织抽提物,应含丰富的凝血活酶(TF和磷脂),现也用纯化的重组TF(r-TF)加磷脂作试剂,r-TF比动物性来源的凝血活酶对FⅡ、FⅦ、FX灵敏度更高。组织凝血活酶的来源及制备方法不同,使各实验室之间及每批试剂之间PT结果差异较大,可比性差特别影响对口服抗凝剂患者治疗效果的判断。因此,应使用标有国际敏感指数(ISI)的试剂。

3)国际敏感指数和国际标准化比值

为了校正不同组织凝血活酶之间的差异,早在1967年,世界卫生组织就将人脑凝血活酶标准品(批号67/40)作为以后制备不同来源组织凝血活酶的参考物,并要求计算和提供每批组织凝血活酶的ISI。ISI表示标准品组织凝血活酶与每批组织凝血活酶PT校正曲线的斜率,即在双对数的坐标纸上,纵坐标是用标准品测定的PT对数值,横坐标是用待校正的组织凝血活酶测定相同标本PT的对数值,经回归求得直线斜率,则待标定的组织凝血活酶的ISI=已知ISI×斜率。批号67/40的组织凝血活酶的参考物ISI为1.0。ISI值越低,试剂对有关凝血因子降低的敏感度越高。目前,各国大体是用国际标准品标化本国标准品。对口服抗凝剂的患者必须使用国际标准化比值(INR)作为PT结果报告形式,并用以作为抗凝治疗监护的指标。

$ISI/INR = (患者凝血酶原时间/正常人平均凝血酶原时间)$

作PT测定前,应首先了解所用组织凝血活酶试剂的ISI,ISI值通常由厂商提供,测定PT后,即可计算出INR。INR也可从试剂制造商提供的图表中查得。最初规定INR必须使用手工法测得;在引入凝血仪后,制造商还应提供相应仪器的ISI值。使用ISI和INR可缩小各实验PT测定在技术上和试剂上差异,使抗凝疗法监测中不同机构的检测结果有可比性。由于INR是由公式INR=PTR换算而来,ISI对INR有很大影响。当ISI=1时,其精密度与敏感度都最高,此时INT=PTR。随着ISI值的增加,INR与PTR的CV值逐渐增大,同时敏感性也逐渐降低。一般认为,用于监测口服抗凝剂治疗时,所用组织凝血活酶的ISI值以1.0~1.5为佳。

4）正常对照

必须使用至少来自 20 名以上受检者且男女各半的混合血浆所测的结果。目前,许多试剂制造商能提供 100 名男女各半的混合血浆作为对照用的标准血浆。

5）报告方式

一般情况下,可同时报告受检者 PT(s)和正常对照 PT(s)及凝血酶原比率(PTR),PTR＝被检血浆 PT/正常血浆 PT。当用于监测口服抗凝剂用量时,则必须同时报告 INR 值。

(3）临床意义

血浆凝血酶原定时间测定是检测外源性凝血因子有无缺陷较为敏感的筛检试验,也是监测口服抗凝剂用量的有效监测指标之一。

PT 延长。超过正常对照 3 秒以上或 PTR 超过参考值范围即为 PT 延长。主要见于①先天性 FⅡ、FV、FⅦ、FX 降低及纤维蛋白原缺乏(Fg＜500mg/L),或无纤维蛋白原血症、异常纤维蛋白原血症。②获得性凝血因子缺乏,如 DIC、原发性纤溶亢进症、阻塞性黄疸、维生素 K 缺乏、循环抗凝物质增多等。香豆素治疗(氨基水杨酸、头孢菌素等药物可增强口服抗凝药物的药效,而巴比妥盐等可减弱口服抗凝药物的药效)时,当 FⅡ、FV、FⅦ、FX 浓度低于正常人水平 40% 时,PT 即延长。PT 对 FⅦ、FX 缺乏时敏感性较对 FⅠ、FⅡ 缺乏时要高,但对肝素的敏感性不如 APTT。

PT 缩短。主要见于①先天性 FV 增多;②DIC 早期(高凝状态);③口服避孕药、其他血栓前状态及血栓性疾病。

口服抗凝药的监测。临床上,常将 INR 为 2～4 时作为口服抗凝剂治疗的适宜剂量范围。当 INR 大于 4.5 时,如 Fg 和血小板数仍正常,则提示抗凝过度,应降低或停止用药。当 INR 低于 4.5 而同时伴有 Fg 和(或)血小板降低时,则可能是 DIC、肝病等所致,也应降低或停止口服抗凝剂。口服抗凝剂达有效剂量时的 INR 值包括以下情况:预防深静脉血栓形成 1.5～2.5;治疗静脉血栓形成、肺栓塞、心脏瓣膜病为 2.0～3.0;治疗动脉血栓栓塞、心脏机械瓣膜转换、复发性系统性栓塞症为 3.0～4.5。

(二）血浆因子 Ⅱ、V、Ⅶ、X 促凝活性检测

1. 原理

一期法。受检血浆分别与乏因子 Ⅱ、V、Ⅶ、X 基质血浆混合,再加兔脑粉浸出液和钙溶液,分别作血浆凝血酶原时间测定。将受检者血浆测定结果与正常人新鲜混合血浆比较,分别计算出各自的因子 Ⅱ:C、V:C、Ⅶ:C、X:C 促凝活性。

2. 参考值

FⅡ:C:97.7%±16.7%。

FⅨ:C:102.4%±30.9%。

FXI:C:103% ±17.3%。
FX:C:103% ±19.0%。

3. 临床应用

本试验以外源凝血系统筛选试验异常为基础,进而直接检测诸因子促凝活性更敏感、更可靠的指标,也是诊断这些因子缺陷的主要依据。

(1) 增高。

相关血浆因子促凝活性增高常见于血栓前状态和血栓性疾病。

(2) 降低。

相关血浆因子促凝活性降低常见于肝病变、维生素 K 缺乏(因子 V:C 除外)、DIC、口服抗凝剂、血循环中存在上述因子的抑制物等情况。先天性上述因子缺乏较罕见。

(3) 目前因子 II:C、V:C、VII:C、X:C 的测定主要用于肝脏受损的检查,因子 VII:C 下降在肝病的早期即可发生;因子 V:C 的测定在肝损伤和肝移植中应用较多。

三、共同凝血途径第三阶段的检查

(一) 纤维蛋白原测定

1. 原理

(1) Clauss 法(凝血酶法)

受检血浆中加入凝血酶,使血浆凝固,其时间长短与 Fg 含量呈负相关。受检血浆的 Fg 含量可从国际标准品 Fg 参与血浆测定的标准曲线中获得。

(2) 免疫法

免疫法可分为两种。①火箭免疫电泳法。在含 Fg 抗血清的琼脂板中,加入一定量的受检血浆(抗原),在电场作用下,抗原体形成火箭样沉淀峰,峰的高度与 Fg 含量成正比。②酶联免疫法。用抗 Fg 的单克隆体、酶联辣根过氧化酶抗体显色,再使用酶联免疫检测仪检测血浆中的 Fg 含量。

(3) 比浊法(热沉淀比浊法)

血浆经磷酸二氢钾 - 氢氧化钠缓冲液稀释后,加热至 56℃使 Fg 凝集,采用比浊测定其含量。

(4) 化学法(双缩脲法)

用亚硫酸钠溶液将血浆中的 Fg 沉淀分离,然后以双缩脲试剂显色测定。

2. 参考值

成人 2~4g/L;新生儿 1.25 - 3g/L。

3. 临床应用

纤维蛋白原测定主要用于出血性疾病(包括肝病)、血栓形成的诊断、溶栓治疗的监测。

(1)方法学评价

1)Clauss法。此法为功能检测,操作简单、结果可靠,故被WHO推荐为测定Fg的参考方法。当凝血仪通过检测PT的方法来换算Fg浓度时,结果可疑,则应用Clauss法复核确定。

2)免疫法、比浊法、化学法。这三种方法操作较烦琐,均非Fg功能检测法,故与生理性Fg活性不一定总是呈平行关系。

(2)质量控制

Clauss法参与血浆必须与检测标本同时测定,以便核对结果。如标本中存在肝素、FDP增加或罕见的异常Fg,则Clauss法测定的Fg含量可假性降低。此时,需用其他方法核实。

(3)临床意义

1)增高

Fg增高常见于组织坏死和炎症、妊娠和使用雌激素、糖尿病、恶性肿瘤等。Fg水平超过参考值上限是冠状动脉粥样硬化心脏病和脑血管病发病独立的危险因素之一。

2)降低

Fg降低常见于肝脏功能受损的疾病如肝病硬化、DIC。药物如雄激素、鱼油、同化类固醇、高浓度肝素、纤维蛋白聚合抑制剂也可导致Fg降低。遗传性异常Fg血症同样会出现Fg降低的现象。

3)溶栓治疗监测

可用于溶栓治疗(使用UK、t-PA)、蛇毒治疗(使用蝮蛇抗栓酶、去纤酶)的监测。

(二)凝血因子XIII定性试验和亚基抗原检测

1. 凝血因子XIII定性试验

(1)原理

受检血浆加入钙离子后,使Fg转变成Fb凝块,将此凝块置入5mol/L尿素溶液中。如果受检血浆不缺乏因子XIII,则形成的纤维蛋白凝块不溶于尿素溶液;反之,则易溶于尿素溶液中。

(2)参考值

24h内纤维蛋白凝块不溶解。

(3)临床应用

本试验简单、可靠,是十分实用的过筛试验。在临床上若发现伤口愈合缓慢、渗血不断或怀疑有凝血因子XIII缺陷者,均可首先选择本试验。若纤维蛋白凝块在24小时内,尤其2小时内完全溶解,表示因子XIII缺乏,常见于先天性因子XIII缺乏症和获得性因子

XIII 明显缺乏,后者在肝病、SLE、DIC、原发性纤溶症、转移性肝癌、恶性淋巴瘤等疾病中较为常见。

2. 凝血因子XIII亚基抗原检测

(1) 原理

火箭免疫电泳法。在含FIIIα亚基和FIIIβ亚基抗血清的琼脂凝胶板中,加入受检血浆(抗原),在电场作用下,出现抗原-抗体反应形成的火箭样沉淀峰,此峰的高度与受检血浆中FIII亚基的浓度成正比。根据沉淀峰的高度,从标准曲线中计算出FIIIα:Ag 和FXIIIβ:Ag 相当于正常人的百分率。

(2) 参考值

FXIIIα:100.4% ±12.9%;FXIIIβ:98.8% ±12.5%。

(3) 临床应用

血浆凝血因子 XIII 亚基抗原的检测,对凝血因子 XIII 四聚体的缺陷性疾病诊断和分类具有十分重要的价值。

1) 先天性因子XIII缺乏症。结合子型者的 FIIIα:Ag 明显降低(≤1%),FIIIβ:Ag 轻度降低;杂合子型者的 FIIIα:Ag 降低(常≤50%),FIIIβ:Ag 正常。

2) 获得性因子XIII减少症。获得性因子XIII减少症常见于肝病、SLE、DIC、原发性纤溶症、急性心肌梗死、急性白血病、恶性淋巴瘤、免疫性血小板减少紫癜等。

(焦翔 宋士洪)

第七节 血液凝固调节系统的检查

一、生理性抗凝物质检测

(一) 蛋白 C 活性及抗原测定

1. 血浆蛋白 C 活性(PC:A)检测

(1) 原理

1) APTT 法

凝血酶和 TM 使蛋白 C 活化,活化蛋白 C 具有灭活凝血因子 Va、VIIIa 的作用,从而使 APTT 延长,其延长的程度与蛋白 C 活性呈直线关系,由此可计算出蛋白 C 活性(PC:A)。

2) 发色底物法

受检血浆中加入蛋白 C 激活剂(从蛇毒中提取),PC 被激活为活化蛋白 C(APC)。APC 作用于发色底物(PCA),释出显色基团(PNA),其显色的深浅与受检血浆 PC 的含量成平行关系。根据受检者所测得的 A 值从标准曲线中计算出 PC:A。

(2)参考值

PC:A 为 100.24% ±13.18%。

(3)临床评价

目前认为 PC 检测是易栓症诊断必不可少的指标,并可作为寻找静脉或动脉血栓的病因、诊断高凝状态的存在、肝病变和维生素 K 缺乏对凝血与抗凝蛋白的影响、先天性 PC 缺陷症分类等的重要依据之一。

1)降低

PC:A 降低常见于先天性 PC 缺陷,患者表现为反复的无明显原因的血栓形成。根据 PC:A 和 PC:Ag 可分为 Ⅰ 型(PC:Ag 与 PC:A 均降低)和 Ⅱ 型(PC:Ag 正常而 PC:A 降低)。PC:A 降低也可见于获得性 PC 缺陷,如 DIC、肝功能不全、手术后、口服双香豆素抗凝剂、呼吸窘迫综合征等。

2)增多

PC:A 增多常见于冠心病、糖尿病、肾病综合征、妊娠后期及炎症和其他疾病的急性期。

3)注意事项

APTT 法凝血酶很容易失活,它与 TM 的比例非常重要。在加入适当保护剂及冻干情况下保存才能比较稳定,稀释后只能当天使用。此外,为减少 APTT 操作误差,要尽可能地做到操作条件一致。

2. 血浆蛋白 C 抗原(PC:Ag)检测

(1)原理

火箭免疫电泳法检测是在含抗人 PC 抗血清的琼脂板中加入一定量的受检血浆(抗原),在电场作用下,抗原与抗体形成火箭样沉淀峰,峰的高度与血浆中抗原的浓度成正比。根据受检者测得的峰高可从标准曲线中计算出 PC:Ag 相当于正常人的百分比。

(2)参考值

PC:Ag 为 102.5% ±20.1%。

(3)临床评价

参见血浆 PC:A 检测。抗血清稀释度要适当,并要均匀分布于琼脂中,受检血浆加样要准确。

(二)血浆蛋白 S 抗原测定

(1)原理

火箭免疫电泳法。蛋白 S 抗原(PS:Ag)与 PC:Ag 含量检测类似。由于血浆总 PS

(TPS)包括游离PS(FPS)和与补体C4结合的PS(C4bP-PS),对抗人蛋白S抗体均有相似反应。火箭电泳法是在琼脂板上同时测定TPS和FPS,后者则在受检血浆中加入一定量聚乙二醇,C4bP-PS会沉淀下来,用上层清液部分再作电泳,即可得到FPS值。

(2)参考值

TPS为$(96.6 \pm 9.8)\%$;FPS为$(100.9 \pm 11.6)\%$。

(3)临床评价

1)PS为活化蛋白C的辅因子,增强活化PC与磷脂表面结合的亲和力,从而加速灭活FVa和FVⅢa。由于单纯PS或PC缺乏引起的血栓性疾病并不多见,所以多采用PS和PC检测同时进行,而且单纯PS缺乏作为高凝状态的证据比单纯PC缺乏的价值更低。

2)PS降低常见于先天性和获得性PS缺乏症,后者见于肝疾病、口服抗凝药物等。

另需注意:①游离PS标本,制备好的上层血浆应当天检测,不然影响实验结果;②一份标本,同时做TPS和FPS,加样时可以单孔为TPS样本,双孔为FPS样本,以便分析结果。

(三)抗凝血酶Ⅲ活性及抗原测定

1. 抗凝血酶(AT:A)活性检测检测

(1)原理

发色底物法。受检血浆中加入过量凝血酶,使AT与凝血酶形成1:1复合物,剩余的凝血酶作用于发色底物S-2238,释出显色基团对硝基苯胺(PNA)。显色的深浅与剩余凝血酶呈正相关,而与AT呈负相关,根据受检者所测得A值从标准曲线计算出AT:A的含量。

(2)参考值

AT:A为$108.5\% \pm 5.3\%$。

(3)临床评价

AT活性或抗原测定是临床上评估高凝状态良好的指标,尤其是AT活性下降。AT抗原和活性同时检测是遗传性AT缺乏分型的主要依据。

(1)遗传性AT缺乏分为两型:①交叉反应物质(CRM)阴性型(CRM)即抗原与活性同时下降;②CRM型,抗原正常,活性下降。

(2)获得性AT缺乏的表现:①AT-Ⅲ合成降低,主要见于肝硬化、重症肝炎、癌晚期等,可伴发血栓形成;②AT-Ⅲ丢失增加,见于肾病综合征;③AT-Ⅲ消耗增加,见于血栓前期和血栓性疾病,如心绞痛、脑血管疾病、DIC等。在疑难诊断DIC时,AT-Ⅲ水平下降具有诊断价值。而急性白血病时,AT-Ⅲ水平下降更可看作是DIC发生的危险信号。

(3) AT 水平增高常见于血友病、白血病、再生障碍性贫血等疾病的急性出血期及口服抗凝药治疗过程中。在抗凝治疗中,如怀疑肝素治疗抵抗,可用 AT 检测来确定。抗凝血酶替代治疗时,也应首选 AT 检测来监护。

2. 抗凝血酶抗原(AT:Ag)检测

(1) 原理

1) 火箭免疫电泳法。受检血浆中 AT-Ⅲ 在含 AT-Ⅲ 抗血清的琼脂糖凝胶中电泳,抗原和抗体相互作用形成火箭样沉淀峰。沉淀峰的高度与血浆中 AT-Ⅲ 的含量成正相关,从标准曲线中计算出受检血浆中 AT-Ⅲ 抗原的含量。

2) 酶联免疫吸附法。将抗 AT-Ⅲ 抗体包被在固相板上,标本中的 AT-Ⅲ 与固相的抗 AT-Ⅲ 抗体相结合,再加入酶标的抗 AT-Ⅲ 抗体,则形成抗体-抗原-酶标抗体的复合物,加入显色基质后,根据发色的深浅来判断标本中的 AT-Ⅲ 含量。

(2) 参考值

AT:Ag 为 (0.29 ± 0.06) g/L。

(3) 临床评价

抗凝血酶抗原检测常见于血浆 AT 活性检测。在火箭免疫电泳法中样品不可用肝素抗凝,只可用枸橼酸盐抗凝且样本不可以反复冻融。

(四) 凝血酶—抗凝血酶复合物(TAT)测定

1. 原理

酶联免疫吸附法。抗凝血酶Ⅲ包被于固相,待测血浆中的 TAT 以其凝血酶与固相上的 AT-Ⅲ 结合,然后加入过氧化物酶标记的抗 AT-Ⅲ,后者与固相的 TAT 结合,并使底物显色。反应液颜色的深浅与 TAT 浓度呈正相关。

2. 参考值

健康成人枸橼酸钠抗凝血浆(n=196)为 $1.0 \sim 4.1$ μg/L,平均值为 1.5 μg/L。

3. 临床评价

血浆 TAT 含量增高,见于血栓形成前期和血栓性疾病,如 DIC、深静脉血栓形成、急性心肌梗死等。在 $2 \sim 8℃$ 环境下,共轭缓冲液、工作共轭液和样本缓冲液可保存 4 周,稀释过的洗涤液可在 1 周内使用。

(1) 稀释过的标准血浆和质控血浆在 $15 \sim 25℃$ 下,可放置 8 小时。工作底物液须避光保存,且应在 1 小时内使用。

(2) 共轭缓冲液、标准血浆、质控血浆和样本缓冲液在 $-20℃$ 下可保存 3 个月。剩余的工作底物液应在配置后 30 分钟内冻存,2 周内使用。

(3) 血浆样本采集不当可影响检测结果。溶血、脂血、含类风湿因子的血浆样本不可使用。

(五) 组织因子途径抑制物 (TFPI) 测定

1. TFPI 活性检测

(1) 原理

发色底物法。待测样品用 TF/FVIIa 和 FX 温育后,TF/FVIIa 复合物的剩余(R)活性可用 SPECTROZYMEFXa 来检测。后者是一种高度特异的发色底物,仅检测由 FXa 裂解出的发色基团对硝基苯胺(PNA)。测定反应液中 PNA 在波长 405nm 处的吸光度值,并与由已知 TFPI 活性制得的标准曲线比较,得出 TFPI 的活性。

本法测试可用终点法或动力法检测。

(2) 参考值

用枸橼酸钠抗凝人血浆测得 TFPI 含量为 40~70 μg/L (n=300),活性为 0.2U。参比血浆中含 TFPI 约为 55 μg/L 或 1U 的 TFPI 活性。

(3) 临床评价

1) 老年人血浆中 TFPI 含量较高。妊娠时血浆 TFPI 也增高,但胎儿血浆 TFPI 含量较低。

2) 先天性 TFPI 缺乏易患血栓形成,然而常见的 TFPI 减少大多数是获得性的。大手术、脓毒血症、DIC 时往往血浆中 TFPI 减少,主要是过分消耗所致。致死性败血症时往往血浆中 TFPI 增多,可能与广泛性血管内皮受损使之释放量增加有关。此外,慢性肾衰竭时血浆中的 TFPI 也会增多。

当待测血浆中肝素水平等于或高于 5 U/mL 时,结果可能有误。

2. TFPI 总抗原检测

(1) 原理

酶联免疫吸附法。以兔抗人 TFPI 多克隆抗体作为捕获体。本法不仅检测 TFPI 的完整形式,也可以检测截短形式的 TFPI 与组织因子(TF)及因子 VIIa 形式的三元复合物(TF/VIIa/TFPI)。此外,尚可检测到 TFPI/Xa 及 TF/VIIa/TFPI/Xa 的四元复合物,只是敏感略低,检测的敏感度为 0.36 μg/L。

(2) 参考值

枸橼酸处理健康志愿者血浆 TFPI 的浓度为 (75~120) μg/L。

(3) 临床评价

1) 本试验可检测天然或重组的人 TFPI 与 HDL、LDL、VLDL 结合的复合物,以及截短形式的人 TFPI,与其他凝血因子无交叉反应。

2) 血浆样品最低检出浓度为 0.36 μg/L。

3) 注入肝素可引起血管内皮细胞释放 TFPI,从而引起血浆中 TFPI 增加。

二、病理性抗凝物质检测

(一)复钙交叉实验(CRT)

1. 原理

血浆复钙时间延长可能是由于凝血因子缺乏或血液中存在抗凝物质所致。延长的复钙时间如能被 1/10 量的正常血浆纠正,则提示受检血浆中缺乏凝血因子;如果不被纠正,则提示受检血浆中存在抗凝物质。

2. 参考值

若受检血浆与 1/10 的正常血浆混合,血浆复钙时间不在正常范围内(2.2~3.8min),则认为受检血浆中存在异常抗凝物质。

3. 临床评价

本试验可区别血浆复钙时间延长的原因,除可鉴别有无血液循环抗凝物质外,还可筛选内源性凝血系统的功能异常,但由于其敏感性不如 APTT,同时受血小板数量和功能的影响,目前主要用来筛检病理性抗凝物质增多。另外,复钙交叉试验对受检血浆中低浓度的肝素及类肝素物质不敏感,必要时可考虑作肝素定量试验。

血浆中存在异常的抗凝物质,常见于反复输血的血友病患者、肝病患者、系统性红斑狼疮、类风湿关节炎、胰腺疾病等。抽取的血液样本中不应有溶血及凝血;取血后应立即检测,血浆在室温中放置不超过 2 小时。

(二)血浆肝素水平测定

1. 原理

发色底物法。AT 是血浆中以丝氨酸蛋白酶为活性中心凝血因子(凝血酶、Xa 等)的抑制物。在正常情况下,AT 的抑制作用较慢,而肝素可与 AT 结合成 1:1 的复合物,使 AT 的精氨酸反应中心暴露。此反应中心与凝血酶、FXa 的丝氨酸活性部位相作用,从而使激活的因子灭活,这样 AT 的抑制作用会大大增强。低分子量肝素(LMWH)对 FXa 和 AT 间反应的催化作用较其对凝血酶和 AT 间反应的催化更容易,而标准肝素对两者的催化作用相同。在 AT 和 FXa 均过量的反应中,肝素对 FXa 的抑制速率直接与其浓度成正比,用特异性 FXa 发色底物法检测剩余 FXa 的活性,发色强度与肝素浓度呈负相关。

2. 参考值

正常人本法检测血浆肝素为 0 U/L;检测肝素的范围是 0~800 U/L。

3. 临床评价

在用肝素防治血栓性疾病及血液透析、体外循环的过程中,可用本试验对肝素的合理用量进行检测。在过敏性休克、严重肝病、DIC、肝叶切除或肝移植等患者的血浆中肝素亦增多。在检测过程中,需注意以下几点:①采血与离心必须细心,以避免血小板激活,导致血小板第 4 因子(PF4)释放,后者可抑制肝素活力;②反应中的温育时间和温度均应严格要求,否则将影响检测结果;③严重黄疸患者检测中应设置自身对照组;④制作标准曲线的肝素制剂应与患者使用的一致。

(三)凝血酶时间及其纠正实验

1. 凝血酶时间(TT)检测

(1)原理

受检血浆中加入"标准化"的凝血酶溶液后,测定开始出现纤维蛋白丝所需要的时间为 TT。

(2)参考值

TT 为 10~18s(手工法和仪器法有很大不同,凝血酶浓度不同、差异更大)。

(3)临床评价

TT 是凝血酶使纤维蛋白原转变为纤维蛋白所需要的时间,它反映了血浆中是否含有足够量的纤维蛋白原及纤维蛋白原的结构是否符合人体的正常生理凝血要求。在使用链激酶、尿激酶做溶栓治疗时,可用 TT 作为监护指标,以控制在正常值的 3~5 倍。

1)凝血酶时间延长

受检 TT 值延长超过正常对照 3 秒以上,以 DIC 时纤维蛋白原消耗为多见,也有部分属于先天性低(无)纤维蛋白原血症、原发性纤溶、肝脏病变,也可见于肝素增多或类肝素抗凝物质增多及 FDP 增多。

2)凝血酶时间缩短

凝血酶时间缩短主要见于某些异常蛋白血症或巨球蛋白血症时。此外,较多的是技术原因,如标本在 4℃环境中放置过久,组织液混入血浆等。另外,血浆在室温下放置不得超过 3 小时,不宜用 EDTA 和肝素作抗凝剂。在凝血酶时间的终点,若用手工法,已出现浑浊的初期凝固为准。

2. 凝血酶时间纠正试验(甲苯胺蓝纠正试验)

(1)原理

甲苯胺蓝可纠正肝素的抗凝作用,在凝血酶时间延长的受检血浆中加入少量的甲苯胺蓝。若延长的凝血酶时间恢复正常或明显缩短,则表示受检血浆中肝素或类肝素样物质增多,否则为其他类抗凝物质或者是纤维蛋白原缺陷。

(2)参考值

在 TT 延长的受检血浆中,加入甲苯胺蓝后 TT 明显缩短,两者相差 5 秒以上,提示受检血浆中肝素或类肝素样物质增多,否则提示 TT 延长不是由肝素类物质所致。

(3)临床评价

单纯的甲苯胺蓝纠正试验有时对肝素类物质不一定敏感,而众多肝素类物质增多的病理状态,往往伴有高水平的 FDP、异常纤维蛋白原增多等情况。因此,最好与正常血浆、鱼精蛋白等纠正物同时检测。

血中类肝素物质增多,多见于过敏性休克、严重肝病、肝叶切除、肝移植、DIC,也可见于使用氮芥及放疗后的患者。凝血酶溶液在每次操作时都需要作校正实验,使正常血浆的 TT 值在 16~18s 之间。

(四)凝血因子Ⅷ抑制物测定

1. 原理

受检血浆与一定量正常人新鲜血浆混合,在 37℃温育一定时间后,测定混合血浆的Ⅷ因子活性。若受检血浆中存在Ⅷ因子抑制物,则混合血浆的Ⅷ因子活性会降低,以 Bethesda 单位来计算抑制物的含量,1 个 Bethesda 单位相当于灭活 50% 的因子Ⅷ活性。

2. 参考值

正常人无因子Ⅷ抑制物,剩余因子Ⅷ:C 为 100%。

3. 临床评价

Bethesda 法不仅可用于因子Ⅷ抑制物检测,还可用于其他因子(Ⅸ、Ⅹ、Ⅺ)抑制物的检测。本法对同种免疫引起的因子抑制物测定较为敏感,对自身免疫、药物免疫、肿瘤免疫和自发性凝血因子抑制物则不敏感。Ⅷ因子抑制物的确定,最终需要进行狼疮样抗凝物质的检测进行排除。血浆因子Ⅷ抑制物的出现常见于反复输血或接受抗血友病球蛋白治疗的血友病 A 患者,也可见于某些免疫性疾病和妊娠期的女性。

(五)狼疮抗凝物(LAC)检测

1. 原理

蝰蛇毒时间法。蝰蛇毒在磷脂和 Ca^{2+} 存在下,直接激活因子Ⅹ,最终形成纤维蛋白,使血液凝固。由于直接激活绕过接触因子和内源性凝血系统的凝血因子,因此当因子Ⅷ、Ⅸ、Ⅺ、Ⅻ缺陷及其抑制物存在时,该实验不受影响。在贫血小板的血浆中分别加入狼疮抗凝物质的筛选试剂和确诊试剂,记录两者凝固时间的比值。

2. 参考值

正常在 28~48s 范围,其筛选试验检测值/确诊试验检测值为 0.8~1.2。

3. 临床评价

若比值大于 2.0,提示狼疮抗凝物质呈强阳性;若比值为 1.5~2.0,提示狼疮抗凝物质呈中等程度阳性;若比值为 1.2~1.5,提示狼疮抗凝物质呈弱阳性;若比值小于 1.2,但筛选试验和确诊试验结果均延长,需进一步检测因子 Ⅱ、Ⅴ、Ⅹ 的活性或明确其抗体。本试验阳性见于有狼疮抗凝物质存在的患者,如 SLE、自发性流产、某些血栓形成性疾病。另外,患者血用 0.13 mol/L 枸橼酸钠(9:1)抗凝,溶血标本勿做本实验。所得血浆血小板数应小于 10×10^9/L,新鲜血浆检测或立即储存于 2~8℃,但必须 4 小时内测试完毕。对黄疸、高脂血症及 Hct 大于 55% 的患者血浆,该实验结果可能有误。

三、纤维蛋白溶解活性检测

(一)组织纤溶酶原激活物活性及抗原测定

1. 组织纤溶酶原激活物活性(t-PA:A)检测

(1)原理

发色底物法。在组织型纤溶酶原激活物(t-PA)和共价物作用下,纤溶酶原转变为纤溶酶,后者使发色 S-2251 释放出发色基团 PNA,显色的深浅与 t-PA:A 呈正比。

(2)参考值

t-PA:Ag 为 300~600 U/L。

2. 组织纤溶酶原激活物抗原(t-PA:Ag)检测

(1)原理

酶联免疫吸附法。将纯化的 t-PA 单克隆抗体包被在固相载体上温育,然后加含有抗原的标本,标本中的 t-PA 抗原与固相载体上的抗体形成复合物。此复合物与辣根过氧化物酶标记的 t-PA 单克隆抗体起抗原抗体结合反应,形成双抗体夹心免疫复合物,后者可使邻苯二胺基质液呈棕色反应,其反应颜色深浅与标本中的 t-PA 含量呈正比关系。

(2)参考值

PAI:A 为 1~12 μg/L。

(3)临床评价

1)t-PA 抗原或活性增高。表明纤溶活性亢进,见于原发及继发性纤溶症,如 DIC 也见于应用纤溶酶原激活物类药物。

2)t-PA 抗原或活性降低。表示纤溶活性减弱,见于高凝状态和血栓性疾病。

(二)纤溶酶原激活物抑制物活性及抗原测定

1. 血浆纤溶酶原活化抑制物活性(PAI:A)检测

(1)原理

发色底物法。过量的纤溶酶原激活物(t-PA)和纤溶酶原加入待测血浆中,部分 t-

PA与血浆中的PAI作用形成无活性的复合物,剩余的t-PA作用于纤溶酶原,使其转化为纤溶酶,后者水解发色底物S-2251,释放出对硝基苯胺(PNA),生色强度与PAI活性呈负相关。

(2)参考值

PAI:A为(100~1000)AU/L。

(3)临床评价

目前,PAI的检测主要是为观察PAI与t-PA的比例及了解机体的潜在纤溶活性。因此,PAI与t-PA应同时检测,单纯检测PAI,不管是抗原含量还是活性,意义都不大。

1)增高。PAI:A增高常见于高凝状态和血栓性疾病。

2)降低。PAI:A降低常见于原发性和继发性纤溶。

2. 血浆纤溶酶原活化抑制物抗原(PAI:Ag)检测

(1)原理

1)酶联免疫吸附法。双抗体夹心法同t-PA:Ag检测。

2)SDS-PAGE凝胶密度法。受检血浆中加入过量纤溶酶原激活物(PA)与血浆中PAI形成PA-PAI复合物,然后将作用后的血浆于SDS凝胶平板上电泳,同时用已知标准品做对照,确定复合物的电泳位置,电泳完毕后染色,再置于自动凝胶板密度扫描仪上扫描,可得知样品中PAI含量。

(2)参考值

酶联免疫吸附法:4~43μg/L。

SDS-PAGE凝胶密度法<100U/L。

(3)临床评价

PAI:Ag检测同PAI活性测定。酶联免疫吸附法应采用缺乏血小板血浆的标本,否则将影响检测结果。SDS-PAGE凝胶密度法试剂中丙烯酰胺、双丙烯酰胺、四甲基乙二胺是有毒物质,操作中应注意避免与皮肤接触。

(三)血浆纤溶酶原活性及抗原测定

1. 血浆纤溶酶原活性(PLG:A)检测

(1)原理

发色底物法。纤溶酶原在链激酶或尿激酶作用下转变为纤溶酶,纤溶酶作用于发色底物S-2251,释放出对硝基苯胺(PNA)而显色。颜色深浅与纤溶酶活性呈正相关。

(2)参考值

血浆纤溶酶原活性为85.55%±27.83%。

(3)临床评价

PLG 测定可替代早先的优球蛋白溶解时间测定和染色法进行的纤溶酶活性测定,尤其是 PLG 活性测定,在单独选用时较为可靠。在溶栓治疗时,因使用的链激酶类型不同,在治疗开始阶段 PLG 含量和活性的下降,不一定是纤溶活性增高的标志,应同时进行 FDP 的测定,以了解机体内真正的纤溶状态。先天性纤溶酶原缺乏症必须强调抗原活性和含量同时检测,以了解是否存在交叉反应物质。

1) 增高

表示其激活物的活性(纤溶活性)降低,常见于血栓前状态和血栓性疾病。

2) 降低

表示纤溶活性增高,常见于原发性纤溶症、DIC、前置胎盘、肿瘤扩散、大手术后、肝硬化、重症肝炎、门脉高压、肝切除等获得性纤溶酶原缺乏症中同样可见。

3) PLG 缺陷症

PIG 缺陷症可分为交叉反应物质阳性(CRM+)型(PLG:Ag 正常和 PLG:A 降低)和 CRM- 型(PLG:Ag 和 PLG:A 均降低)。

2. 血浆纤溶酶原抗原(PLG:Ag)检测

(1)原理

酶联免疫吸附法。将纯化的兔抗人纤溶酶原抗体包被在酶标反应板上,加入受检血浆,血浆中的纤溶酶原(抗原)与包被在反应板上的抗体结合,然后加入酶标记的兔抗人纤溶酶原抗体。酶标抗体与结合在反应板上的纤溶酶原结合,最后加入底物显色,显色的深浅与受检血浆中纤溶酶原的含量呈正相关。根据受检者测得的 A 值,从标准曲线计算标本中 PLG 的抗原含量。

(2)参考值

血浆纤溶酶原抗原含量为 (0.22 ± 0.03) g/L。

(3)临床评价

同纤溶酶原活性测定。

(四)纤溶酶-抗纤溶酶复合物(PAP)测定

(1)原理

酶联免疫吸附法。采用特异的鼠抗人纤溶酶-抗纤溶酶复合物(PAP)单克隆抗体包被,用双抗体夹心法检测血浆中 PAP 浓度。

(2)参考值

纤溶酶-抗纤溶酶复合物浓度为 $0 \sim 15$ μg/L。

(3)临床评价

PAP 测定用于高纤溶酶血症和血栓治疗的临床检测。α2-抗纤溶酶在溶栓治疗过程中被消耗。PAP 复合物的检测结果可了解纤溶酶血症的程度和出血的可能性。伴随纤维蛋白形成增加和高纤溶酶血症的疾病,PAP 复合物的含量也增加。所以,对于许多疾病,纤维蛋白降解产物的水平和 PAP 的水平呈正相关。除溶栓治疗外,一旦 PAP 浓度高于 150 μg/L,则有血栓形成倾向或预示纤维亢进。

(五)α2-抗纤溶酶活性及抗原测定

1. 血浆 α2-抗纤溶酶活性(α2-AP:A)检测

(1)原理

发色底物法。受检血浆中加入过量的纤溶酶,使 α2-AP 与纤溶酶形成复合物,剩余的纤溶酶作用于发色底物(HD-Nva-CHA-Lys-PNA)释出 PNA 而显色,显色的深浅与血浆中剩余的纤溶酶呈正相关,而纤溶酶又与血浆中 α2-AP 呈负相关。

(2)参考值

α2-抗纤溶酶活性为 95.6% ±12.8%。

(3)临床评价

α2-AP 检测具有鉴别诊断的价值,根据 α2-AP:A 和 α2-AP:Ag 的不同,可将 α2-AP 缺陷分为 CRM+型和 CRM-型。

1)增高

α2-AP 增高常见于静脉、动脉血栓形成,恶性肿瘤、分娩后等。

2)降低

α2-AP 降低常见于肝病、DIC、手术后、先天性 α2-AP 缺乏症。

2. 血浆 α2-抗纤溶酶抗原(α2-AP:Ag)检测

(1)原理

酶联免疫吸附法。将纯化 α2-AP 单抗包被于酶标板上,加入受检血浆,血浆中 α2-AP(抗原)与包被在反应板上的抗体结合。然后加入酶标记的 α2-AP 抗体,酶标记的抗体与结合在反应板上的 α2-AP 结合,加入底物显色,显色的深浅与血浆中 α2-AP:Ag 的含量呈正相关。根据所测得的 A 值,可从标准曲线中计算出血浆中 α2-AP:Ag 的含量。

(2)参考值

血浆 α2-抗纤溶酶抗原含量为 66.9 ±15.4 mg/L。

(3)临床评价

同血浆 α2-AP:A 检测。

四、纤维蛋白降解产物检测

(一) 血浆鱼精蛋白副凝固实验

(1) 原理

在凝血酶的作用下,纤维蛋白原释放出肽 A、B 后转变为纤维蛋白单体(FM),纤维蛋白在纤溶酶降解的作用下产生纤维蛋白降解产物(FDP),FM 与 FDP 形成可溶性复合物,鱼精蛋白可使该复合物中 FM 游离,后者又自行聚合呈肉眼可见的纤维状、絮状或胶冻状,反映 FDP 尤其是碎片 X 的存在。

(2) 参考值

常见于正常人为阴性。

(3) 临床评价

1) 阳性

DIC 的早期或中期。本试验假阳性常见于大出血(创伤、手术、咯血、呕血)和样品置冰箱等。

2) 阴性。

常见于正常人、DIC 晚期和原发性纤溶症。

(二) 纤维蛋白(原)降解产物测定

(1) 原理

胶乳凝集法。用抗纤维蛋白(原)降解产物(FDP)抗体包被的胶乳颗粒与 FDP 形成肉眼可见的凝集物。

(2) 参考值

纤维蛋白(原)降解产物小于 5 mg/L。

(3) 临床评价

1) 原发性纤溶亢进时,FDP 含量可明显升高。

2) 高凝状态、DIC、器官移植的排异反应、妊娠高血压综合征、恶性肿瘤、心脏疾病、肝脏疾病、肾脏疾病、静脉血栓、溶栓治疗等导致继发性纤溶亢进时,FDP 含量升高。

另外,试剂应储存于 2~8℃,用前取出,置于室温中;包被抗体的乳胶悬液,每次用前需充分混悬状态;待测血浆用 0.109 mol/L 枸橼酸钠抗凝,每分钟 3000 转离心 15 分钟。当类风湿因子强阳性存在时,可产生假阳性反应,样本保存时间为 20℃ 24 小时、-20℃ 1 个月。

(三) D - 二聚体测定

1. 原理

酶联免疫吸附法。一种单抗包被于聚苯乙烯塑料板上,另一种单抗标记为辣根过氧化物酶。加入样品后在孔内形成特异抗体—抗原—抗体复合物,可使基质显色,生色深浅与标本中 D-二聚体含量成正比。

2. 参考值

D-二聚体含量为 0~0.256 mg/L。

3. 临床评价

(1) D-二聚体是交联纤维蛋白降解中的一个特征性产物,在深静脉血栓、DIC、心肌梗死、重症肝炎、肺栓塞等疾病中升高。

(2) D-二聚体也可作为溶栓治疗有效的观察指标。

(3) 陈旧性血栓患者 D-二聚体并不高。

本实验需注意以下几点:①一份样品与最后一份样品的加入时间相隔不宜超过 15 分钟,包括标准曲线在内不超过 20 分钟;②加标准品和待测样品温育 1 小时 30 分钟后,第一次洗涤时,切勿使洗涤液漏出,以免孔与孔之间交叉污染,影响定量的准确性;③血浆样品,常温下保存 8 小时,4℃下保存 4 天,-20℃以下保存 1 个月,临用前 37℃水浴中快速复溶;④所用定量移液管必须精确;⑤操作过程中尽量少接触酶标板的底部,以免影响板的光洁度给检测带来误差。读数前用软纸轻轻擦去底部可能附着的水珠或纸痕;⑥如样品 D-二聚体含量超过标准品上限值,则将样品作适当稀释后再检测,含量需再乘稀释倍数。

(四) 纤维蛋白单体 (TM) 测定

1. 原理

醛化或鞣酸化的"O"型人红细胞作为固相载体与特异性抗纤维蛋白单体 IgG 结合,形成固相抗体,加入血浆后,与可溶性纤维蛋白单体发生抗原抗体反应,使红细胞发生凝聚,从而可间接测得血浆中存在的纤维蛋白单体的含量。

2. 参考值

红细胞凝聚呈阳性反应,正常人呈阴性。

3. 临床评价

(1) 临床各种易诱发高凝状态的疾病都可能出现阳性结果,如败血症、感染性疾病(细菌与病毒感染)、休克、组织损伤、肿瘤、急性白血病、肝坏死、急性胰腺炎、妊娠高血压综合征等。

(2) DIC 患者呈强阳性反应。

(五) 纤维蛋白肽 $B\beta 1-15$ 与 $B\beta 15-42$ 测定

1. 原理

荧光色谱法。蛋白质或多肽依其相对分子质量的大小可在层析中进行有机相和无机相洗脱和分配,再与标准品对照,以确定受检血浆中多肽的位置和含量。若将受检血浆用荧光物质衍生则可大大提高检测的敏感性。本试验以上述原理为基础,利用高压液相色谱仪将预处理后的受检血浆中不同的纤维蛋白多肽分离,与标准品比较后测定出分离的纤维蛋白肽,再与特定标准品比较,从而测定出纤维蛋白肽 Bβ1-15 与 Bβ15-42 的含量。

2. 参考值

纤维蛋白肽 Bβ1-15:0.74~2.24 nmol/L。

纤维蛋白肽 Bβ15-42:1.56±1.20 nmol/L。

3. 临床评价

血浆中 Bβ1-15 与 Bβ15-42 含量增高反应纤溶活性增强,常见于高凝状态、血栓性疾病、原发性纤溶、DIC 等情况。

(王培柱)

第六篇

血液病诊断

第六章

血液病症候

第十一章 红细胞疾病

一、贫血

【诊断标准】
WHO 于 1972 年制订的贫血标准。

1. 在海平面地区,Hb 低于以下水平可以诊断为贫血:6 个月到 6 岁的儿童为 110g/L;6~14 岁的儿童为 120g/L;成年男性为 130g/L;成年女性为 110g/L。

2. 诊断贫血的指标也以压缩的红细胞容量(VPRC)或血细胞比容(HTC)为标准。成年男性 HTC < 0.40;成年女性 HTC < 0.35 或 0.37,可诊断为贫血。

贫血的形态学分类的诊断标准如下:正常细胞性贫血 MCV80~100g,LMCH27~34pg,MCH 320~360g/L;大细胞贫血的主要诊断依据为 MCV 超过 100fL 即可诊断;小细胞低色素贫血 MCV < 80fL,MCH < 27pg,MCHC < 320g/L。

二、小儿贫血

【诊断标准】

1. 世界卫生组织(WHO)标准

6 月龄至 6 岁小儿,Hb < 110g/L;6~14 岁小儿,Hb < 120g/L(均为海平面)。

2. 国际营养性贫血咨询组的标准

6 个月龄至 10 岁,Hb < 110g/L;男 11~14 岁,Hb < 120g/L;女 11~14 岁,Hb < 115g/L;男 15 岁以上,Hb < b130g/L;女 15 岁以上,Hb < 120g/L。

三、缺铁性贫血

【诊断标准】
缺铁在临床上可分为三个阶段:储存铁缺乏、缺铁性红细胞生成、缺铁性贫血。

1. 缺铁性贫血的诊断标准

小细胞低色素贫血。男性 HB < 120g/L;女性 HB < 110g/L;孕妇 < 100g/L。

(1) MCV < 80Fl,MCH < 27pg,MCHC < 0.32,红细胞形态可有明显的低色素表现。

(2) 有明显缺铁的病因和临床表现。

(3) 血清铁 <8.95μmol/L(50μg/dL);总铁结合力 >64.44μmol/L(360μg/dL)。

(4) 运铁蛋白饱和度 <0.15。

(5) 骨髓铁染色显示骨髓小粒可染铁消失,铁粒幼细胞 <15%。

(6) 红细胞游离卟啉(FEP) >0.9μmol/L;血液锌卟啉(ZPP) >0.96μmol/L;FEP/Hb >4.5μg/g。

(7) 血清铁蛋白 <12μg/L。

(8) 血清可溶性运铁蛋白受体(sTfR)浓度 >26.5nmol/L。

(9) 铁剂治疗有效。

符合第1条和2~9条中任何两条以上者,可诊断为缺铁性贫血。

2. 储存铁缺乏的诊断标准

符合以下任何一条即可诊断。

(1) 血清铁蛋白 <12μg/L。

(2) 骨髓铁染色显示骨髓小粒可染铁消失。

3. 缺铁性红细胞生成的诊断标准

符合储存铁缺乏的诊断标准,同时有以下任何一条符合者即可诊断。

(1) 运铁蛋白饱和度 <0.15。

(2) 红细胞游离原卟啉 >0.9μmol/L;血液锌卟啉 >0.96μmol/L;FEP/Hb >4.5μg/g。

(3) 骨髓铁染色显示骨髓小粒可染铁消失,铁粒幼细胞 <15%。

(4) 血清可溶性运铁蛋白受体(sTfR) >26.5nmol/L。

4. 非单纯性缺铁性贫血的诊断标准

具备并发症的缺铁性贫血,即缺铁性贫血患者同时合并感染、炎症、肿瘤或肝脏疾病、慢性病贫血合并有缺铁。此时的血清铁、总铁结合力、血清铁蛋白、FEP、ZPP 等铁参数因并发症的存在而受到影响,不能正确反映缺铁。非单纯性缺铁性贫血除应符合贫血的诊断外,符合以下任何一条即可确诊。

(1) 红细胞内碱性铁蛋白 <6.5ag/细胞。

(2) 血清可溶性运铁蛋白(sTfR) >26.5nmol/L。

(3) 骨髓铁染色显示骨髓小粒可染色铁消失。

(4) 铁剂治疗有效。

四、叶酸缺乏的巨幼细胞贫血

【诊断标准】

1. 临床表现

(1) 贫血的症状。

(2)常伴有消化道症状,如食欲不振、恶心、腹泻、腹胀等。另外还表现为舌质红、乳头萎缩、舌面光滑等症状。

2.实验室检查

(1)大细胞性贫血。MCV>100fL,多数红细胞呈大卵圆形,网织红细胞常降低。

(2)白细胞及血小板异常减少,中性粒细胞胞核分叶过多(5叶者>5%或6叶者>1%)。

(3)骨髓增生明显活跃,红系呈典型红细胞生成,巨幼红细胞>10%。粒细胞系统及巨核细胞系统亦有巨型变,特别是晚幼粒细胞改变明显,核质疏松、肿胀,巨核细胞有核分叶过多,造成血小板生成障碍。

(4)生化检查

1)血清叶酸测定(放射免疫法)<6.91nmol/L(3ng/mL)。

2)红细胞叶酸测定(放射免疫法)<227nmol/L(100mmg/mL)。

具备上述生化检查者,可能同时具有临床表现的1、2项,可诊断为叶酸缺乏。叶酸缺乏的患者,如有临床表现的1、2项,加上实验室检查1~3或2项者,则诊断为叶酸缺乏的巨幼细胞贫血。

五、维生素 B_{12} 缺乏的巨幼细胞贫血

【诊断标准】

1.临床表现

(1)贫血症状。

(2)消化道症状及舌痛、色红、乳头消失、表面光滑。

(3)神经系统症状主要为脊髓后侧束变性,表现为下肢对称性深部感觉及振动感觉消失,严重的可表现为平衡失调及步行障碍,亦可同时出现周围神经病变及精神抑郁。

2.实验室检查

(1)大细胞贫血。MCV>100fL,红细胞呈大卵圆形,网织红细胞常降低。

(2)白细胞及血小板异常减少。中性粒细胞分叶过多(5叶者>5%或6叶者>1%)。

(3)骨髓呈典型的巨幼红细胞生成,巨幼红细胞>10%,粒细胞系统及巨核细胞系统亦有巨型变。

3.生化检查

(1)血清维生素 B_{12} 测定(放射免疫法)<74~103pmol/L(100~140ng/mL)。

(2)红细胞叶酸测定(放射免疫法)<227nmol/L(100mg/mL)。

具备以上实验室检查中的生化检查,诊断为维生素 B_{12} 缺乏。这类患者可能同时伴有临床表现1、2、3项(或仅有3项),如有实验室检查1~3或2项,可诊断为维生素 B_{12} 缺

乏的巨幼细胞贫血。

六、恶性贫血

【诊断标准】

1. 临床表现

(1) 贫血的症状。

(2) 消化道症状及舌痛、舌色红、舌表面光滑。

(3) 神经系统症状,包括典型的脊髓后侧束联合病变及周围神经病症状。

2. 实验室检查

(1) 大细胞性贫血,红细胞多数呈卵圆形。网织红细胞常降低。

(2) 白细胞和血小板可减少,中性粒细胞分叶过多(5 叶者 >5% 或 6 叶者 >1%)。

(3) 骨髓红系统呈典型的巨幼红细胞生成,巨幼红细胞 >10%。粒细胞系统及巨核细胞系统亦有巨型改变。

(4) 特殊检查

1) 血清维生素 B_{12} 测定(放射免疫法) <29.6pmol/L(40pg/mL)。

2) 血清内因子阻断抗体阳性。

3) 维生素 B_{12} 吸收试验。阳性(24 小时尿中的排出量 <4%,加服内因子后可恢复正常)。

具备以上临床表现 1、2、3 项(或仅有 3 项)、实验室检查 1、3 项及特殊检查中 1、2 项者,怀疑有恶性贫血。确诊需有特殊检查的 3 项。

七、慢性病贫血

【诊断标准】

1. 临床表现

(1) 贫血多呈轻至中度贫血。

(2) 常伴有慢性感染、炎症、肿瘤。

2. 实验室检查

(1) 多为正细胞正色素贫血,亦可有 30%~50% 为小细胞低色素性贫血,但 MCV 很少 <72fl。

(2) 网织红细胞正常。

(3) 骨髓细胞铁染色示红系细胞中铁粒减少,而在吞噬细胞内铁粒增多。

(4) 红细胞游离原卟啉(FEP)增多。

(5) 血清铁(SI)及总铁结合力(TIBC)均低于正常,运铁蛋白饱和度(TS)正常或稍低。

(6) 血清铁蛋白(SF)水平高于正常。

八、再生障碍性贫血

【诊断标准】

1. 全血细胞减少,网织红细胞减少,淋巴细胞相对增多。

2. 骨髓至少一个部位增生减少或重度减少(如增生活跃,须有巨核细胞明显减少及淋巴细胞相对增多),骨髓小粒非造血细胞增多(有条件者做骨髓活检,显示造血组织减少、脂肪组织增加)。

3. 能除外引起全血细胞减少的其他的疾病,如阵发性睡眠性血红蛋白尿症、骨髓增生异常综合征、自身抗体介导的全血细胞性减少、急性造血功能停滞、骨髓纤维化、急性白血病、恶性组织细胞病等。

【急性再生障碍性贫血的诊断标准】

1. 临床表现

发病急,贫血呈进行性加剧,常伴有严重的感染、内脏出血。

2. 血象

除血红蛋白下降较快外,须具备下列诸项中两项。

(1) 网织红细胞 <1%,绝对值 $<15 \times 10^9/L$。

(2) 中性粒细胞 $<0.5 \times 10^9/L$。

(3) 血小板 $<20 \times 10^9/L$。

3. 骨髓象

(1) 多部位(包括胸骨骨髓)增生减少,三系造血细胞明显减少,非造血细胞相对增多。

(2) 骨髓小粒中非造血细胞相对增多。

【慢性再生障碍性贫血的诊断标准】

1. 临床表现

发病较急性再生障碍性贫血缓慢,贫血、感染、出血相对较轻。

2. 血象

血红蛋白下降速度较慢,网织红细胞、中性粒细胞及血小板减少,但达不到急性再生障碍性贫血的程度。

3. 骨髓象

(1) 三系或两系减少,至少一个部位增生不良,如增生活跃,则淋巴细胞相对增多,巨核细胞明显减少。

(2)骨髓小粒中非造血细胞(如脂肪细胞等)增加。

4.病程中如病情变化,临床、血象、骨髓象与急性再生障碍性贫血相同,则称为重型再生障碍性贫血Ⅱ型。

九、先天性再生障碍性贫血

【诊断标准】

先天性再生障碍性贫血又称为范可尼氏贫血,系常染色体隐性遗传性疾病。

1.临床表现

(1)贫血的临床表现为无肝脾和淋巴结肿大,常见皮肤色素沉着,或片状棕色斑,可有出血倾向及感染。

(2)有先天畸形,如皮肤异常、骨骼畸形(拇指缺如、拇指畸形、第一掌骨发育不全、尺骨、脚趾畸形等)、泌尿生殖系特别是肾畸形或先天性心脏病等。其他异常表现为身材矮小、小头畸形、智力低下、眼先天异常、耳先天异常等。

(3)家族中有同样的患者,10%~30%父母为近亲结婚。

2.实验室检查

(1)常有贫血,多呈大细胞性,也可先有血小板减少或白细胞降低,最后呈全血细胞减少。少数病例可仅一系或两系细胞减少。网织红细胞计数显著降低。粒细胞内可见中毒颗粒。

(2)抗碱血红蛋白增高。

(3)骨髓象。早期可有红细胞系增生和巨幼样变,随病情的进展呈现骨髓增生不良、脂肪增多、淋巴细胞增多、浆细胞增多、组织嗜碱增多、组织细胞增多。

(4)骨髓造血祖细胞培养CFU-E和CFU-C数量减少。根据骨髓单个核细胞在体外生成BFU-E和CFU-E的多少,可分为五个等级:①无任何红系细胞生长,骨髓增生重度减少;②无BFU-E生长,骨髓增生重度减少;③BFU-E减少,骨髓增生呈重度减少;④BFU-E稍减少,出现轻度贫血和(或)血小板减少和(或)大红细胞增多;⑤BFU-E和CFU-E正常或稍少,血象基本正常,无须治疗。

(5)细胞遗传学检查可见染色体断裂、染色体缺失、染色单体互换、核内再复制、环形染色体畸变等染色体不稳定表现。淋巴细胞培养加入DNA交联剂(如丝裂霉素C、博来霉素等)后,上述表现更为明显,可显示大量染色体断裂。

(6)胎儿血红蛋白增多和红细胞抗原持续存在。细胞中过氧化氢酶或过氧化物歧化酶(SOD)水平下降,约半数患儿出现氨基酸尿(多为脯氨酸尿)。

全血细胞减少,骨髓增生不良,伴有先天畸形,临床上可考虑本病。淋巴细胞培养加DNA交联剂后,出现大量染色体断裂等异常是诊断本病的主要依据。

十、纯红细胞再生障碍性贫血

【诊断标准】

1. 临床表现

(1) 有贫血症状和体征,如心悸、气短、苍白等。

(2) 无出血,无发热。

(3) 无肝脾肿大。

2. 实验室检查

(1) 血常规。血红蛋白低于正常值(男性 120g/L,女性 110g/L);网织红细胞 1%,绝对值减少。白细胞计数及血小板均在正常范围内(少数患者有轻度白细胞或血小板减少),白细胞分类正常,红细胞及血小板形态正常。

(2) 血细胞比容较正常减少。

(3) MCV、MCH、MCHC 在正常范围内。

(4) 骨髓象。骨髓红细胞系统各阶段显著低于正常值。幼稚红系应少于5%,粒细胞系及巨核细胞系的各阶段在正常范围内。红系严重减少时,粒系的百分比相对增加,各阶段比例正常。个别患者的巨核细胞可能增多。三系细胞无病态造血,且罕有遗传学异常,本病无髓外造血。

(5) Ham 和 Coombs 试验阴性,尿 Rous 试验阴性(频繁输血者尿 Rous 试验可阳性)。血清铁、总铁结合力、铁蛋白可增加,部分患者 IgG 增高。

3. 部分患者有胸腺瘤,有些继发性患者发病前有氯霉素或苯接触史,有的患者合并恶性肿瘤、自身免疫性疾病(如 SLE)、其他血液病(如慢性淋巴细胞白血病)。

4. 先天性患者发病较早,可伴有先天畸形,父母常为近亲结婚。

5. 个别 MDS 以纯红细胞再生障碍形式为最初的表现,染色体(如 5 号染色体)核型异常。儿童患者应注意与急性淋巴细胞白血病前期相鉴别(该病通常表现为急性红系造血功能停滞,2~3 个月后发生急性淋巴细胞白血病)。

在分型方面,纯红细胞再生障碍性贫血在临床上通常分为先天性和获得性两大类。获得性纯红细胞再生障碍又有继发性和原发性两种。

十一、β 珠蛋白生成障碍性贫血

【诊断标准】

(一) 重型 β 珠蛋白生成障碍性贫血

1. 临床表现

自出生后 3~6 个月起出现贫血、肝脾肿大、骨骼改变(如颧骨隆起、眼距增宽、鼻梁低平等),呈现特殊的地中海贫血面容,X线检查可见外板骨小梁条纹清晰呈直立的毛发样,发育滞后。

2. 实验室检查

血红蛋白<60g/L,呈小细胞低色素性贫血,红细胞形态不一、大小不均,有靶形红细胞(10%以上)和红细胞碎片。网织红细胞增多,外周血出现较多的有核红细胞,骨髓中红细胞系统极度增生。首诊HbF达30%~90%。

3. 遗传学

父母均为β珠蛋白生成障碍性贫血。

符合以上条件者可作出临床诊断,进一步诊断需进行基因分析。

(二)中间型β珠蛋白生成障碍性贫血

1. 临床表现

多在2~5岁时出现贫血,症状和体征较重型轻,可有地中海贫血面容。

2. 实验室检查

血红蛋白为60~100g/L,成熟红细胞形态与重型相似,网织红细胞增多,可见有核细胞,HbF>3.5%。

3. 遗传学

父母均为珠蛋白生成障碍性贫血。

符合以上条件者可作出临床诊断,进一步诊断需进行基因分析。

(三)轻型β珠蛋白生成障碍性贫血

1. 临床表现

无症状或有轻度贫血症状,偶见轻度脾肿大。

2. 实验室检查

血红蛋白>110g/L,末梢血中可有少量靶形红细胞,红细胞呈轻度大小不均。MCV<79fl,MCH<27pg,红细胞脆性降低。HbA2>3.5%或正常;HbF正常或轻度增加(不超过5%)。

3. 遗传学

父母至少有一方为β珠蛋白生成障碍性贫血。

符合上述条件者可做出临床诊断,进一步诊断需进行基因分析。

(四)静止型β珠蛋白生成障碍性贫血基因携带者

1. 临床表现

无症状。

2. 实验室检查

血红蛋白正常,MCV<79fl,MCH<27pg,红细胞脆性降低,网织红细胞正常。

HbA2 >3.5%或正常；HbF 正常或轻度增加(不超过 5%)。

3. 遗传学

父母至少一方为 β 珠蛋白生成障碍性贫血。

符合上述条件者可做出临床诊断,进一步诊断需进行基因分析。

十二、α 珠蛋白生成障碍性贫血

【诊断标准】

(一)重型 α 珠蛋白生成障碍性贫血

1. 临床表现

胎儿在宫内死亡或早产后数小时内死亡。具体症状为胎儿苍白、皮肤剥脱、全身水肿、轻度黄疸、肝脾肿大、体腔积液、巨大胎盘。孕妇可有妊娠高血压综合征。

2. 实验室检查

脐血血红蛋白明显降低,红细胞中心浅染、形态不一、大小不均,有核红细胞明显增多,靶形红细胞明显增多。血红蛋白电泳:Hb Bart 成分 >70%,少量 Hb Portland 可出现 HbH。

3. 遗传学

父母双方均为珠蛋白生成障碍性贫血。

符合上述条件者可做出临床诊断,进一步诊断需进行基因分析。

(二)中间型 α 珠蛋白生成障碍性贫血

1. 临床表现

轻度至中度贫血(少数患者血红蛋白低于60g/L 或高于100g/L),可有肝脾肿大和黄疸,可有地中海贫血面容。

2. 实验室检查

红细胞形态基本与重型 β 珠蛋白生成障碍性贫血相同,红细胞内可见包涵体。骨髓中红细胞系统增生极度活跃。血红蛋白电泳出现 HbH 区带,HbH 成分为 5%~30%(个别患者 HbH 成分小于 5% 或高达 40%),也可出现少量 Hb Bart(出生时 Hb Bart 可达 15% 以上)。

3. 遗传学

父母双方均为 α 珠蛋白生成障碍性贫血。

符合上述条件者可做出临床诊断,进一步诊断需进行基因分析。

(三)轻型 α 珠蛋白生成障碍性贫血

1. 临床表现

无症状或轻度贫血症状,肝脾无肿大。

2. 实验室检查

出生时 Hb Bart 可占 5%~15%,几个月后消失,红细胞有轻度形态改变,可见靶形红细胞,血红蛋白稍降低或正常。MCV<79fl,MCH<27pg,红细胞脆性降低。血红蛋白电泳正常,可检出 ζ 珠蛋白链。

3. 遗传学

父母一方或双方为 α 珠蛋白生成障碍性贫血。

除外其他珠蛋白生成障碍性贫血、缺铁性贫血和慢性病贫血。

符合以上条件可做出临床初步诊断,确定诊断需做基因分析。

(四)静止型 α 珠蛋白生成障碍性贫血基因携带者

出生时 Hb Bart 约为 1%~2%,随后很快消失,无贫血,血红蛋白电泳正常,红细胞形态正常(少部分可见 MCV<79fl,MCH<27pg,红细胞脆性试验阳性)。

2. 遗传学

父母中至少一方为 α 珠蛋白生成障碍性贫血,确定诊断需做基因分析。

(五)遗传性胎儿血红蛋白持续存在综合征(HPFH)

1. 临床无症状。

2. 血象正常,红细胞内有高浓度的 HbF 持续存在至成年。血红蛋白电泳,杂合子 HbF>15%,纯合子血红蛋白均为 HbF。酸洗脱试验示红细胞内均有 HbF,HbF 分布于全部红细胞中。

3. 父亲或母亲为 HPFH 纯合子或杂合子。

4. 除外 δ、β 珠蛋白生成障碍性贫血。

十三、异常血红蛋白病

【诊断标准】

1. 临床表现

异常血红蛋白病的变异大多数没有临床症状体征,仅少数有临床表现。

(1)贫血、黄疸。

(2)肝脾肿大。

(3)发绀。

2. 实验室检查

(1)pH8.6TEB 缓冲液醋酸纤维膜血红蛋白电泳可见异常区带。

(2)血红蛋白含量减少;网织红细胞增高。

(3)血红蛋白含量增高或正常。

(4)红细胞大小不均,中央浅染区扩大,形态正常,有靶形红细胞。

3. 遗传

(1)纯合子。父母均为杂合子。

(2)杂合子。父母之一为杂合子。

4. 不同类型异常血红蛋白特性与功能检查(必需的诊断条件)

(1)不稳定血红蛋白病

1)热变性试验及异丙醇试验阳性。

2)有变性珠蛋白小体。

(2)氧亲和力有改变的血红蛋白病

1)氧亲和力增高:氧解离曲线左移。

2)氧亲和力降低:氧解离曲线右移。

(3)血红蛋白 M 病

1)有异常血红蛋白吸收光谱。

2)高铁血红蛋白增高。

(4)镰状细胞性贫血

1)镰变试验阳性。

2)溶解度试验阳性。

(5)潜隐性异常血红蛋白

1)pH8.6TEB 缓冲液醋酸纤维膜血红蛋白电泳未见异常区带。

2)聚丙烯酰胺胶电泳可见异常肽链。

3)等电聚焦电泳可见异常区带。

4)高效液相层析分离出异常血红蛋白。

5. 其他

有条件者可应用等电聚焦电泳及高效液相分析异常成分,进一步做肽链分析及蛋白质化学结构分析。新发现的异常血红蛋白必须做蛋白质化学结构分析和(或)基因分析。

具有上述临床表现中的 1 项或 2 项加实验室检查中第 1 项与 2~4 项中任一项和遗传中任一项;血红蛋白检查类中 1~4 项中任一项加实验室检查中第 1 项;或血红蛋白检查中第 5 项 2~4 中任一点,加遗传中任一项符合上述两项条件之一者均可诊断为异常血红蛋白。但要明确该异常血红蛋白变异并得到国际公认,必须做蛋白质化学结构分析、基因分析、DNA 碱基序列分析。

十四、遗传性球形红细胞增多症

【诊断标准】

1. 临床表现

(1) 贫血轻重不等,于再生障碍危象时加重,多表现为小细胞高色素性贫血。

(2) 黄疸呈间歇性。

(3) 脾脏可呈轻度或中度肿大,多数情况下伴有肝大,常有胆囊结石。

(4) 半数以上病例有阳性家族史,多呈常染色体显性遗传。

2. 实验室检查

(1) 具备溶血性贫血的实验室检查特点:红细胞 MCHC 增高。

(2) 可见胞体小、染色深、中心浅染区消失的小球形红细胞,数量可从 1%~2% 到 60%~70%,大多在 10% 以上(正常人 <5%)但也有约 20% 的患者缺乏典型的球形红细胞。

(3) 红细胞渗透脆性试验(OF)。正常人开始溶血 0.42%~0.46%,完全溶血 0.28%~0.32%。本症多于 0.50%~0.75% 开始溶血,0.40% 完全溶血。如开始溶血在 0.50% 以下,但高于对照管 0.08% 以上,亦有诊断意义。如常温下检验结果正常,经 24 小时温育后渗透脆性增加,开始溶血浓度较正常人对照高出 0.08% 以上,亦可认为有诊断意义。

(4) 自溶试验(48 小时)。溶血 >5%,温育前先加入葡萄糖或 ATP 可明显减少溶血。

(5) 酸化甘油溶血试验(AGLT50)。酸化甘油溶血试验呈阳性(150 秒以内)。

(6) 应用 SDS 聚丙烯酰胺凝胶电泳进行红细胞膜蛋白分析,部分病例可见收缩蛋白等膜骨架蛋白减少。

若外周血有较多小球形红细胞(>10%),红细胞渗透脆性试验增加,有阳性家族史,无论有无症状,遗传性球形红细胞增多症(HS)诊断可成立;若外周血有较多的小球形红细胞,OF 增加,但家族史呈阴性,须除外免疫性溶血性贫血、不稳定血红蛋白病等原因产生的球形红细胞增多,方可确定诊断;若有阳性家族史,但外周血小球形红细胞不够多(5% 左右),需做渗透脆性试验、自溶试验、酸化甘油溶血试验等加以证实;若外周血小球形红细胞不够多,又无阳性家族史,则诊断本病需借助较多的试验,包括红细胞膜蛋白组分分析、基因分析等,并需除外先天性非球形红细胞溶血性贫血等方可诊断。

十五、遗传性椭圆形红细胞增多症

【诊断标准】

1. 临床表现和分型

(1) 隐匿型。无症状,无溶血及贫血表现。

(2)溶血代偿型。有溶血的表现,但无贫血,可有轻度黄疸和脾肿大。

(3)溶血性贫血型。贫血、黄疸、脾肿大较显著,且在慢性溶血过程中可发生胆石症、再生障碍或溶血危象。

2. 实验室检查

(1)轻重不等的溶血性贫血血象,隐匿型可完全正常。

(2)典型的表现为外周血涂片可见多数椭圆形红细胞,呈椭圆形、棒状、卵圆形等多种形态,占红细胞的25%以上(常在50%以上)。椭圆形红细胞的轴率(即短径/长径)均小于0.78,可伴有少数异形红细胞或球形红细胞。

(3)少数兼有球形特性的椭圆形红细胞增多症,渗透脆性和自溶试验增高。

3. 家族史

本病大多属常染色体显性遗传,多数患者有阳性家族史。

凡符合以上三项者即可确诊,如无阳性家族史,椭圆形红细胞占50%以上者亦可确诊。

十六、遗传性口形红细胞增多症

【诊断标准】

1. 临床表现

与 HS 相似,呈常染色体显性遗传,家族史多为阳性。

2. 实验室检查

(1)可有轻重不等的溶血性贫血实验室检查特点。

(2)具有诊断意义的典型表现,为外周血涂片可见红细胞中央苍白区呈一狭长条状的口形红细胞。正常人此种细胞 <4%,如 >5% 则视为病理口形红细胞增多。根据口形红细胞内 Na^+、K^+ 阳离子浓度总量的多少可将此症分为以下三型。

水肿细胞型,即细胞内 Na^+(正常10~20mmol/L)和阳离子总量明显增加,水分进入细胞,使细胞水肿表现为口形。此型细胞渗透脆性增加,MCHC下降,主要在脾内破坏。扫描电镜检查又可将口形红细胞分为四型:Ⅰ型,凹陷较浅;Ⅱ型,碗形;Ⅲ型,球形尚留浅凹者;Ⅳ型,球形口形细胞。

干细胞型,即细胞内 K^+(正常110~125mmol/L)和阳离子总量显著减少,使细胞脱水,红细胞边缘皱缩或不规则,有时可呈靶形,细胞变形性降低。红细胞渗透脆性(OF)降低,MCHC增高,主要在单核-吞噬细胞系统内破坏,将这种细胞置入低渗溶液可变成典型的口形。

其他,不属于上述两型,OF增高,发病机制不明。

3. 其他

除外珠蛋白生成障碍性贫血、肝脏病、肌强直症及氯丙嗪、奎尼丁、长春新碱治疗后，或铅中毒、乙醇中毒等引起的口形红细胞增多。

凡符合上述条件者即可诊断。

十七、阵发性睡眠性血红蛋白尿(PNH)

【诊断标准】

1. 临床表现

符合阵发性睡眠性血红蛋白尿。

2. 实验室检查

1) 酸化血清溶血试验(Ham 试验)、糖水试验、蛇毒因子溶血试验、尿潜血(或尿含铁血黄素)等项试验中凡符合下述任何一种情况，即可诊断。

A. 两项以上阳性。

B. 一项阳性，但须具备下列条件：①两次以上阳性，或一次阳性，但操作正规、有阴性对照、结果可靠，即时重复仍阳性者；②有溶血的直接或间接证据，或有肯定的血红蛋白尿出现；③能除外其他的溶血，特别是遗传性球形红细胞增多症、自身免疫性溶血、葡萄糖-6-磷酸脱氢酶(G6PD)缺乏症所致的溶血和阵发性冷性血红蛋白尿等。

2) 流式细胞仪检查发现。外周血中 CD59 或 CD55 阴性中性粒细胞或红细胞 >10%（5%~10% 为可疑）。

临床表现符合，实验室检查结果具备第一项或第二项者皆可诊断，两者可以相互佐证。

3. 再生障碍性贫血-PNH 综合征

凡再生障碍性贫血转化为 PNH 或 PNH 转化为再生障碍性贫血，以及兼有两病特征者，均属再生障碍性贫血-PNH 综合征。为表明两病发生先后，或同时兼有两病特征而以某病为主，可将本综合征再分为四种情况。

再生障碍性贫血→PNH。指原有肯定的再生障碍性贫血而非未能诊断的 PNH 早期表现，转为可确定的 PNH，再生障碍性贫血的表现不明显。

PNH→再生障碍性贫血。指原有肯定的 PNH（而非下述的第四类），转为再生障碍性贫血，PNH 的表现已不明显。

PNH 伴有再生障碍性贫血特征。指临床及实验室检查所见均说明病情以 PNH 为主，但伴有一个或一个以上部位的骨髓增生低下、有核细胞减少、网织红细胞不增高等再生障碍性贫血表现者。

再生障碍性贫血伴有 PNH 特征。指临床及实验室检查所见均说明病情以再生障碍性贫血为主,便具有 PNH 实验室诊断结果阳性者。

十八、葡萄糖-6-磷酸脱氢酶(G6PD)缺乏症

【诊断标准】

(一)G6PD 筛选及定量测定正常参考值

1. 高铁血红蛋白还原试验

G6PD 活性正常者,还原率在 75% 以上(脐血在 78% 以上),中间缺乏值(杂合体)为 31%~74%(脐血为 41%~77%),严重缺乏值(纯合体或半合体)为 30% 以下(脐血为 40% 以下)。

2. 荧光斑点试验

G6PD 活性正常者:10 分钟内出现荧光。

中间缺乏值:10~30 分钟之间出现荧光。

严重缺乏值:30 分钟不出现荧光。

3. 硝基四氮唑蓝纸片法

G6PD 活性正常者:滤纸片呈紫蓝色。

中间缺乏值:滤纸片呈淡紫蓝色。

严重缺乏值:滤纸片仍红色。

4. G6PD 定量测定

(1)NBT 定量法。其正常值为 13.1~30.0NBT 单位。

(2)WHO 推荐的 Zinkham 法。其正常值为 12.1±2.09U/gHb(37℃)。

(3)ICSH 推荐的 Glock 与 McLean 法。其正常值为 8.34±1.59U/gHb(37℃)。

(4)Chapman 和 Dean 法。其正常值为 2.8~7.3U/gHb(37℃)。

(5)G6PD/6PGD 比值法。通常用的有两种方法:一是按 WHO 推荐的 Zinkham 法,同时测定 G6PD 活性,计算 G6PD/6PGD 比值;二是分别以 6PG 和 G6P 作为底物,用 NBT 定量法分别测定 G6PD 和 6PGD 的活性,计算 G6PD/6PGD 比值。根据 WHO 推荐法其正常值为 G6PD/6PGD≥0.95;根据 NBT 法其正常值为 G6PD/6PGD≥0.98(新生儿≥1.09)。

(二)G6PD 缺乏的实验室诊断标准

1. 一项筛选试验 G6PD 活性属严重缺乏值。

2. 一项 G6PD 活性定量测定其活性较正常平均值低 40% 以上。

3. 两项筛选试验 G6PD 活性属中间缺乏值。

4. 一项筛选试验 G6PD 活性属中间缺乏值,伴有明确的家族史。

5. 一项筛选试验 G6PD 试验活性属中间缺乏值,伴有 Heinz 小体生成试验阳性,但

要有40%红细胞有Heinz小体,每个红细胞有5个以上的Heinz小体,并排除血红蛋白病。

符合上述任何一项者,均可确诊为红细胞G6PD缺乏。

(三)G6PD缺乏导致溶血的诊断标准

1. G6PD缺乏导致新生儿高胆红素血症

(1)生后早期(多为1周内)发生黄疸,成熟儿的血清总胆红素在205.2mol/L(12mg%)以上,未成熟儿在256.5mol/L(15mg%)以上,主要为间接胆红素增多。

(2)有溶血的其他证据(如贫血、网织红细胞增多、尿胆原增加等)。

(3)符合G6PD缺乏的实验室诊断标准。

具备(1)、(2)、(3)项,又能排除其他原因导致黄疸者可确诊;不具备第(2)项或(和)有其他原因并存者,应疑诊为G6PD缺乏所致溶血。

2. 蚕豆病

(1)半个月内有食蚕豆史。

(2)有急性溶血的证据。

(3)符合G6PD缺乏的实验室诊断标准。

需符合上述三项者方可确诊为蚕豆病。

3. 先天性非球形红细胞溶血性贫血(CNSHA)

(1)有慢性溶血的过程,具有黄疸、贫血、脾大三大特征,有些病例可能为不完全表现。

(2)G6PD活性属严重缺乏值,其活性接近零。

(3)排除其他红细胞酶缺乏及(或)异常血红蛋白病。

需符合以上三项方可诊断为G6PD缺乏所致的CNSHA。

4. 药物性溶血

(1)两天内有服用可疑药物史。

(2)有急性溶血的证据。

(3)符合G6PD缺乏的实验室诊断标准。

需符合上述三项方可诊断为由G6PD缺乏所致的药物性溶血。

5. 其他诱因(如感染、糖尿病酸中毒等)所致的药物性溶血

(1)有急性溶血的证据。

(2)符合G6PD缺乏的实验室诊断标准。

(3)无常见的诱因存在(药物、蚕豆等)。

(4)有某种特定的诱因存在,且此种诱因能在其他G6PD缺乏者引起溶血。

如符合上述四项,则可考虑为其他诱因所致的G6PD缺乏溶血性贫血。

十九、丙酮酸激酶(PK)缺乏症

【诊断标准】

(一)红细胞 PK 缺乏的诊断标准

1. PK 活性测定的正常参考值

(1)荧光斑点法 PK 活性筛选实验

1) PK 活性正常,荧光在 20 分钟内消失。

2) PK 活性中间缺乏值(杂合体值),荧光在 25~60 分钟内消失。

3) PK 活性严重缺乏值(纯合体值),荧光 60 分钟后不消失。

(2) PK 活性定量测定(国际血液学标准化委员会推荐的 Blume 法)

1) 正常值。15.0 ± 1.99U/gHb(37℃)。

2) 低底物浓度正常值。正常活性的 14.9% ± 3.71%(37℃)。

3) 低底物浓度 + FDP 正常值。正常活性的 43.5% ± 2.46%(37℃)。

4) 纯合子值在正常活性的 25% 以下;杂合子值为正常活性的 25%~50%。

(3) 中间代谢产物正常值(37℃)

1) ATP:4.23 ± 0.29μmol/gHb。

2) 2,3DPG:12.27 ± 1.87μmol/gHb。

3) PEP:12.2 ± 2.2μmol/gRBC。

4) 2PGA:7.3 ± 2.5μmol/gRBC。

2. 红细胞 PK 缺乏的实验室诊断标准

(1) PK 荧光斑点试验属严重缺乏值范围。

(2) PK 荧光斑点试验属中间缺乏值范围,伴有明确的家族史和(或)2,3DPG 含量有 2 倍以上升高或有其他中间产物变化。

(3) PK 活性定量测定属纯合子范围。

(4) PK 活性测定属杂合子范围,有明确的家族史和(或)中间代谢产物变化。

符合以上四项中任何一项,均可建立 PK 缺乏的实验诊断。如临床上高度怀疑 PK 缺乏,而 PK 活性正常时,应进行低底物 PK 活性定量测定,以确定有无 PK 活性降低。

(二) PK 缺乏导致溶血性贫血的诊断标准

1. 红细胞 PK 缺乏导致新生儿高胆红素血症

(1) 生后早期(多为 1 周内)出现黄疸,成熟儿血清总胆红素超过 205.2μmol/L(12mg%),未成熟儿超过 256.5μmol/L(15mg%),主要为间接胆红素增高。

(2) 有溶血的其他证据(如贫血、网织红细胞增多、尿胆原增加等)。

(3) 符合 PK 缺乏的实验诊断标准。

具备 1、2、3 项,又排除其他原因导致黄疸者可确诊;不具备第 2 项和(或)有其他原因并存者,应疑诊为红细胞 PK 缺乏所致的溶血。

2. 红细胞 PK 缺乏导致先天性非球形红细胞溶血性贫血

(1)呈慢性溶血经过,有脾大、黄疸、贫血(有不完全性 CNSHA,可以只具备其中的两条)。

(2)符合 PK 缺乏的实验诊断标准。

(3)排除其他红细胞酶病及血红蛋白病。

(4)排除继发性 PKD。

符合以上四项方可诊断为遗传性 PKD 所致的先天性非球形红细胞溶血性贫血。

二十、温抗体型自身免疫性溶血性贫血

【诊断标准】

1. 临床表现

原发性者多为女性,年龄不限。临床表现除溶血和贫血外无特殊症状,半数有脾大,1/3 有黄疸和肝大。继发者常伴有原发疾病的临床表现。

2. 实验室检查

(1)贫血的程度不一,有时很严重,可暴发急性溶血危象。外周血涂片可见多数球形红细胞及数量不等的幼红细胞,偶见吞噬红细胞现象,网织红细胞增多。

(2)骨髓涂片呈幼红细胞增生象,偶见红细胞系轻度巨幼样变。

(3)再生障碍危象时,网织红细胞极度减少,骨髓呈再生障碍,血象呈全血细胞减少。

(4)抗人球蛋白试验直接试验呈阳性,主要为抗 IgG 抗补体 C3 型,偶有抗 IgA 型;间接试验可呈阳性或阴性。

3. 诊断依据

(1)近 4 月内无输血或特殊药物服用史,若直接抗人球蛋白试验呈阳性,结合临床表现和实验室检查可确立诊断。

(2)若直接抗人球蛋白试验呈阴性,但临床表现较符合,肾上腺糖皮质激素或切脾术有效,除外其他溶血性贫血特别是遗传性球形红细胞增多症可诊断为抗人球蛋白呈阴性的 AIHA。

二十一、冷凝集素综合征

【诊断标准】

1. 临床表现

以中老年患者为多,寒冷环境下有耳郭、鼻尖、手指发绀,一经加温即消失。除贫血

和黄疸外,其他体征很少。

2.实验室检查

(1)慢性轻至中度贫血,外周血中无红细胞畸形,可有轻度的高胆红素血症,反复发作者可有含铁血黄素尿。

(2)冷凝集素试验呈阳性,4℃时效价高至1∶1000,30℃时白蛋白或生理盐水内凝集仍具有高效价者有诊断意义。

(3)DAT 阳性几乎均为补体 C3 型。

冷凝集呈阳性,效价较高(>1∶40)结合临床表现和其他实验室检查可诊断为冷凝集素综合征。

二十二、阵发性冷性血红蛋白尿症

【诊断标准】

1987 年上海第一届全国溶血性贫血专题学术会议拟定的诊断标准,目前仍适用。

1.临床表现

多数于受寒后有急性发作,表现为寒战、发热(体温可达400℃)、全身无力及腰背部痛,随后出现血红蛋白尿,多数持续数小时,偶有几天者。

2.实验室检查

(1)发作时贫血严重,进展迅速,周围血红细胞大小不一且畸形,并有球形红细胞、嗜碱性点彩红细胞、红细胞破碎幼红细胞。

(2)反复发作者有含铁血黄素尿。

(3)冷溶血试验呈阳性。

(4)DAT 为补体 C3 型阳性。

二十三、新生儿同种免疫溶血病

新生儿同种免疫溶血病(AHDA 或 IHDN)为孕妇与胎儿血型不合,母体产生与胎儿红细胞血型抗原相对的抗体,经胎盘进入胎儿血液循环,引发胎儿或新生儿溶血病。以 ABO 血型不合多见,其次为 Rh 血型不合,其他血型系统如 MN、Kidd、Kell、Duffy 血型不合较为罕见。

ABO 溶血病多不严重,第一胎即可发病;Rh 溶血病多严重,第一胎可不发病,在后续的妊娠中发病。

【诊断标准】

(一)产前诊断

1.常规检查孕妇及其配偶 ABO 血型及 Rh 血型,如孕妇为 O 型或 Rh 阴性,配偶为 A

型、B 型或 Rh 阳性,胎儿才有可能发生同种免疫溶血病。还要详细了解既往输血史、妊娠及流产史。

2. 孕妇为 Rh 阴性,配偶为 Rh 阳性,应做 IAT 以确定孕妇血清内有无抗 Rh 抗体及其滴度。如首次为阴性,应于妊娠 12~16 周、28~32 周及 36 周各复查一次。如首次与第二次均为阴性,应隔 1~2 周复查,以检测其效价有无增加。如首次为阳性,复查时抗体效价大于 1∶64 可能出现 Rh 溶血病,应检测胎儿。如以往妊娠史中有死胎、流产、AHDN 者更应检测胎儿。超声波检查发现胎儿肝脾肿大、心脏水肿、胃壁水肿、胎盘增厚提示有早期胎儿水肿;如发现皮肤水肿、头皮水肿、胸腔积液、心包积液、腹水提示严重胎儿水肿。

3. 孕妇为 O 型,配偶为 A 型或 B 型,母体血液中天然抗体抗 A 或抗 B 抗体效价大于 1∶64 提示可能发生 ABO 溶血病,但发生胎儿水肿者极少。

(二)出生后诊断

新生儿出生后根据临床表现和特异性抗体检查不难确诊。

1. 临床表现

新生儿出生后 24 小时内出现黄疸,呈进行性加重。重者有明显的高胆红素血症,可于 2~5 天引起胆红素脑病(核黄疸)出现早期低热、厌食、肌紧张力降低、呼吸暂停、四肢舞动、呼吸反射减弱、拥抱反射消失;重者还会伴有高热、高声尖叫、呼吸困难、心动过速、肌肉痉挛、惊厥、角弓反张的症状。肝脾肿大程度不一,有胎儿水肿者明显肿大。贫血于出生后渐重。重者可有心脏扩大或心力衰竭,可有瘀血点或瘀斑甚至出现肺出血或脑出血。贫血、黄疸、肝脾肿大为 AHDN 三联征。

2. 实验室检查

(1)新生儿出生后立即进行脐带血或新生儿血检查,对 Rh 型、ABO 血型、血细胞比容、血红蛋白、DAT 进行检查。可发现母婴 Rh 不合或 ABO 不合。ABO 不合,母亲为 O 型,新生儿为 A 型或 B 型;Rh 不合,母亲为 Rh 阴性,新生儿为 Rh 阳性。

(2)DAT 呈强阳性,可持续数周或数月。

(3)IAT 呈阳性。

(4)球形细胞于 ABO 溶血病多见,Rh 溶血病较少或无。

二十四、微血管病性溶血性贫血

【诊断标准】

1. 临床表现

(1)伴有不同程度的皮肤及黏膜出血。

(2)溶血多可突然加重,而出现黄疸、贫血、发热。

2. 实验室检查

(1) 外周血涂片出现较多的破裂红细胞(3%以上),可呈盔形、三角形等。

(2) 血浆游离血红蛋白可超过 50mg/L。

(3) 血小板计数明显减少。

(4) 溶血严重者外周血可出现有核红细胞和多色红细胞,骨髓红细胞系增生明显活跃。

(5) 网织红细胞常增多。

(6) 间接胆红素增高。

(7) 结合珠蛋白降低。

(8) 血红蛋白尿。

(9) 慢性病例可有含铁血黄素尿。

凡患者具有临床表现两项再加实验室检查中的第(1)和其他各项中任何两项,即可诊断微血管病性溶血性贫血(MHA)。

二十五、硫化血红蛋白血症

【诊断标准】

1. 临床表现

(1) 皮肤及黏膜成蓝灰色,轻者无症状,重者可出现头痛、头晕、晕厥。

(2) 患者有接触化学毒物、毒气或服用某些药物(如磺胺、非那西丁等)的病史。肠原性者有便秘或腹泻史。

(3) 先天性者无明显接触史,自幼发病,且持续多年。

2. 实验室检查

(1) 血液呈蓝褐色。空气中振荡不变色,加入少许亚甲蓝后温育仍不能变为红色。

(2) 血液用蒸馏水稀释 5~20 倍,于分光镜下检查,在 620nm 附近有吸光带,加入氰化钾(钠)或连二亚硫酸钠一滴,此带不消失。用记录式分光光度计进行波长扫描,分析 620nm 附近的吸光光谱,在通过 CO 后,此吸光峰会有增强,并略向蓝移。

(3) 分光光度计法测定硫化血红蛋白(SHb)含量,正常人血中不含有 SHb。

(4) 制备血红蛋白溶液,进行等点聚焦电泳,除在氧合血红蛋白处有一条鲜红的区带外,另一条带则在血红蛋白和氧合血红蛋白区带之间正常还原,呈绿色。

3. 其他

(1) 排除心肺疾病引起的缺氧性发绀。

(2) 能引起硫化血红蛋白血症的某些药物也可引起高铁血红蛋白(MHb)含量增高,应予鉴别。

诊断主要依据发绀、药物接触史和实验室检查。实验室检查第(1)、(2)、(3)项中，任何一项都可以诊断。有条件者可考虑第(4)项检查。

二十六、高铁血红蛋白血症

【诊断标准】

1. 临床表现

(1) 口唇、黏膜、甲床呈明显青灰色发绀。

(2) 中毒性高铁血红蛋白血症。有服用某些药物、接触毒物(亚硝酸盐、普鲁卡因、非那西丁、苯胺等)或饮用不洁的井水、食用不新鲜的水果及果汁的病史，可集体突发。病情可急可缓。突发者症状明显，伴有头痛、乏力等。严重者血中 MHb 含量可超过血红蛋白(Hb)总量的 50%~70%，出现意识障碍，甚至危及生命。婴儿因还原酶系统不完善，易发病，且病情较重，腹泻是常见的诱因。

(3) 先天性高铁血红蛋白血症。主要系 NADH-细胞色素 b5 还原酶缺乏所致。发绀自出生或出生后数年出现，并持续存在。临床上主要分为两型：Ⅰ型为单纯型(又称红细胞型)，血中 MHb 含量占 Hb 总量的 10%~40%，由于长期适应，可无症状；Ⅱ型为全身型，极为罕见，国内尚未见报道，除血中 MHb 增高外，伴有智力发育障碍，数月或几年后死亡。本病为常染色体隐性遗传，散在发病，同胞兄妹可同时患病。

2. 实验室检查

(1) 取肝素抗凝血于试管中，血液呈巧克力样棕褐色，空气中振荡 1 分钟后颜色不变红，或取外周血一滴于滤纸上，30 秒不变红色，仍为棕褐色。

(2) 血液用蒸馏水稀释 5~20 倍，在分光镜下观察红色区有一暗带，加入 10% 氰化钾一滴，此带消失，血液转为红色。

(3) 按 Evelyn 分光光度法和 Malloy 分光光度法测量 MHb 含量。MHb 含量应大于占 Hb 含量的 3%。

(4) 先天性酶缺陷患者可按 Hegesh 法检查 NADH-MHb 还原酶、黄递酶、NADH-细胞色素 b5 还原酶，本病有不同程度的降低。

(5) 血液中加入亚甲蓝少许，置 37℃ 中水浴 30~60 分钟，MHb 消失，颜色为红色。

(6) 血色分析和 ICU 监测仪。ICU 监测仪用于监测 Hb 衍生物的含量并能同时计算出血氧容量和血氧饱和度，用于高铁血红蛋白血症(HbM)和硫化血红蛋白血症的监测。

3. 其他

(1) 除了应排除呼吸系统及循环系统疾病引起的还原血红蛋白含量增高的发绀外，也应考虑到异常血红蛋白病中合并氧合力减少所致的发绀。

(2) 应除外异常血红蛋白病中的 HbM 及不稳定血红蛋白病合并 MHb 增高者。

诊断依据临床表现及实验室检查。实验室检查中第(1)项必须成立,第(2)(3)中有一项成立即可确诊本病。此外,静脉缓慢推注亚甲蓝 1~2mg/kg,1 小时内有疗效者亦可确诊。临床应区分先天性高铁血红蛋白血症和中毒性高铁血红蛋白血症。

二十七、真性红细胞增多症

【诊断标准】

1. 临床表现

(1)皮肤、黏膜呈绛红色,尤以两颊、口唇、眼结膜、手掌等处为重。

(2)脾肿大。

(3)高血压或病程中有血栓形成。

2. 实验室检查

(1)血红蛋白测定及红细胞计数明显增加。未治疗前血红蛋白≥180g/L(男性)或未治疗前血红蛋白≥170g/L(女性);红细胞计数≥6.5×10^{12}/L(男性)或红细胞计数≥6.0×10^{12}/L(女性)。

(2)红细胞容量绝对值增加。按 51Cr 标记红细胞法或 99Tc 标记红细胞法,示红细胞容量绝对值增加。

(3)血细胞比容增高。男性≥0.54;女性≥0.50。

(4)无感染及其他因素引起的白细胞计数多次>11.0×10^9/L。

(5)血小板计数多次>300×10^9/L。

(6)外周血中性粒细胞碱性磷酸酶积分>100。

(7)骨髓增生明显活跃,粒细胞、红细胞、巨核细胞均增生,尤以红细胞系为显著。

3. 除外继发性红细胞增多症的情况

如慢性肺病引起的红细胞增多、先天性心脏病、异常血红蛋白病,某些肿瘤、囊肿和血管异常引起的红细胞增多(如肾上腺样瘤、肝细胞癌、小脑呈血管瘤、肾囊肿、子宫平滑肌瘤、肾盂积水、肾动脉狭窄等),药物及家族性良性红细胞增多。

4. 除外相对性红细胞增多症的情况

如大量出汗、呕吐、腹泻、休克等引起的暂时红细胞增多,慢性相对性红细胞增多(如 Gaisbock 综合征)。

诊断真性红细胞增多症可有两种方法,最好采用 A 法。无条件测定红细胞容量时,则采用 B 法。

A 法:具有上述 1 中任何两项,加 2 中第(1)及(2)项;再加 3 即可诊断本病。

B 法:具有 1 中第(1)及第(2)项,加 2 中第(1)项[标准改为血红蛋白≥200g/L(男)或血红蛋白≥190g/L(女)]。此外,具备第(3)项至第(7)项中四项,再加 3 及 4 方可诊断本病。

二十八、卟啉病

【诊断标准】

1. 迟发性皮肤型卟啉病

(1) 本病由尿卟啉原脱羧酶缺乏引起,可分为遗传性和获得性两型,前者为常染色体显性遗传,后者主要由一些肝脏毒性因子(如乙醇、雌激素、卤素和烃类化学物等激素)激发,导致了肝内卟啉障碍。获得性迟发性皮肤型卟啉病常继发于酒精性肝病、病毒性肝炎、肝癌、红斑狼疮、溶血性贫血、难治性贫血、慢性粒细胞白血病和苯巴比妥、苯妥英钠、雌激素、白消安等药物引起的中毒。

(2) 皮肤曝光部位出现发红、水疱、糜烂、溃疡等,最后形成结痂和瘢痕。此外,有多毛和皮肤色素的沉着。

(3) 尿液呈明显红色,尿液中尿卟啉含量大量增加。

(4) 粪便中粪卟啉含量明显增加。

(5) 遗传性患者红细胞内、肝内尿卟啉原脱羧酶活性降低,降至正常人的50%左右,获得性患者肝内该酶的活性降低,但红细胞内该酶活性正常。

2. 肝性红细胞生成型卟啉病

(1) 本病由尿卟啉原脱羧酶严重缺乏引起,是一种常染色体隐性遗传性疾病,实际上是遗传性迟发性皮肤型卟啉病的遗传纯合子型。

(2) 肝性红细胞生成型卟啉病多在幼儿时期发病,临床表现和迟发性皮肤型卟啉病相似,但病情更加严重。

(3) 尿液中尿卟啉含量增加。

(4) 粪便中粪卟啉、异粪卟啉排出量增加

3. 先天性红细胞生成型原卟啉病

(1) 常染色体隐性遗传,由尿卟啉原Ⅲ合成酶缺陷所引起。

(2) 出生后不久或幼年时出现尿色发红。

(3) 幼年时开始有严重的皮肤对光过敏,阳光暴露部位皮肤有烧灼感,出现发红、水疱、溃疡等症状,最后形成疤痕。常见多毛和色素沉着。

(4) 牙齿呈棕红色,紫外线照射会出现红色荧光。

(5) 常有肝大、脾大。

(6) 可出现轻度溶血性贫血。

(7) 尿液中含有尿卟啉Ⅰ及粪卟啉Ⅰ,尿液呈红色或深红色。

(8) 粪便中粪卟啉Ⅰ含量大量增加。

(9) 血液中的红细胞、网织红细胞、骨髓中幼红细胞的细胞核含有较多的尿卟啉Ⅰ,

在紫外线照射下会出现红色荧光。

4. 红细胞生成型原卟啉病（又称原卟啉病）

（1）常染色体显性遗传，由体内亚铁螯合酶缺乏引起。

（2）幼年时开始有严重的皮肤对光过敏，阳光暴露部位皮肤出现发红、烧灼感、发痒、刺痛，出现皮疹、红斑、水肿等。

（3）粪便中粪卟啉含量正常或增多。

（4）红细胞内游离原卟啉高度增加是诊断本病的主要依据。

（5）荧光显微镜检查。骨髓中有核红细胞的胞浆经紫外线照射发出红色荧光，这是诊断本病简便可靠的方法。

（6）除外红细胞内游离原卟啉增加的其他疾病如铅中毒、缺铁性贫血等，两者血浆中无游离原卟啉。

5. 急性间歇型卟啉病

（1）常染色体显性遗传，由卟胆原脱氨酶缺乏引起。

（2）部位不定的腹部剧痛为突出症状，不伴腹肌紧张和腹膜刺激征为其特点，可伴有恶心、呕吐、腹胀和便秘，肠鸣音大多减弱，甚至消失。X线检查可见小肠充气或液面。

（3）周围神经受累类似末梢神经炎，有下肢疼痛，感觉异常或减退。自主神经症状以窦性心动过速和暂时性高血压最为常见。中枢神经损伤可出现脑神经受累表现。

（4）精神症状有精神紧张、烦躁不安、忧郁焦虑、幻觉幻听、癔症样发作。

（5）发作时尿液呈咖啡色，有时尿色正常，但在体外曝光后尿液中含有的大量卟胆原转化为尿卟啉或粪卟啉使尿液呈红色或深红色。

（6）尿卟胆原试验呈阳性为本病的主要实验室依据。

（7）除外可引起症状的卟胆原尿的其他疾病，如肝硬化、溶血性贫血及服用巴比妥、磺胺药等。

6. δ-氨基酮戊酸脱水酶缺陷型卟啉病

（1）常染色体隐性遗传，由δ-氨基酮戊酸脱水酶缺陷引起。

（2）临床表现和急性间歇性卟啉病相似。

（3）尿液中δ-氨基酮戊酸含量显著增多，卟胆原、尿卟啉、粪卟啉也增加。

（4）红细胞内原卟啉含量正常。

（5）粪便中粪卟啉含量正常。

7. 混合型卟啉病（又称杂色卟啉病）

（1）常染色体显性遗传，由原卟啉原氧化酶缺陷引起。

（2）腹痛和神经系统表现与急性间歇型卟啉病相似。

（3）皮肤损伤多限于面部及双手暴露部位，轻微损伤可引起水疱，易出现破溃、糜烂、继发性感染,愈合缓慢而遗留疤痕及色素沉着。

(4)粪便中原卟啉大量增加,为主要的实验室诊断依据。粪便中粪卟啉含量增多。

8. 遗传性粪卟啉病

(1)常染色体显性遗传,由粪卟啉氧化酶缺陷引起。

(2)临床表现类似急性间歇型卟啉病和迟发性皮肤型卟啉病的综合,大约80%的患者出现腹痛,而约1/3的患者有皮肤症状。

(3)粪便中粪卟啉含量高度增多,但粪便中的原卟啉含量正常或轻度增高。

(4)尿液中的粪卟啉含量显著增多,卟啉原和 δ-氨基酮戊酸含量增多。

9. 三羧酸卟啉病

(1)常染色体隐性遗传,由粪卟啉原氧化酶缺陷引起,是遗传性粪卟啉病的一种变形,只有纯合子才发病。

(2)出生后发病,日晒后皮肤出现红斑、水疱等光敏性损伤。

(3)有明显的黄疸、溶血性贫血、肝大、脾大。

(4)粪便中卟啉含量显著增多,以三羧酸卟啉为主,占总量的60%以上。

(张淑华 周坤)

第十二章 白细胞疾病

一、白细胞减少症

【诊断标准】

根据国内有关文献拟定白细胞减少症诊断标准如下。有各种病因导致成人外周血白细胞数低于 $4.0 \times 10^9/L$ 时,称为白细胞减少症。儿童参考不同年龄正常值的底线,10~12 岁低于 $4.5 \times 10^9/L$,10 岁以上低于 $5.0 \times 10^9/L$,考虑为白细胞减少症。

二、中性粒细胞减少和粒细胞缺乏症

【诊断标准】

参考以上白细胞减少症的国内外文献拟定诊断标准如下。

当成人外周血中性粒细胞绝对值低于 $2.0 \times 10^9/L$ 时为中性粒细胞减少症;当成人粒细胞严重减少,低于 $0.5 \times 10^9/L$,为粒细胞缺乏症。儿童 10~12 岁低于 $1.8 \times 10^9/L$,10 岁以上低于 $1.5 \times 10^9/L$,为中性粒细胞减少症。儿童粒细胞缺乏症的诊断标准与成人相同。

三、急性白血病

白血病是因造血干细胞于分化过程的不同阶段发生分化阻滞、凋亡障碍、恶性增殖而引起的一组异质性的造血系统恶性肿瘤。急性白血病阻滞发生在较早阶段,按照白血病细胞的系列又分为急性髓细胞性白血病和急性淋巴细胞白血病两大类。

【诊断标准】

1. 血液或骨髓原始粒细胞(或单核细胞)≥20%,可诊断为 AML。

2. 当患者被证实有克隆性重现性细胞遗传异常 t(8;21)(q22;q22)、inv(16)(p13;q22)或 t(16;16) p13;q 22)及 t(15;17)(q22;q12)时,即使是原始细胞<20%,也可诊断为 AML。

3. 伴有多细胞系病态造血的 AML 及治疗相关性 AML 和 MDS,分别单独划分为独立亚型。

4. 骨髓中幼稚淋巴细胞>25%时确诊为急性淋巴细胞白血病。

表6-1 急性白血病分类常用的单克隆抗体

造血祖细胞	CD34,HLA-DR,TdT,CD45
B淋巴细胞系	CD19,CD20,CD22,CD79a
T淋巴细胞系	CD2,CD3,CD5,CD7
髓细胞系	CD13,CD33,CD15,MPO,CD117
红细胞系	抗血型糖蛋白A,抗血红蛋白A
巨核细胞系	CD41,CD61,FVⅢ

四、急性髓细胞性白血病

【诊断标准】

1980年9月和1986年9月,分别在我国苏州市和天津市召开了全国白血病分类分型讨论会。两次会议在讨论FAB分类的基础上,提出国内AML的形态学分型诊断标准如下。

1. 原粒细胞按形态分为两型

Ⅰ型:典型原粒细胞,胞浆中无颗粒。

Ⅱ型:有原粒细胞特征,胞浆量较少,有少量细小颗粒。

原单核细胞和原淋巴细胞也分为Ⅰ和Ⅱ型,分型标准与原粒细胞相似。

2. AML分类

(1)急性粒细胞白血病未分化型(M1)骨髓中原粒细胞大于等于90%(NEC),早幼粒细胞很少,中幼粒细胞以下阶段不见或罕见。

(2)急性粒细胞白血病部分分化型(M2)。分为以下两种亚型。

M2a:骨髓中原粒细胞为30%,单核细胞小于20%,早幼粒细胞以下阶段>10%

M2b:骨髓中原粒细胞及早幼粒细胞明显增多,以异常的中性中幼粒细胞为主,其胞核常有核仁,有明显的盒浆发育不平衡,此类细胞>30%。

(3)急性早幼粒细胞白血病(M3)。骨髓中以颗粒增多的异常早幼粒细胞增生为主,>30%(NEC),其胞核大小不一,胞浆中有大小不等的颗粒,分为两种亚型。

1)M3a(粗颗粒型):表现为苯胺蓝颗粒粗大、密集甚或融合。

2)M3b(细颗粒型):表现为苯胺蓝颗粒密集而细小。

(4)急性粒单核细胞白血病(M4)。按粒细胞和单核细胞形态不同,分为下列四种亚型。

1)M4a:原粒和早幼粒细胞增生为主,原幼单核细胞和单核细胞≥20%(NEC)。

2)M4b:原幼单核细胞增生为主,原粒和早幼粒细胞>20%(NEC)。

3）M4c：原始细胞既具粒细胞系，又具单核细胞系形态特征者＞30%（NEC）。

4）M4E0：除上述特点外，还有粗大而圆的嗜酸性颗粒及着色较深的嗜酸性颗粒，占5%~30%（NEC）。

（5）急性单核细胞白血病（M5）。分为以下两种亚型。

1）M5a（未分化型）：骨髓中原单核细胞Ⅰ+Ⅱ型（NEC）≥80%。

2）M5b（部分未分化型）：骨髓中原始单核细胞+幼单核细胞（NEC）＞30%，原单核细胞Ⅰ+Ⅱ型＜80%。

（6）红白血病（M6）。骨髓中红细胞系＞50%，且有形态学异常，骨髓原粒细胞（NEC）或原始+幼稚单核性细胞（NEC）Ⅰ+Ⅱ型；若血片中原粒细胞或单核细胞＞5%，骨髓原粒细胞或原始+幼单核细胞＞20%（NEC）。

（7）急性巨核细胞白血病（M7）。外周血中有巨核细胞；骨髓中原巨核细胞≥30%，该原巨核细胞应有电镜或单克隆抗体证实；骨髓细胞少，往往干抽、活检有原始或巨核细胞增多，网状纤维增加。

五、急性淋巴细胞白血病

【诊断标准】

1980年9月，在江苏省苏州市召开了全国白血病分类分型的讨论会，对急性淋巴细胞白血病（ALL）的分型标准提出如下建议。

1. 第一型（L1）原淋巴细胞和幼稚淋巴细胞以小细胞（直径＜12μm）为主；胞核呈圆形，偶有凹陷和折叠，染色质较粗，结构较一致，核仁少而小，不清楚；胞浆量少，呈轻中度嗜碱。过氧化物酶或苏丹黑色呈阳性的原始细胞一般不超过3%。

2. 第二型（L2）原淋巴细胞和幼稚淋巴细胞以大细胞（直径可大于正常小淋巴细胞2倍以上，＞12μm）为主；核型不规则，可见折叠，染色质较疏松，结构较一致，核仁较清楚，有一个或多个；胞浆量常较多，呈轻中度嗜碱，有些细胞较深染。

3. 第三型（L3）似Burkitt型，原淋巴细胞和幼稚淋巴细胞大小较一致，以大细胞为主；核型较规则，染色质呈均匀细点状，核仁明显，有一个或多个，呈小泡状；胞浆量较多，呈深蓝色，空泡较为明显，呈蜂窝状。

六、低增生性急性白血病

【诊断标准】

综合国内文献，将低增生性急性白血病（HL）的诊断条件归纳如下。

1. 临床表现

肝、脾、淋巴结一般不肿大。

2. 实验室检查

(1) 外周血常呈全血细胞减少,偶见原始细胞或幼稚细胞。

(2) 两次以上不同部位骨髓检查呈增生减少,有核细胞少,但原始细胞在 30% 以上。

(3) 骨髓活体组织检查为本病。

七、成人 T 淋巴细胞白血病

【诊断标准】

1984 年 9 月,在天津召开的全国部分省市成人 T 淋巴细胞白血病(ATL)协作会议制定了国内的诊断标准。

1. 白血病的临床表现

(1) 发病于成年人。

(2) 有浅表淋巴结肿大,无纵隔或胸腺肿瘤。

2. 实验室检查

外周血白细胞数常增高,多形核粒细胞和淋巴细胞(花细胞)占 10% 以上,属 T 淋巴细胞,有成熟 T 淋巴细胞表面标志;血清抗 HTLV – I 抗体呈阳性。

八、浆细胞白血病

【诊断标准】

1. 临床上呈现白血病的临床表现或多发性骨髓瘤的表现。

2. 外周血白细胞分类中浆细胞 >20% 或绝对值 $\geq 2.0 \times 10^9$/L。

3. 骨髓中浆细胞明显增生,成浆细胞及幼浆细胞明显增多,伴形态异常。

九、肥大细胞白血病

【诊断标准】

综合国内外资料,提出肥大细胞白血病(MCL)的诊断条件。

1. 临床上除有白血病的临床表现外,还有肥大细胞增多症的表现。

(1) 淋巴结、肝、脾肿大。

(2) 肥大细胞释放组胺和其他物质引起的局部和全身变化。

1) 皮肤潮红、色素性荨麻疹、皮肤瘙痒等。

2) 发作性支气管痉挛、呼吸困难、心悸、低血压、晕厥、休克等症状。

3) 肝素释放过多引起出血倾向。

2. 外周血中有肥大细胞(组织嗜碱性粒细胞)。

3. 骨髓中肥大细胞明显增多,占有核细胞的 50% 以上。

4. 尿内组胺增高。

5. 骨髓干抽或有皮肤浸润时需做活体组织检查确诊。

十、嗜酸性粒细胞白血病

【诊断标准】

1. 患者有白血病的临床表现。

2. 外周血嗜酸性粒细胞明显持续增多,并常有幼稚嗜酸性粒细胞。

3. 骨髓嗜酸性粒细胞增多,有形态异常,胞核左移,可见各阶段幼稚嗜酸性粒细胞,甚至早幼粒细胞可有粗大的嗜酸性颗粒,原粒细胞>5%。

4. 脏器有嗜酸性粒细胞浸润。

5. 能除外其他原因所致的嗜酸性粒细胞增多。

十一、中枢神经系统白血病

【诊断标准】

1978 年 10 月,在广西南宁召开的全国白血病防治研究协作会议制定的中枢神经系统白血病(CNSL)的诊断标准如下。

1. 有中枢神经系统症状和体征(尤其是颅内压增高的症状和体征)。

2. 有脑脊液的改变。

(1)压力增高(>0.02kPa 或 200mmH_2O)或滴速大于 60 滴/分。

(2)白细胞数 $>0.01 \times 10^9$/L。

(3)涂片见到白血病细胞。

(4)蛋白 >450mg/L,或潘氏试验呈阳性。

3. 排除其他原因造成的中枢神经系统或脑脊液的相似改变。

十二、急性白血病

【疗效标准】

1987 年 11 月,在江苏省苏州市召开了全国白血病化学治疗讨论会,提出了如下急性白血病疗效标准。

1. 缓解标准

(1)完全缓解(CR)

1)临床无白血病细胞浸润的症状和体征,生活正常或接近正常。

2)血象。Hb≥100g/L(男)或 Hb≥90g/L(女及儿童);中性粒细胞绝对值≥1.5×10^9/L;血小板≥100×10^9/L。外周血白细胞分类中无白血病细胞。

3) 骨髓象。原粒细胞Ⅰ型+Ⅱ型(原单核细胞+幼单核细胞;原淋巴细胞+幼淋巴细胞)≤5%,红细胞及巨核细胞系正常。

M2b 型:原粒细胞Ⅰ型+Ⅱ型≤5%,中性中幼粒细胞比例在正常范围。

M3 型:原粒细胞+早幼粒细胞≤5%。

M4 型:原粒细胞Ⅰ、Ⅱ型+原单核细胞及幼单核细胞≤5%。

M5 型:原单核细胞Ⅰ型+Ⅱ型及幼单核细胞≤5%。

M6 型:原粒细胞Ⅰ型+Ⅱ型≤5%,原红细胞及幼红细胞比例基本正常。

M7 型:粒细胞、红细胞两系比例正常,原巨核细胞+幼稚巨核细胞基本消失。

急性淋巴细胞白血病:原淋巴细胞+幼淋巴细胞≤5%。

(2)部分缓解(PR)

骨髓原粒细胞Ⅰ型+Ⅱ型(原单核细胞+幼单核细胞;原淋巴细胞+幼淋巴细胞)>5%而≤20%;或临床、血象中有一项未达完全缓解标准者。

2. 白血病复发

经治疗获 CR 后出现下列三者之一,即为复发。

(1)骨髓原粒细胞Ⅰ型+Ⅱ型(原单核细胞+幼单核细胞;原淋巴细胞+幼淋巴细胞)>5%而≤20%;或临床、血象中有一项未达到完全缓解标准者。

(2)骨髓原粒细胞Ⅰ型+Ⅱ型(原单核细胞+幼单核细胞;原淋巴细胞+幼单核细胞)>20%者。

(3)骨髓外白血病细胞浸润。

3. 持续完全缓解(CCR)

CCR 指从治疗后完全缓解之日起计算,期间无白血病复发达3—5年以上者。

4. 长期存活

急性白血病自确诊之日起,存活时间(包括无病或带病生存)达5年或5年以上者。

5. 临床治愈

临床治愈指停止化疗5年或无病生存(DFS)达10年者。

说明:同级生存率时应包括诱导治疗不足一疗程者;诱导治疗满一个疗程以上的病例应归入疗效统计范围。

十三、慢性粒细胞白血病

【诊断标准】

1989 年,第二届全国白血病治疗讨论会制定的慢性粒细胞白血病(CML)的分期诊断标准如下。

1. 慢性期

(1) 临床表现。无症状或有低热、乏力、多汗、体重减轻等症状。

(2) 血象。白细胞数增高,主要为中性中晚幼粒细胞和杆状粒细胞,原始细胞(Ⅰ型+Ⅱ型)<5%~10%,嗜酸性粒细胞和嗜碱粒细胞增多,可有少量有核红细胞。

(3) 骨髓象。增生明显至极度活跃,以粒系增生为主,中晚幼粒细胞和杆状核粒细胞增多。原始细胞(Ⅰ型+Ⅱ型)<10%

(4) 有 Ph 染色体。

(5) CFU-GM 培养。集落或集簇较正常情况明显增加。

2. 加速期

具有下列之二者,考虑为本期。

(1) 不明原因的发热、贫血、出血加重和(或)骨骼疼痛。

(2) 脾脏进行性肿大。

(3) 非药物引起的血小板进行性降低或增高。

(4) 原始细胞(Ⅰ型+Ⅱ型)在血和(或)骨髓中>10%。

(5) 外周血嗜碱粒细胞>20%。

(6) 骨髓中有显著的胶原纤维增生。

(7) 出现 Ph 染色体以外的其他染色体异常。

(8) 对传统的抗 CML 药物治疗无效。

(9) 出现 CFU-GM 增生和分化缺陷,集簇增多,集簇与集落比值增高。

3. 急变期

具有下列之一者可诊断为本期。

(1) 原始细胞(Ⅰ型+Ⅱ型)>20%;原淋巴细胞+幼淋巴细胞>20%;原单核细胞+幼单核细胞在外周血或骨髓中>20%。

(2) 外周血中原始细胞+早幼粒细胞>30%。

(3) 骨髓中原粒细胞+早幼粒细胞>50%。

(4) 有髓外浸润。

此期临床症状、体征比加速期更为恶化,CFU-GM 培养呈小簇生长或不生长。

十四、慢性淋巴细胞白血病

【诊断标准】

综合近二十年内报告并参考国内外文献,拟定国内慢性淋巴细胞白血病(CLL)的诊断标准。

1. 诊断条件

(1)临床表现

1)可有疲乏、体力下降、消瘦、低热、贫血或出血表现。

2)淋巴结(包括头颈部、腋窝、腹股沟)、肝、脾肿大。

3)少数人可有结外侵犯,如皮肤、乳腺、眼附属器官。

(2)实验室检查

1)外周血。WBC $> 10 \times 10^9/L$,淋巴细胞比例≥50%,绝对值≥$5 \times 10^9/L$,形态以成熟淋巴细胞为主,可见幼淋巴细胞或非典型淋巴细胞。

2)骨髓象。增生明显活跃及以上,成熟淋巴细胞≥40%,活检淋巴细胞浸润情况可分3种类型:结节型、间质型、弥漫型。

3)免疫分型。B-CLL:SigM、IgM、IgD呈弱阳性,为k或x单克隆轻链型;CD5、CD19、CD79a、CD23、CD43呈阳性;CD20、CD22、CD11c呈弱阳性;CD10、CyclinD1呈阴性。T-CLL:CD2、CD3、CD7呈阳性;TdT、CDla呈阴性;膜CD3呈弱阳性;60% CD4+/CD8-,25% CD4+/CD8+,15% CD4-/CD8+。

4)遗传学。B-CLL:80%以上有染色体畸变,13q14.3、11q22-23、6q21、17p13.3缺失。P53基因表达见于15% CLL,多为晚期或临床进展患者。T-CLL:大多有14q11~32键断裂倒位。t(11;14)(q11;q32)、idic(8p11)、t(8;8)(P11~12;q12)、三体8,12p13缺失,少数人TCLL、TCL1b、ATM基因突变。

患者具备实验室检查第1项+第2项或第3项中任一项即可确定为CLL。遗传学改变可作为重要的参考条件。

2. 形态学分型

(1)根据幼淋巴细胞及非典型淋巴细胞在淋巴细胞中所占的不同比例可将B淋巴细胞型慢性淋巴细胞白血病(B-CLL)分为三种亚型。

1)典型CLL。90%以上为成熟的小淋巴细胞。

2)CLL伴随幼淋巴细胞增多(CLL/PL)。幼稚淋巴细胞>10%,但<54%。

3)混合细胞型。有不同比例的非典型淋巴细胞,但幼淋巴细胞小于10%。幼淋巴细胞体积大、核/浆比例降低,胞浆呈不同程度嗜碱性染色,有(或)嗜天青颗粒。

(2)T-CLL细胞形态分为以下四种。

1)大淋巴细胞型。该细胞形态较为多见,细胞体积较大,胞浆为淡蓝色,内有细或粗的嗜天青颗粒。胞核呈圆形或卵圆形,常偏向一侧,染色质聚集成块,核仁罕见。

2)幼稚T淋巴细胞型。胞核嗜碱性增强,无颗粒,核仁明显。

3)呈脑回样细胞核的小淋巴细胞或大淋巴细胞。

4)细胞形态多样,胞核多有分叶。

3. 临床表现

（1）Ⅰ期：淋巴细胞增多，可伴有淋巴结肿大。

（2）Ⅱ期：Ⅰ期+肝大、脾大或血小板减少（<100×10^9/L）。

（3）Ⅲ期：Ⅰ期或Ⅱ期+贫血（Hb<110g/L）。

十五、多毛细胞白血病

【诊断标准】

1. 临床表现

多毛细胞白血病多有脾大、贫血，可伴有发热。

2. 血常规检查

血红蛋白下降；白细胞可明显降低、正常或增高；血小板减少或正常。

3. 骨髓检查

骨髓检查常呈"干抽"，也可增生活跃。

在骨髓和（或）外周血中见到多毛细胞，此为诊断本病的依据。多毛细胞特征如下。

（1）形态学。光镜下，直径为10～15μm，大小不一，胞浆中等量，瑞氏染色呈蓝色，周边不规则，呈锯齿状或伪足状突起，有时为细长毛发状。胞核呈椭圆形，可有凹陷，偶见核仁。相差镜下，新鲜活体标本中的多毛细胞有细长毛状的胞浆突起。扫描电镜可证实上述发现，延伸的"毛"有交叉现象。透射电镜下，在胞浆内可见到核糖体-板层复合物（RLC）。

（2）细胞化学染色。酸性磷酸酶染色（ACP）呈阳性，不被酒石酸抑制（TRAP）；糖原染色（PAS）呈阳性。

（3）免疫表现。sIg$^+$、GD19$^+$、CD20$^+$、CD21$^-$、CD22$^+$、CD11c$^+$、CD25$^+$、CD103$^+$。

（4）咐醇酯（TPA）反应。在体外培养下对小剂量TPA反应极为迅速，24小时内细胞可完全贴壁，并伴有长枝状突起。幼淋巴细胞白血病无此反应。

4. 骨髓病理

增生活跃或低下，多毛细胞多呈散在或簇状分布。胞浆丰富、透明，胞核间距宽，呈"蜂窝"状。核染色质细，呈毛玻璃样。网状纤维轻度或增多。

十六、幼淋巴细胞白血病

【诊断标准】

1. 临床表现

发现病龄多在50岁以上。起病缓慢，出现中、重度脾大，常有肝大。

2. 实验室检查

(1) 血象。患者出现轻至中度贫血。白细胞可增高,也可正常。血小板减少。血涂片中,可见大量幼淋巴细胞(多少不一,2/3 患者的幼淋巴细胞占 60%)。

(2) 骨髓象。增生明显活跃,以淋巴细胞为主。有核仁的幼淋巴细胞占 17%~80%。

3. 外周血和骨髓中出现大量幼淋巴细胞是确诊本病的必要条件。

幼淋巴细胞的特点如下。

(1) 形态学。光镜下胞体较大,呈圆形,胞浆较丰富。核染色质浓集成块状或粗细不等,尤其在核膜周边密集分布。核仁大而明显,是幼淋巴细胞的突出特点,核质与核仁发育不同步。扫描电镜下,幼淋巴细胞有长 0.7~2.5μm 的毛状小突起,透射电镜下无核糖体——板层复合物(RCL)。

(2) 细胞化学染色。80% 糖原染色(PAS)呈阳性;酸性磷酸酶染色(ACP)呈阳性,酸性磷酸酶耐酒石酸实验(TRAP)呈阴性;其他(如过氧化物酶、各种酯酶)均为阴性。

(3) 免疫表现。多数为 B 淋巴细胞表型。

十七、大颗粒淋巴细胞白血病

大颗粒淋巴细胞(LGL)占外周血单个核细胞的 10%~15%,其中 $CD3^+$ 大颗粒淋巴细胞为激活的细胞毒性 T 淋巴细胞,而 $CD3^-$ 为 NK 细胞。大颗粒淋巴细胞白血病分为 T 淋巴细胞型和 NK 细胞型。

【诊断标准】

1. 临床表现

(1) T-LGL 型。反复感染,脾脏轻度肿大,可有全身 B 症状,部分患者症状类似风湿性关节炎。

(2) NK-LGL 型。B 症状明显,出现肝大、脾大,淋巴结及胃肠道易受累。

2. 实验室检查

(1) 血象。白细胞计数中度升高,中性粒细胞明显减少。淋巴细胞数 $>5 \times 10^9/L$,其中大颗粒淋巴细胞占 50%~90%,持续 6 个月以上。

(2) 骨髓象。骨髓象可见红系细胞增生低下,有髓系细胞成熟障碍,大颗粒淋巴细胞呈间质性浸润,散在成团。

大颗粒淋巴细胞的形态学特点:胞浆丰富,呈浅蓝色,含有数个或粗或细的嗜天青颗粒;胞核呈圆形或椭圆形,染色质呈块状,核仁不易见到;酸性磷酸酶(ACP)染色呈强阳性,特异性酯酶(CE)呈阳性,非特异性酯酶(ANAE)染色呈弱阳性或阴性。

(3) 免疫表型。免疫表型可分为两类。

1) T-LGL:$CD3^+$、$CD8^+$、$CD16^+$、$CD57^+$、HLA^-、DR^+、TCR 阳性、$CD4^-$、$CD56^-$。

2) NK – LGL:CD2$^+$、CD10$^+$、CD56$^+$、CD3$^-$、CD4$^-$、CD57$^-$。

当患者反复出现外周血淋巴细胞持续升高、中性粒细胞明显减少的症状,应考虑本病。若细胞形态学特点及免疫表型符合上述标准,可作出诊断。

十八、类白血病反应

类白血病是一种症状与某些白血病相类似,但随后病程或尸检证实没有罹患白血病的现象。由于骨髓造血功能尚未成熟,小儿易受各种病理因素刺激,因而较易发生类白血病反应,须注意鉴别。

【诊断标准】

综合国内外文献报告的类白血病反应,归纳如下。

1. 有明确的病因

进入眼中的感染、中毒、恶性肿瘤、大出血、急性溶血、过敏性休克、巨幼细胞贫血、服药史等。

2. 实验室检查

(1)红细胞与血红蛋白测定值一般正常,血小板计数正常。

(2)粒细胞型类白血病反应。白细胞计数可多达 30×10^9/L 以上,或外周血出现幼粒细胞。血象中成熟中性粒细胞的胞浆中往往会出现中毒性颗粒和空泡。骨髓象除了有增生、左移及中毒性改变外,没有白血病细胞的形态畸形,没有染色体异常或 Bcr/Abl 融合基因阳性。成熟中性粒细胞碱性磷酸酶则明显增高。

(3)淋巴细胞型类白血病反应。白细胞计数轻度或明显增加,分类中成熟淋巴细胞占 40% 以上,并可有幼淋巴细胞出现。

(4)单核细胞型类白血病反应。白细胞计数在 30×10^9/L 以上,单核细胞大于 30%,并可有幼单核细胞出现。

(5)嗜酸性粒细胞性类白血病反应。血象中嗜酸性粒细胞明显增加,以成熟型细胞为主,骨髓象原始细胞不增多,也无嗜酸性粒细胞形态异常、Ph 染色体等。

(6)浆细胞型类白血病反应。白细胞增高,外周血中的浆细胞分类计数增高,常 > 5%,同时可见幼浆细胞,但同时有中性粒细胞左移,单核细胞相应增多。骨髓象显示浆细胞系统增生活跃,但一般 < 20%,幼浆细胞、成浆细胞数量减少。

(7)红白血病型类白血病反应。外周血中有幼红细胞及幼粒细胞,骨髓象除红细胞系增生外,尚有粒细胞系增生,但无红白血病中的细胞畸形。此外,还需排除其他骨髓疾病(如结合、纤维化、恶性肿瘤转移等)所致的幼粒幼红细胞增多症。

(8)白细胞不增多型类白血病反应。白细胞计数不增多,但血象中出现幼稚细胞。

3. 治疗结果

原发病经治疗去除后,血象变化随之恢复正常。

十九、传染性单核细胞增多症

【诊断标准】

传染性单核细胞增多症的诊断标准如下。

1. 临床表现

(1)发热。热型不定,持续1~4周或更长后,骤退或渐退。

(2)咽峡炎。常有咽痛、眼部充血。

(3)淋巴结肿大。常见,全身淋巴结均可累及,颈后三角区最常受累。

(4)肝脾肿大。30%~60%的病例有肝大,多数伴有肝功能损害;24%~65%的病例有脾大。肝脾肿大多数在肋下3cm以内。

(5)皮疹。10%~20%的病例有皮疹,多数为斑疹或丘疹。

2. 实验室检查

(1)血象。病程中不同阶段的白细胞数可增多、正常或减少。淋巴细胞比例增高,异性淋巴细胞超过10%。

(2)嗜异性凝集试验。本病阳性率第一周为40%,第2~3周为60%~80%,恢复期下降,体内持续时间为2~5个月。阳性时需做牛红细胞及豚鼠肾吸附实验,本病血清中存在的嗜异性凝集抗体可被牛红细胞吸附而不被豚鼠肾吸附。少数正常人、结核病、淋巴瘤、白血病等嗜异性凝集试验也可呈阳性,但效价均较低,而且可被豚鼠肾完全吸收。血清病嗜异性凝集试验也呈阳性,但可被豚鼠肾和牛红细胞完全吸附。

(3)抗EB病毒抗体检查。抗病毒壳抗原(VCA)VCA-IgM抗体出现较早,阳性率高,是急性期重要的诊断指标,但持续时间仅为4~8周。VCA-IgG阳性出现在临床症状开始时,并持续终身。

3. 传染性单核细胞增多综合征

由其他病毒(如巨细胞病毒、人类免疫缺陷病毒、单纯疱疹病毒、风疹病毒、腺病毒、肝炎病毒等)、某些细菌、原虫等感染及某些药物引起,外周血中出现异型淋巴细胞,但嗜异性凝集试验和VCA-IgM抗体一般呈阴性。

具备上述第一项中任何三条,第二项中任何两条,再加上第三项,可诊断为传染性单核细胞增多症。

二十、特发性嗜酸性粒细胞增多综合征

嗜酸性粒细胞增多综合征为一组嗜酸性粒细胞持续升高,并伴有器官损害的疾病。

最早在1968年由Hardy等描述。由于其原因不明,故又称为特发性嗜酸性粒细胞增多综合征。

【诊断标准】

1975年,Chusid等提出嗜酸性粒细胞增多综合征(HES)的诊断标准,沿用至今。

(1)外周血嗜酸性粒细胞>1.5×10^9/L,并持续6个月以上,或出现临床症状后,于6个月内死亡。

(2)有器官受累的症状或体征。

(3)未发现导致嗜酸性粒细胞增多的原因。

【疗效标准】

本病目前尚无公认的疗效标准,现参考有关文献拟定如下。

(1)完全缓解。外周血嗜酸性粒细胞计数正常(<0.45×10^9/L);受累器官的症状与体征完全消失,功能恢复正常,持续4周以上。

(2)部分缓解。外周血嗜酸性粒细胞计数<1.5×10^9/L或较治疗前减少50%以上;症状及器官受累情况减轻。

(3)稳定。未达到部分缓解标准,但病情无进展。

(4)无效。外周血嗜酸性粒细胞计数较治疗前升高,器官受累持续存在或加重。

二十一、骨髓增生异常综合征

骨髓增生异常综合征(MDS)是一组异质性克隆性造血干细胞疾病,其生物学特征是髓系细胞(粒系、红系、巨核系)一系或多系发育异常(或称病态造血)和无效造血,可以伴有原始细胞增多。临床和血液学特征是外周血细胞一系或多系减少,骨髓有核细胞增多且形态异常,可伴有原始细胞增多,转化为急性髓细胞性白血病的危险性明显增加。

【诊断标准】

1. 诊断条件

(1)临床表现常以贫血为主,可兼有发热或出血。初期可无症状。

(2)外周血一系或多系减少。

(3)骨髓有核细胞增多,髓系细胞一系或多系呈发育异常的病态造血形态学表现。

(4)能除外叶酸缺乏、维生素B_{12}缺乏、重金属中毒、微小病毒B19感染、HIV病毒感染、应用粒细胞集落刺激因子等引起的非克隆性血细胞发育异常。

(5)以下实验室检查结果有助于诊断本病。①骨髓组织切片显示造血细胞空间定位紊乱,或ALIP(+);②有非随机性-5/5q⁻、-7/7q-、+8、20q-等MDS常见的核型异常;③血细胞克隆性分析提示单克隆造血;④姊妹染色单体分化(SCD)试验延迟,或有其他造血细胞、细胞周期延长的证据;⑤造血细胞有ras或fms等MDS可有的癌基因异常。

2. 血细胞发育异常（病态造血）的形态学表现

(1) 红细胞发育异常（dysE）。外周血中大红细胞增多，红细胞大小不均，可见到巨大红细胞（直径>2个红细胞）、异型红细胞、点彩红细胞，可出现有核红细胞。骨髓中幼红细胞出现巨幼样变，幼红细胞可有多核、核型不规则、核分叶、核出牙、核碎裂、核间桥、豪周小体，早期细胞胞浆可有小突起，可出现环状铁粒幼细胞。成熟红细胞形态改变同外周血。

(2) 粒细胞发育异常（dysG）。外周血中性粒细胞颗粒减少或缺失，胞浆呈嗜碱性，个体小，分叶少，有假性Pelger-Huet样核异常，或核分叶多。骨髓中出现异型原粒细胞（Ⅰ型、Ⅱ型），幼粒细胞核浆发育不平行，嗜天青颗粒粗大，消退延迟，中型颗粒减少或缺如；幼粒细胞巨型变，可见环形核幼粒细胞。成熟粒细胞形态改变同外周血。异型原粒细胞形态特征如下：Ⅰ型的形态特征与正常原粒细胞基本相同，但大小可有较大差异，核型可稍不规则，核仁明显，胞浆中无颗粒；Ⅱ型的形态特征同Ⅰ型，但胞浆中有少数（<20个）嗜天青颗粒。

(3) 巨核细胞发育异常（dysMK）。外周血中可见到巨大血小板。骨髓中出现小巨核细胞（细胞面积<800μm²），包括淋巴细胞样小巨核细胞，小圆核（1~3个核）小巨核细胞，或有多个小核的大巨核细胞。一般的巨核细胞也常有核分叶明显和包教颗粒减少的现象。淋巴细胞样小巨核细胞形态特征如下：胞体类圆形，直径为5~8μm，核浆较多，核染色质浓聚，结构不清，无核仁；胞浆极少，呈强嗜碱性，常有不规则的毛状或小泡状突起，无颗粒或颗粒极少。

3. 骨髓组织切片

(1) 造血组织面积增大（>50%）或正常（30%~50%）。

(2) 造血细胞定位紊乱。红系细胞和巨核细胞不分布在中央窦周围，而分布在骨小梁旁区或骨小梁表面；粒系细胞不分布于骨小梁表面，而分布在小梁间中心区，并有聚集成簇的现象。

(3) 不成熟的前体细胞有异常定位（ALIP）现象。原粒细胞和早幼粒细胞在骨小梁间中心区形成集丛（3~5个细胞）或集簇（>5个细胞）。每张骨髓切片上都能看到至少3个集丛和（或）集簇为ALIP（+）。

(4) 基质改变。血窦壁出现变性、破裂、间质水肿，骨改建活动增强，表现为骨吸收、破骨细胞及骨样组织表面排列着成骨细胞、网状纤维增多等。

4. 治疗相关或疾病相关MDS

过去（常为4—6年前）曾接受细胞毒药物化疗或放射治疗而发生的MDS，可诊断为治疗相关MDS（t-MDS）。可有以下特点：①多系血细胞发育异常；②骨髓增生降低的现象相对多见；③染色体核型异常发生率高，且多为复杂核型异常；④常常持续进展，转化为 AML。

某些疾病如自身免疫性疾病伴发的 MDS 称为疾病相关性 MDS。

5. 分型标准

(1) FAB 协作组的 MDS 分型。1982 年法、美、英(FAB)协作组将 MDS 分为 5 个亚型,即难治性贫血(RA)、难治性贫血伴有环状铁粒幼细胞(RARS)、难治性贫血伴有原始细胞过多(RAEB)、转化中的 RAEB(RAEB-t)和慢性粒单核细胞白血病(CMML)。

(2) 世界卫生组织(WHO)的 MDS 分型。2001 年 WHO 的"造血组织和淋巴组织肿瘤"分类中,将 MDS 分型在 FAB 分型基础上修订如下。

1) 重申只有骨髓红系一系发育异常即可诊断为 RA 或 RARS。

2) 增加一个"难治性血细胞减少伴有多系发育异常(RCMD)"新亚型。

3) 将 5q- 综合征纳入 MDS 作为一个亚型。

4) 将 RAEB 再分为 RAEB-Ⅰ和 RAEB-Ⅱ两个亚型。

5) 将 MDS 与急性髓细胞性白血病(AML)的骨髓原始细胞分界线降低为 20%,取消 RAEB-t 亚型。

6) 将 CMML 归入一个新的骨髓增生异常/骨髓增殖综合征(MDS/MPD)大类,不再作为 MDS 的一个亚型。

7) 增设 MDS 不能分类亚型。

8) 有 t(8;21)、t(15;17)、inv(16)/t(16;16)核型异常者,即使骨髓原始细胞<20% 亦不诊断为 MDS 相应亚型,而直径诊断为 AML。

(3) 儿童 MDS。成年儿童 MDS 的表现与成人基本相同,但婴幼儿的 MDS 则有一些不同的特点:①在 FAB 亚型方面以幼年型粒单核细胞白血病(JMML)最多,其次为 RAEB/RAEB-t,而 RARS 罕见。WHO 髓系肿瘤分类中已将 JMML 归入 MDS/MPD 大类之中。②可合并其他先天性异常。③个别患儿可自发缓解。

(4) MDS 合并骨髓增生低下。诊断所谓的"增生低下型 MDS"必须有骨髓切片的组织学证据,即骨髓组织切片中造血阻滞面积缩小(60 岁以下患者造血阻滞面积<30%,60 岁以上患者<20%)此外,以下各种发现有助于"MDS 合并骨髓增生低下"的诊断:①血片中能见到发育异常的中性粒细胞或Ⅰ/Ⅱ型原始细胞;②骨髓涂片中能见到发育异常的粒、红、巨核系细胞,能见到Ⅰ/Ⅱ型原始细胞,特别是小巨核细胞;③骨髓切片中能见到小巨核细胞,早期粒系细胞相对多见或 ALIP(+),网状纤维增加;④骨髓细胞有 MDS 常见的克隆性染色体异常;⑤能证明单克隆造血。

6. MDS 的预后评估

1997 年,国际 MDS 危险分析专题研习会提出一个 MDS 预后积分系统(IPPSS)。该系统选定了 3 个预后参数,给予相应积分,根据积分将 MDS 分为低危、中危Ⅰ、中危Ⅱ、高危 4 个危度。

二十二、骨髓增生异常/骨髓增殖性疾病

骨髓增生异常/骨髓增殖性疾病(MDS/MPD)是一组克隆性造血组织肿瘤性疾病,在就诊时既有一些临床、实验室、形态学表现符合 MDS,又有另一些表现符合慢性骨髓增殖性疾病。其临床和血液学特点是骨髓髓系有核细胞增多,其中一系或多系是有效增殖,导致外周血中该系细胞增多,而另一系或多系是无效增殖,导致外周血该系细胞减少。同时,髓系各系细胞可有发育异常的形态学表现或功能异常。

2001 年 WHO 髓系肿瘤分类中将之新设为一类,包括以下四种。

(1)慢性粒单核细胞白血病(CMML)。

(2)不典型慢性髓系白血病(aCML)。

(3)幼年型粒单核细胞白血病(JMML)。

(4) MDS/MPD,不能分类(MDS/MPD,U)。

【诊断标准】

1. CMML 的诊断标准

(1)持续性 PB 单核细胞增多,PB 单核细胞 >1×10^9/L。

(2)Ph(-)且 Bcr/Abl(-)。

(3)PB 原始细胞或 BM 原始细胞 <20%。

(4)髓系中 1 个或 1 个以上细胞系列有发育异常;如无发育异常或极微,但其他条件符合,且有以下表现者,仍可诊断为 CMML。骨髓细胞有获得性克隆性细胞遗传学异常或单核细胞增多已持续至少三个月,而且除外可引起单核细胞增多的其他原因。

(5)PB 原始细胞中 <5% 和 BM 原始细胞中 <10% 者,诊断为 CMML-1;PB 原始细胞中 5%~19% 或 BM 原始细胞中 10%~19% 者,诊断为 CMML-2。

(6)符合以上诊断标准且 PB 嗜酸性粒细胞 ≥1.5×10^9/L 者,诊断为 CMML-Ⅰ或 CMML-Ⅱ伴有嗜酸性粒细胞增多。

注:诊断 CMML 是原始细胞,包括原粒细胞、原单核细胞和幼单核细胞。

2. aCML 的诊断标准

(1)PB 中 WBC 增多,主要由于成熟和不成熟中性粒细胞增多。

(2)显著的粒系细胞发育异常。

(3)Ph(-)且 Bcr/Abl(-)。

(4)中性幼粒细胞(早幼或晚幼)≥10% WBC。

(5)无绝对性嗜碱性粒细胞增多,或极微;嗜碱性粒细胞 <2% WBC。

(6)无绝对性单核细胞增多,或极微;单核细胞 <10% WBC。

(7) BM 组织切片有核细胞增多,粒系增多且有发育异常,伴有或不伴有红系和巨核系发育异常。

(8) PB 或 BM 中原始细胞 <20%。

3. JMML 的诊断标准

(1) PB 单核细胞增多 $>1\times10^9/L$。

(2) 原始细胞(包括原单核细胞、幼单核细胞)少于外周血白细胞或 BM 有核细胞的 20%。

(3) Ph(-)且 Bcr/Abl(-)。

(4) 外加下列三项中的任意两项。

1) HbF 高于年龄应有值。

2) PB 中有不成熟粒细胞。

3) WBC $>10\times10^9/L$,克隆性染色体异常(常为 7 单体)。

(5) 粒单系祖细胞在体外培养中对 GM-CSF 高度敏感。

4. MDS/MPD,U 的诊断标准

(1) 临床、实验室、形态学特征符合 MDS 的任何一个亚型,PB 和 BM 中原始细胞 <20%。

(2) 具有显著的 MPD 特征,如 PLT≥$600\times10^9/L$ 伴有巨核系增殖或 WBC≥$13\times10^9/L$,伴有或不伴有脾大。

(3) 无先期 MDS 或 CMPD,近期未接受细胞毒药物或造血生长因子治疗,Ph(-),Bcr/Abl(-),无 5q-、t(3;3)(q21;q26)或 inv(3)(q21;q26);或具有混合型 MPD 和 MDS 特征而不能归入任何一个 MDS、CMPD、MDS/MPD 亚型。

(马灿玲 王洪青 张强)

第十三章 出血及凝血疾病

一、过敏性紫癜

【诊断标准】
1. 临床表现
(1) 发病前1～3周常有低热、咽喉疼痛、上呼吸道感染、全身不适等症状。
(2) 以下肢大关节附近及臀部分批出现对称分布、大小不等的丘疹样紫癜为主，可伴荨麻疹、水肿、多形性红斑。
(3) 病程中可有出血性肠炎或关节痛，少数患者的腹痛或关节痛可在紫癜出现前2周发生，常有紫癜肾炎。
2. 实验室检查
血小板计数正常；血小板功能及凝血时间正常。
3. 组织学检查
受累部位皮肤真皮层的小血管周围中性粒细胞聚集，血管壁可有灶性纤维样坏死、上皮细胞增生和红细胞渗出血管外。免疫荧光检查显示血管炎病灶有IgA和补体C3在真皮层血管壁沉着。
4. 能除外其他疾病引起的血管炎
如冷球蛋白综合征、良性高球蛋白性紫癜、毛细血管扩张性环状紫癜、色素沉着性紫癜性苔藓样皮炎等。
临床表现符合，特别是非血小板减少性紫癜（又称为可触及性典型皮疹），能除外其他类型紫癜者，可以确定诊断。鉴别诊断有困难可做病理检查。

二、血管性紫癜

【诊断标准】
1. 皮肤出血倾向、黏膜出血倾向、瘀血点、瘀斑。
2. 血小板计数正常。
3. 出血时间和压脉带试验可能异常。
4. 血小板功能、凝血时间、纤维蛋白原溶解活性均正常。
凡是符合上述1、2项并加上其他一项者可诊断为本病。

三、遗传性出血性毛细血管扩张症

【诊断标准】

1. 有遗传史。

2. 肉眼或经内镜可见皮肤、黏膜有多处鲜红色或暗红色毛细血管扩张灶,直径为 1~3mm,为呈簇的细点状、结节状、血管瘤样,边界清晰,重压褪色,表面无角化。如用毛细血管镜或裂隙镜可见表皮内或黏膜下有扭曲扩张的小血管团或小血管袢。毛细血管扩张灶的分布呈离心性,多见于脸、唇、舌、耳、鼻黏膜、手脚掌。

3. 在内脏(如肺、肝、脾、脑、肾、视网膜等)处采用血管造影、X 线摄片、断层摄影、B 型超声波等方法,能发现成簇毛细血管扩张或多处微小血管瘤样变。

具备 1、2、3 项者可确诊本病。

四、血小板减少

【诊断标准】

血小板减少可由多种原因引起,大部分为血小板生成减少、血小板破坏过多、血小板分布异常。在国内外文献中,血小板减少的诊断标准为血小板计数 $< 100 \times 10^9/L$。

五、特发性血小板减少性紫癜

【诊断标准】

1. 多次血小板计数减少。

2. 脾脏不增大或轻度增大。

3. 骨髓检查巨核细胞数增多或正常,有成熟障碍。

4. 以下五点中应具备任何一点。

(1) 泼尼松治疗有效。

(2) 切脾治疗有效。

(3) PAIgG 增多。

(4) PAC3 增多。

(5) 血小板寿命测定缩短。

5. 排除继发性血小板减少症。

六、血栓性血小板减少性紫癜(TTP)/溶血尿毒症综合征(HUS)

【诊断标准】

1. 主要诊断依据

(1) 血小板减少

1)血小板计数明显将低,血片中可见巨大血小板。

2)皮肤或其他部位出血。

3)骨髓中巨核细胞数正常或增多,可伴成熟障碍。

4)血小板寿命缩短。

(2)微血管病性溶血性贫血(MAHA)

1)正色素性正细胞中、重度贫血。

2)血片中出现大量裂红细胞,小红细胞多见,有多色红细胞,偶见有核红细胞。

3)网织红细胞计数升高。

4)骨髓红细胞系高度增生,粒/红比值下降。

5)黄疸、高胆红素血症,以非结合型胆红素为主。

6)血浆结合珠蛋白、血红素结合珠蛋白减少或无法测出,乳酸脱氢酶明显升高,其酶谱显示第 1、2、3、4、5 项增多。

7)尿液为深褐色,尿胆红素呈阴性,偶有高血红蛋白血症、血红蛋白尿症、含铁血黄素尿症。

以上第 1、2 项合称为 TTP 二联征。

(3)无明显原因的可以解释为上述二联征

具备以上三项即可初步诊断本病。

2. 其他诊断依据

(1)神经及精神异常。该症状可出现头痛、性格改变、精神错乱、语言障碍、感觉障碍、运动障碍、抽搐、木僵、瘫痪、阳性病理征等,且有一过性、反复性、多样性、多变性等特征。局灶性损伤的表现较少,偶有报告视网膜脱离者。

神经及精神异常、血小板减少、MAHA 同时存在称为 TTP 三联征。

(2)肾脏损害。肾脏损害表现为实验室检查异常,如蛋白尿、尿中出现红细胞、白细胞、管型、血清尿素氮、肌酐升高等,严重者可见少尿、肾病综合征或肾功能衰竭。

(3)发热。多为低中度发热,如有寒战、发热,常不支持特发性 TTP/HUS 诊断。肾脏损伤、发热与三联征同时存在称为 TTP 五联征,以同时存在的血小板减少、MAHA、明显的肾脏损害为主表现时,则更支持 HUS 的诊断。

(4)消化系症状。如恶心、呕吐、腹痛、腹泻、便秘等。

(5)软弱无力。

(6)辅助检查

1)血中 vWF 裂解蛋白酶 ADAMTS-13 测定。TTP 时可升高。

2)组织病理学检查。组织病理学检查可作为诊断的辅助条件,无特异性,阴性不能排除诊断,除非为了寻找原发性疾病,极少应用。标本为皮肤、骨髓、淋巴结、肌肉、肾、脾、肺等。典型的异常表现为小动脉、毛细血管中有均一性(透明性)血小板血栓,PAS染色呈阳性,并含有 vWF,纤维蛋白/纤维蛋白原含量极微。此外,尚有血管内皮增生、内皮下透明性物质沉积、小动脉周围同心性纤维化。栓塞局部可有坏死,一般无炎性反应。

3)凝血象。有条件时应检查骨髓象以助于诊断。TTP/HUS 时,PT、APTT、纤维蛋白原等应正常,D-二聚体、纤维蛋白降解产物、凝血酶-抗凝血酶复合体、纤溶酶原活化因子抑制物(PAI-1)血栓调节素等可轻度增高。

4)直接抗人球蛋白试验。TTP/HUS 时绝大多数为阴性。

5)其他。有报告 TTP/HUS 时,血浆中 vWF 升高,抗血小板抗体、抗 C36 抗体、vWF多聚体、vWF 裂解蛋白酶抗体呈阳性,肝功酶也升高,疑为 HUS 时还应进行溶血性大肠杆菌的细菌学检查。

七、原发性血小板增多症

【诊断标准】

1. 临床表现

可有出血、脾大、血栓形成引起的症状和体征。

2. 实验室检查

1)血小板计数 $>1000 \times 10^9/L$。

2)血片中血小板成堆,有巨血小板或畸形血小板。

3)骨髓增生活跃,巨核细胞增多或巨大,胞浆丰富。

4)白细胞计数增高和中性粒细胞增加。

5)血小板聚集诱导试验聚集反应可降低。

凡符合,血小板计数 $>1000 \times 10^9/L$,除外其他骨髓增生性疾病和继发性血小板增多症者可诊断为本病。

八、巨血小板综合征

【诊断标准】

巨血小板综合征是一种遗传性出血性疾病,由于血小板膜糖蛋白 Ib-IX(GPIb-IX)的质量异常,使得血小板不能黏附于损伤的血管壁。凝血酶的作用减弱也会导致各种出血倾向。

1. 临床表现

(1)常染色体隐性遗传,男女均可发病。

(2)轻度致中度皮肤、黏膜出血。

(3)肝脾不肿大。

2. 实验室检查

(1) 血小板减少。

(2) 血小板体积巨大,30%~80%的血小板平均直径大于 3.5μm。

(3) 出血时间延长,与血小板减少不平行。

(4) 血小板聚集试验。瑞斯托霉素不能诱导血小板聚集,且加入正常人血浆不能被纠正;腺苷二磷酸、胶原、肾上腺素诱导的血小板聚集功能正常;低浓度凝血酶诱导的血小板聚集降低及延迟相延长,但高浓度凝血酶能纠正。

(5) 血小板玻璃珠滞留试验可降低。

(6) 血小板寿命缩短。

(7) 血块收缩正常。

(8) vWF 正常。

(9) 血小板膜 GPIb – IX 质或量的异常。

(10) 排除其他巨血小板症。

九、血小板无力症

血小板无力症是一种常见的遗传性血小板功能障碍性疾病,由于血小板膜糖蛋白 Ⅱb/Ⅲa(GPⅡb/Ⅲa)质与量的异常,使得血小板出现聚集功能障碍而引起出血。

【诊断标准】

1. 临床表现

(1) 常染色体隐性遗传。

(2) 轻度至重度皮肤、黏膜出血,月经过多,外伤后出血不止等。

2. 实验室检查

(1) 血小板计数正常。血涂片见血小板分散均匀,不聚集成簇。

(2) 出血时间延长。

(3) 血块退缩不良,也可正常。

(4) 血小板聚集功能异常,腺苷二磷酸、胶原、凝血酶及肾上腺素诱导下的血小板不聚集或聚集明显降低,瑞斯托霉素及 vWF 作用下的起始血小板聚集正常。

(5) 血小板玻璃珠滞留试验降低。

(6) 血小板 GPⅡb/Ⅲa 复合物减少或质量异常。

十、血小板颗粒缺陷性疾病

【诊断标准】

血小板颗粒缺陷性疾病是由于血小板胞浆内 α 颗粒或致密颗粒缺陷使血小板出现

释放功能障碍而引起的出血,又称储藏池疾病(SPD)。包括α颗粒缺陷症(α-SPD)、致密颗粒缺陷症(δ-SPD)和α、δ颗粒联合缺陷症(α、δ-SPD)。

1. 临床表现

(1) δ-SPD为常染色体显性遗传,α-SPD和α、δ-SPD为常染色体隐性遗传。

(2) 轻度至中度出血症状,包括瘀斑、鼻出血、牙龈出血、月经过多、外伤手术出血不止,无关节出血。

(3) δ-SPD患者可能合并其他遗传缺陷。

2. 实验室检查

(1) 血小板计数正常或轻度减少。

(2) 血小板形态。α-SPD血小板体积增大,瑞氏染色血小板呈灰色或蓝色,有空泡;δ-SPD血小板形态正常。

(3) 出血时间正常。

(4) 血小板聚集试验。腺苷二磷酸、肾上腺素、胶原、凝血酶不能诱导血小板聚集,δ-SPD血小板加腺苷二磷酸、肾上腺素、低浓度凝血酶第一相正常,第二相明显降低或无,瑞斯托霉素诱导富血小板血浆中血小板聚集正常。

(5) 电镜检查。α-SPD血小板缺乏α颗粒;δ-SPD血小板缺乏δ颗粒;α、δ-SPD同时缺乏α颗粒和δ颗粒。

(6) 血小板颗粒内容物缺陷。α-SPD血小板缺乏α颗粒内容物(如β-TG、PF4、vWF、纤维蛋白原等);δ-SPD血小板缺乏δ颗粒内容物(如5-HT、ADP、ATP等);血小板ATP/ADP>3.0。

十一、血小板信号传导和释放缺陷症

【诊断标准】

受体介导的信号传导和释放缺陷症是由于一系列血小板诱导剂特异性受体缺陷或受体后缺陷,从而出现阿司匹林样聚集和释放缺陷。受体介导的信号传导和释放缺陷包括花生四烯酸释放缺陷、环氧化酶缺陷、血栓素合成酶缺陷、对血栓素A2敏感性降低、钙动员缺陷等。

1. 临床表现

轻度到中度皮肤、黏膜出血,外伤后出血不止。

2. 实验室检查

(1) 血小板计数正常。

(2) 出血时间延长。

(3) 血小板聚集异常,血小板加腺苷二磷酸、肾上腺素、低浓度凝血酶第一相正常,第二相明显降低或无,瑞斯托霉素和凝血酶诱导富血小板血浆中血小板聚集正常。

(4)环氧化酶缺陷症的环氧化酶活性降低;血栓素合成缺陷症的致密颗粒释放和血栓素 A2 产生下降。

十二、原发性血小板第 3 因子缺乏症

【诊断标准】

原发性血小板第 3 因子(PF3)缺乏症是由于血小板缺乏,活化后不能提供结合因子 Va、Ⅷa 的活性表面而引起出血,又称为血小板凝血活性异常(Scott)综合征。

1. 临床表现

中度至重度皮肤、黏膜出血。

2. 实验室检查

(1)血小板计数、血小板形态、出血时间、血小板聚集功能均正常。

(2)凝血酶原消耗试验异常。

(3)PF3 有效性降低。

(4)血小板结合凝血因子 Va 能力降低。

(5)排除其他血小板功能缺陷所致的血小板第 3 因子活力降低。

十三、血友病 A

【诊断标准】

1. 临床表现

(1)多为男性患者,有家族史者符合性联隐性遗传规律。女性纯合子型可发生,极少见。

(2)关节、肌肉、深部组织出血,可自发。一般有行走过久、活动用力过强、手术史。关节反复出血可引起畸形;深部组织反复出血可引起假肿瘤(血囊肿)。

2. 实验室检查

(1)凝血时间。重型延长;中型、轻型、亚临床型正常。

(2)活化部分凝血活酶时间(APTT)重型明显延长,能被正常新鲜及吸附血浆纠正;轻型稍延长或正常,亚临床型正常。

(3)血小板计数正常。

(4)凝血酶原时间(PT)正常。

(5)因子Ⅷ促凝活性(FⅧ:C)减少或极少。

(6)血管性血友病因子抗原(vWF:Ag)正常,Ⅷ:C/vWF:Ag 明显降低。

3. 严重程度分型
1）重型 FⅧ。C<1%，关节出血、肌肉出血、深部组织出血、关节畸形、假肿瘤。
2）中型 FⅧ。C 为 2%~5%，可有关节、肌肉、深部组织出血，有关节畸形，但较轻。
3）轻型 FⅧ。C 为 6%~25%，关节、肌肉、深部组织很少出血，无关节畸形。
4）亚临床型 FⅧ。C 为 26%~45%，仅在严重创伤或手术后出血。
4. 排除因子Ⅷ抗体所致的获得性血友病 A。

十四、血友病 B

【诊断标准】
1. 临床表现
同血友病 A。
2. 实验室检查
（1）凝血时间、血小板计数、出血时间、血块收缩、PT 同血友病 A。
（2）APTT 延长，能被正常血清纠正，但不能被吸附的血浆纠正，轻型可正常，亚临床型也正常。
（3）血浆因子Ⅸ减少或缺乏。

十五、凝血因子Ⅺ缺乏症

【诊断标准】
1. 临床表现
（1）不完全性常染色体隐性遗传。
（2）纯合子有出血倾向；杂合子可无出血症状。
（3）出血轻，表现为鼻出血、月经过多、手术后出血。关节、肌肉出血少见。
2. 实验室检查
（1）凝血时间正常或接近正常。
（2）血小板计数、出血时间、PT 正常。
（3）APTT 延长或 Biggs 凝血活酶生成试验显示生成障碍，能被正常血浆、吸附血浆、血清纠正。
（4）血浆Ⅺ:C 及Ⅺ:Ag 测定减少或明显减少。纯合子<1%~10%；杂合子 10%~20%，有的达 30%~65%。
（5）血浆Ⅷ:C、Ⅺ:C 及 vWF:Ag 水平都正常。

十六、血管性血友病

【诊断标准】
1. 有或无家族史，有家族史者符合常染色体显性或隐性遗传规律。

2. 临床有黏膜、皮肤、内脏出血或月经过多史,创伤、手术时有异常出血史,少数患者可有关节腔、肌肉或其他部位的出血现象。

3. 实验室检查

(1) 血小板计数和形态正常。

(2) 出血时间延长或阿司匹林耐量试验呈阳性。

(3) 血小板黏附试验延长或正常。

(4) APTT 延长或正常。

(5) 凝血因子Ⅷ活性(Ⅷ:C)减少或正常。

(6) vWF 抗原(vWF:Ag)减少或正常。

(7) 必须排除血小板功能缺陷性疾病。

4. 实验室分型检查

(1) 瑞斯托霉素诱导的血小板聚集反应(RIPA)。

(2) vWF 交叉免疫电泳。

(3) 血浆中血小板 vWF:Ag 多聚体的分析。

十七、弥散性血管内凝血

【诊断标准】

1999 年,第七届中华医学会血液学会全国血栓与止血会议对 1994 年第五届会议制定的弥散性血管内凝血(DIC)的诊断标准进行了修订,制定了新的诊断标准。最近,根据临床使用性,又对此标准进行了较大删改。

1. 一般诊断标准

(1) 存在易于引起 DIC 的基础疾病,如感染、恶性肿瘤、病理产科、大型手术、创伤等。

(2) 有下列两项以上的临床表现。

1) 多发性出血倾向。

2) 不易以原发病解释的微循环衰竭或休克。

3) 多发性微血管栓塞症状、体征,如皮肤、皮下、黏膜栓塞坏死及早期出现肾、肺、脑等脏器功能不全。

4) 抗凝治疗有效。

(3) 实验室检查符合下列标准。

在上述指标存在的基础上,同时有以下三项以上的异常。

1) 血小板 $< 100 \times 10^9 /L$ 或进行性下降。

2) 纤维蛋白原 $< 1.5 g/L$ 或进行性下降,或纤维蛋白原 $> 4.0 g/L$。

3)3P试验阳性或FDP>20mg/L或D-二聚体水平升高(阳性)。

4)凝血酶原时间(PT)缩短或延长3秒以上或呈动态性变化,活化的部分凝血活酶嗜碱(APTT)延长10秒以上。

5)疑难或其他特殊患者,可考虑进行抗凝血酶、因子Ⅷ:C、凝血活化分子标记物、纤溶活化分子标记物、血小板活化分子标记物测定。

2. 肝病合并DIC的实验室诊断标准

(1)血小板<50×10^9/L或有两项以上血小板活化产物升高。

(2)纤维蛋白原<1.0g/L。

(3)血浆因子Ⅷ:C活性<50%。

(4)PT延长5秒以上或呈动态性变化。

(5)3P试验呈阳性或血浆FDP>60mg/L或D-二聚体水平升高。

3. 白血病并发DIC的实验室诊断标准

(1)血小板<50×10^9/L或呈进行性下降,血小板活化、代谢产物水平增高。

(2)血浆纤维蛋白含量<1.8g/L。

(3)3P试验呈阳性或血浆FDP>40mg/L或D-二聚体水平显著升高。

4. 基层医院DIC的实验室诊断参考标准

同时有下列三项以上异常。

(1)血小板<100×10^9/L或呈进行性下降。

(2)血浆纤维蛋白原<1.5g/L或呈进行性下降。

(3)3P试验呈阳性或血浆FDP>40mg/L。

(4)PT缩短或延长3秒以上或呈动态性变化。

(5)外周血破碎红细胞比例>10%。

(6)红细胞沉降率(血沉)<10mm/h。

5. 前DIC的诊断标准

(1)存在易致DIC的基础疾病。

(2)有下列一项以上临床表现。

1)皮肤黏膜栓塞、灶性缺血性坏死、溃疡形成等。

2)原发病的微循环障碍,如皮肤苍白、湿冷、发绀。

3)不明原因的肾、肺、脑等脏器轻度或可逆性功能障碍。

4)抗凝疗效有效。

(3)有下列三项以上实验异常。

1)正常操作条件下,采集血标本易凝固,或PT缩短3秒以上。

2)血浆血小板活化分子标记物,如 β-TG、PF4、TXB2、P 选择素含量增加。

3)凝血激活分子标记物,如 F1+2、TAT、FPA、SFMC 含量增加。

4)抗凝活性降低,AT 活性、PC 活性降低。

5)血管内皮细胞损伤分子标志物,如 ET-1、TM 升高。

十八、纤维蛋白溶解综合征

【诊断标准】

1. 临床表现

(1)存在易引起纤维蛋白原溶解(纤溶)的基础疾病。

(2)有下列任何一项临床表现。

1)皮肤、黏膜出血(如鼻、口腔、消化道、泌尿道出血)。

2)穿刺部位或手术后渗血不止。

2. 实验室检查

(1)血浆纤维蛋白原含量明显降低。

(2)FDP 水平升高和(或)优球蛋白溶解时间明显缩短。

(3)血浆纤溶酶原降低和(或)纤溶酶活性增高。

(4)a2 纤溶酶抑制物降低。

(5)纤维蛋白肽 β15-42/纤维蛋白原 Bβ1-42 增高。

(6)纤维蛋白碎片 D-二聚体增多。

3. 辅助的实验室检查

(1)活化的部分凝血活酶时间、凝血酶原时间(一期法)可能延长。

(2)抗凝血酶Ⅲ、血小板第 4 因子、β 血小板球蛋白均正常。

具备第一项加第二项中任何三条,可诊断为本病,第三项的检查有助于诊断。

十九、异常纤维蛋白原血症

【诊断标准】

1. 血栓形成、出血或无症状。

2. 常染色体显性遗传。

3. 凝血酶时间延长。

4. 爬虫酶凝固时间延长。

5. 凝血酶时间和爬虫酶凝固时间的延长不能或不能完全被甲苯胺蓝或鱼精蛋白纠正。

6. 应排除获得性纤维蛋白原减少,譬如肝病。

二十、遗传性蛋白 C 缺陷症

【诊断标准】

1. 静脉血栓形成或无症状。
2. 常染色体显性或隐性遗传。
3. 纯合子、杂合子或双重杂合子型。
4. 血浆蛋白 C 含量降低或正常。
5. 血浆蛋白 C 活性降低。

二十一、遗传性蛋白 S 缺陷症

【诊断标准】

1. 血栓形成或无症状。以静脉血栓形成多见,部位在股静脉、腓静脉、脾静脉、肠系膜静脉或肺部。动脉血栓形成少见,多为年轻患者发病。
2. 常染色体显性遗传。
3. 纯合子型血浆蛋白 S 含量下降较杂合子型严重。
4. 血浆总蛋白 S 和(或)游离蛋白 S 含量下降或正常,与类型有关。
5. 血浆蛋白 S 活性下降。

二十二、抗活化的蛋白 C 症与 FV Leiden

【诊断标准】

1. 有静脉血栓形成或无症状。
2. 用改良法测得的抗活化蛋白 C 敏感比值(APC – SR)正常人为 $2.6 \pm 0.3(2.0 \sim 3.3)$,杂合子为 $1.7 \pm 0.2(1.4 \sim 2.1)$,纯合子为 1.2。
3. 因子 V 基因分析中,APCR 值阳性者中有的为 FV Leiden。

二十三、遗传性抗凝血酶缺陷症

【诊断标准】

1. 血栓形成或无症状,静脉血栓形成较动脉血栓形成多见。静脉血栓形成部位多见于下肢深部静脉,其次为髂静脉、肠系膜静脉,约半数发生肺栓塞,少数发生脑梗死或心肌梗死。
2. 常染色体显性遗传。

3. 血浆抗凝血酶含量降低或轻度降低。

4. 血浆抗凝血酶活性降低。

二十四、先天性异常纤溶酶原血症

【诊断标准】

1. 静脉、动脉血栓形成,或无症状。

2. 常染色体显性遗传。

3. 纯合子或杂合子,血栓形成主要见于纯合子。

4. 血浆纤溶酶原含量降低或正常。

5. 纤溶酶原激活剂作用时,纤溶酶原转变为纤溶酶的速度减慢。

6. 纤溶酶原活性降低。

7. 分型:Ⅰ型为低纤溶酶原血症,纤溶酶原含量降低而活性正常;Ⅱ型为异常纤溶酶原血症,纤溶酶原含量正常而活性降低。

8. 交叉免疫电泳多无异常。

9. 纤溶酶原激活剂的含量与活性无异常。

(谢斌 周坤)

第十四章 淋巴瘤及其他

一、霍奇金淋巴瘤

【诊断标准】

霍奇金淋巴瘤(HL)确诊依靠病理组织学检查,并没有特征性的临床表现或其他实验室检查可作出诊断。然而,临床征象可提示本病存在的可能,通过进一步的活体组织检查确诊。

1. 临床表现

(1)无痛性淋巴结肿大。

(2)肿大的淋巴结引起相邻器官的压迫症状。

(3)随着病程进展,病变侵犯节外组织(如肝、脾、骨、骨髓等)引起相应的症状。

(4)可伴有发热、消瘦、盗汗、皮肤瘙痒等全身症状。

2. 实验室检查

(1)可有中性粒细胞增多及不同程度的嗜酸性粒细胞增多。

(2)红细胞沉降率增快和中性粒细胞碱性磷酸酶增高,往往反映疾病活跃。

(3)在本病晚期,骨髓穿刺可能发现典型 Reed–Sternberg 细胞(以下称 R–S 细胞)或单个核的类似细胞。

(4)少数患者可并发溶血性贫血,Coombs 试验呈阳性或阴性。

3. 病理组织学检查

发现 R–S 细胞是诊断本病的主要依据。典型的 R–S 细胞为巨大多核细胞,直径 25~30μm,核仁巨大而明显;若为单核者,则称为 Hodgkin 细胞。在肿瘤细胞周围有大量小淋巴细胞、浆细胞、组织细胞等炎性细胞浸润。

二、非霍奇金淋巴瘤

【诊断标准】

1. 临床表现

(1)非霍奇金淋巴瘤(NHL)多有无痛性淋巴结肿大。

(2) 病变也常首发于结外,几乎可以侵犯任何器官和组织,常见部位有消化道、皮肤、韦氏咽环、甲状腺、唾液腺、骨骼、骨髓、神经系统等。分别表现相应的肿块、压迫、浸润、出血等症状。

(3) 全身症状:发热、体重减轻、盗汗。

2. 实验室检查

可有一系列或全血细胞减少,骨髓侵犯时涂片可见淋巴瘤细胞;中枢神经系统受累时有脑脊液异常;血清乳酸脱氢酶(LDH)升高可作为预后不良指标。

3. 病理组织学检查

病理组织学检查为确诊本病的主要依据。NHL 的病理特点为淋巴结受累组织的正常结构被肿瘤细胞破坏;恶性增生的淋巴细胞形态呈异型性,如 R-S 细胞;淋巴结包膜被侵犯。

4. 流式细胞术检测

α 或 β 轻链、细胞遗传学方法、FISH 发现染色体异常、PCR 测定基因重排突变等手段,皆可协助判断淋巴细胞增生的单克隆性,证实 NHL 的诊断。

三、Castleman 病

Castleman 病(CD)是一种原因不明的反应性淋巴结病,又称为血管滤泡性淋巴样增生、巨大淋巴结增生。

【诊断标准】

1. 临床表现

(1) 局灶型

1) 单个胸、腹腔、浅表淋巴结缓慢肿大,形成巨大肿块,直径通常为 3~7cm,少数可达 16cm。

2) 大多不伴全身症状。

(2) 多中心型

1) 多处淋巴结缓慢增大,形成巨大肿块。

2) 伴全身症状(如长期发热、乏力、消瘦),常伴肝脾肿大。

3) 出现贫血、多株型高免疫球蛋白血症、低蛋白血症。

4) 有多系统累及的表现,如肾病综合征、周围神经炎、重症肌无力、干燥综合征、淀粉样变、口腔炎、角膜炎、内分泌腺体功能障碍、皮肤病变(如无滤泡)、免疫性血细胞减少、血栓性血小板减少性紫癜等。

2. 病理分型

(1) 透明血管型

淋巴结显示很多散在分布、增大的淋巴滤样结构,小血管穿入其中。血管内皮明显肿胀,管壁增厚,晚期成玻璃样变。滤泡周围有多层环形排列的淋巴细胞,形成洋葱皮样或帽带状结构。滤泡间有小血管、淋巴细胞增生,也可有浆细胞、免疫母细胞增生。淋巴窦消失或纤维化。

(2) 浆细胞性

淋巴滤泡样增生,滤泡间各级浆细胞成片增生。异常小血管也穿入滤泡及滤泡间增生,但程度较透明血管型轻。滤泡周围洋葱皮样结构层较薄或缺如。

(3) 多中心型

有上述两型的共同特点,累及多个淋巴结,常波及结外器官。

(4) 成浆细胞变异型

在淋巴滤泡增生的基础上有成浆细胞的少量聚集,又称"微小淋巴瘤"。

出现上述临床表现,尤其是淋巴结形成巨大肿块时,要考虑到 CD 的可能,确诊有待病理检查结果,然后再根据上述病例分型标准进行分型。临床和病理分型常密切相关,病理呈透明血管型者无全身症状,即临床表现为局灶型;其他两型则常伴全身症状及累及多器官,即临床表现为多中心型。成浆细胞变异型的部分病例可发展为成浆细胞淋巴瘤,临床经过凶险,大多在一年内死亡。

四、窦性组织细胞增生伴巨大淋巴结病

窦性组织细胞增生伴巨大淋巴结病(SHML)是一种良性淋巴结增生的局限性疾病,又称为 Rosai – Dorfman 综合征。

【诊断标准】

1. 临床表现

(1) 浅表淋巴结无痛性、进行性肿大,常相互融合成巨大肿块,也可累及深部淋巴结。

(2) 肿大的淋巴结经历几周至几个月可自行消退。

(3) 伴有发热、贫血、中性粒细胞增多、红细胞沉降率增快、多克隆性高免疫球蛋白血症等慢性炎症征象。

2. 病理检查

(1) 淋巴结窦内充满吞噬型组织细胞,包括吞噬淋巴细胞、浆细胞、中性粒细胞、红细胞、核碎片。

(2)吞噬型组织细胞的组织化学染色特点。S-100蛋白(+)、酸性磷酸酶(ACP)(+)、非特异性酯酶(+)。

(3)吞噬型组织细胞的免疫组织化学特点。表达泛巨噬细胞抗原、吞噬功能相关抗原、单核细胞抗原(CD64、CD68、HAM56、CD14、CD15)。

无痛性巨大淋巴结肿块,呈自限性消退为 SHML 的两大临床特点,是诊断的重要线索,但最后确诊仍有赖于病理学证实。

五、假性淋巴瘤

假性淋巴瘤是一种罕见的、组织学上由成熟淋巴细胞组成生发中心和滤泡的慢性炎症性疾病。

【诊断标准】

1. 临床表现

(1)胸部 X 线检查显示近肺门处有钱币样或实质性浸润阴影,内有支气管影或空洞形成。

(2)上述病变生长缓慢,通常不累及纵隔淋巴结和胸膜。

(3)一般无临床症状。

(4)少数患者合并于干燥综合征。

(5)手术切除疗效满意。

2. 病理检查

由成熟淋巴细胞组成生发中心和滤泡的慢性炎症性病变,好发于肺,也可累及眼眶、甲状腺、胃、肝、皮肤、腮腺、乳腺等脏器。

不伴有临床症状、生长缓慢的特殊胸部 X 线检查所见可疑为本病,但确诊必须证实有上述病理改变。

六、多发性骨髓瘤(MM)

【诊断标准】

1. 骨髓中浆细胞 >15% 并有成浆细胞或幼浆细胞,或组织活检证实为浆细胞瘤。

2. 血清单克隆免疫球蛋白(M 蛋白)IgG >35g/L;IgA >20g/L;IgD >2g/L;IgE >2g/L;尿中单克隆免疫球蛋白轻链(本周蛋白) >1g/24h。

3. 广泛骨质疏松和(或)溶骨病变。

符合第 1 项和第 2 项即可诊断 MM。符合上述所有三项者为进展性 MM。诊断 IgM

型 MM 时,要求符合上述所有三项并有其他 MM 相关临床表现。符合第 1 项和第 3 项而缺少第 2 项者,属不分泌型 MM,应注意除外骨髓转移癌,若有可能,应进一步鉴别属不合成亚型抑或合成而不分泌亚型。

七、骨孤立性浆细胞瘤

【诊断标准】

1. 单个骨或软组织浆细胞瘤。
2. 骨髓中无单克隆浆细胞增生。
3. 无 M 蛋白,或有少量 M 蛋白随单个浆细胞瘤消失而消失。
4. 不符合多发性骨髓瘤诊断标准。

八、髓外浆细胞瘤

【诊断标准】

1. 原发于骨髓和骨骼外的浆细胞瘤,经病理证实。
2. 骨髓象及骨骼正常。
3. 无多发性骨髓瘤相关临床表现及相关实验室检查呈阳性。

九、反应性浆细胞增多症

【诊断标准】

1. 反应性浆细胞增多症有病因或原发疾病可查,常见以下七种。
   (1) 病毒感染。
   (2) 变态反应性疾病。
   (3) 结缔组织疾病。
   (4) 结核病或其他慢性感染性疾病。
   (5) 慢性肝病。
   (6) 恶性肿瘤。
   (7) 再生障碍性贫血、粒细胞缺乏症、骨髓增生异常综合征等造血系统疾病。
2. 临床表现和原发疾病有关。
3. α 球蛋白及(或)免疫球蛋白正常或稍增高,以多克隆 IgG 增高较为常见。
4. 骨髓浆细胞≥3%,一般为成熟浆细胞,这是诊断的主要依据。
5. 可排除多发性骨髓瘤、骨髓外浆细胞瘤、巨球蛋白血症、重链病、原发性淀粉样变形等。

十、Waldenstrom 巨球蛋白血症

【诊断标准】

1. 临床表现

(1) 老年患者有不明原因的贫血及出血倾向。

(2) 有高黏滞综合征表现(视力障碍、肾功能损害、神经系统症状等)或雷诺现象。

(3) 肝、脾、淋巴结肿大。

2. 实验室检查

(1) 血清中单克隆 IgM > 10g/L。

(2) 可有贫血、白细胞及血小板减少。

(3) 骨髓、肝、脾、淋巴结中有浆细胞样淋巴细胞浸润。免疫荧光检查可见该细胞表面及胞浆含 IgM。

(4) 血清黏滞度增高。

发病年龄、血清中单克隆体 IgM > 10g/L 及骨髓中浆细胞样淋巴细胞浸润是诊断本病的必要依据。

十一、重链病

【诊断标准】

1. 临床表现

本病分为四型,临床表现各有不同。

(1) γ 重链病。γ 重链病出现乏力、发热、贫血、软腭红斑、红肿、肝大、脾大、淋巴结肿大的症状,估值破坏罕见。

(2) α 重链病。α 重链病常出现慢性腹泻、吸收不良、进行性消耗。

(3) μ 重链病。μ 重链病伴发于慢性淋巴细胞白血病或恶性淋巴细胞疾患,出现肝大、脾大而浅表淋巴结肿大不显著。

(4) σ 重链病。σ 重链病常出现溶骨性骨质破坏、肾功能不全。

2. 实验室检查

(1) γ 重链病。检查可见轻度贫血、白细胞减少、血小板减少,外周血及骨髓中嗜酸性粒细胞增多,并可见不典型性淋巴细胞样浆细胞;血及尿蛋白免疫电泳仅见 γ 重链,而轻链缺如,尿中出现重链碎片。

(2) α重链病。外周血及骨髓中有异常淋巴细胞或浆细胞,血液、浓缩尿、空肠液蛋白免疫电泳仅有α重链,轻链缺如。

(3) μ重链病。血清蛋白免疫电泳仅见μ重链,轻链缺如。

(4) σ重链病。血清蛋白免疫电泳仅见σ重链,轻链缺如。

本病各型的确诊均依赖免疫电泳,证实仅有单克隆重链而轻链缺如。

十二、意义未明的单克隆免疫球蛋白血症(MGUS)

【诊断标准】

世界卫生组织(WHO)2001年公布了诊断MGUS的标准如下。

1. 骨髓中浆细胞<10%。

2. M蛋白IgG<35g/L;IgA<20g/L。

3. 无骨质破坏。

4. 无感染或其他症状。

符合上述全部四项条件,方可诊断为MGUS。

十三、POEMS综合征

【诊断标准】

1. 多发性周围神经系统。

2. 有脏器肿大(肝大、脾大多见)。

3. 有内分泌病(男性阳痿、女性闭经、糖尿病多见)。

4. 有M蛋白或浆细胞瘤。

5. 有皮肤病变(多毛、色素沉着多见)。

6. 有骨硬化病变、Castleman病、视盘水肿。

上述几项中,M蛋白和周围神经病两项是主要诊断标准,其余为次要标准。有研究报告提出骨硬化病变、Castleman病、视盘水肿也属于次要诊断标准,典型病例有上述五项病变。诊断PODMS综合征必须具备两项主要诊断标准及至少一项次要标准。

十四、恶性组织细胞病

【诊断标准】

诊断标准以1964年全国血液病学术会议《恶性组织细胞病的诊断标准(草案)》及1973年福建三明地区恶性组织细胞病座谈会纪要为主要依据,并参考第二届全国细胞学术会议制定的标准,归纳如下。

1. 临床表现

长期发热,以高热为主,伴进行性全身衰竭,淋巴结、脾、肝进行性肿大,还可有黄疸、出血、皮肤损害、浆膜腔积液等。病情凶险,预后不良。

2. 实验室检查

(1) 全血细胞进行性减少,血片中可有少量异常组织细胞及(或)不典型的单核细胞,偶可出现幼粒细胞和有核红细胞。

(2) 骨髓涂片发现数量不等、多种形态的不正常组织细胞。异常组织细胞及(或)多核巨组织细胞是诊断本病的细胞学主要依据包括以下细胞形态。

1) 异常组织细胞。胞体较大(直径为 20~50μm),外形多不规则,常有伪足样突起;胞浆比一般原始细胞丰富,呈蓝色或深蓝色,而深蓝者常无颗粒,浅蓝者可有少数嗜苯胺蓝颗粒,可有多少不一的空泡;胞核呈圆形、椭圆形或不规则状,有时呈分枝状,偶有双核;核染色质致密呈网状;核仁隐显不一,常较大而清晰,1~3 个不等。尚可见早幼粒细胞样异常组织细胞。

2) 多核巨组织细胞。胞体大,直径可达 50μm 以上,外形不规则,胞浆呈蓝色或灰蓝,无颗粒或有少数细小颗粒;含有 3~10 个或多叶核,核仁隐或显。

此外,有吞噬型组织细胞及一些单核样、淋巴样、浆细胞样组织细胞,不做诊断依据。

3. 病理检查

骨髓、肝、脾、淋巴结及其他受累组织的病理切片中可见各种异常组织细胞浸润,这些细胞呈多样性,混杂存在,成灶性或片状,松散分布,极少形成团块,组织结构可部分或全部破坏。

凡具有上述第 1 项加第 2 项或第 1 项加第 3 项,没有 T 淋巴细胞或 B 淋巴细胞的免疫表现型,TCR 和 Ig 基因重排且能排除反应性组织细胞增多症者可诊断为本病。

十五、朗格汉斯细胞组织细胞增生症

朗格汉斯细胞组织细胞增生症(LCH),原名组织细胞增生症 X,按组织细胞增生症分类属三类中的第 I 类。这是一组病因不十分明了,以单核巨噬系统中朗格汉斯细胞增殖为特点的疾患。

【诊断标准】

1. 临床表现

可具备下列一种或多种症状或体征。

(1)发热。热型不规则,可呈周期性或持续性高热。

(2)皮疹。皮疹主要分布于躯干、头皮和发际。初起为淡红色丘疹,继呈出血性或湿疹样皮脂出样皮疹,继而结痂,脱痂后留白斑。

(3)齿龈肿胀、牙龈发炎、牙齿松动、突眼、耳流脓、多饮尿多。

(4)呼吸道症状。咳嗽,重者喘憋、发绀,但肺部体征不明显,呼吸道症状可反复出现。

(5)肝大、脾大、淋巴结肿大或有贫血。

(6)骨损害。颅骨、四肢骨、脊椎骨、骨盆骨可有缺损区。

2. X 线检查

(1)骨骼。长骨和扁平骨皆可发生破坏,病变特征为溶骨性骨质破坏。扁平骨病灶为虫蚀样至巨大缺损,颅骨巨大缺损可呈地图样。脊椎多为椎体破坏,呈扁平椎,但椎间隙不变窄。长骨多为囊状缺损,无死骨形。

(2)胸片。肺部可有弥漫的网状或点网状阴影,尚可见颗粒状阴影,需与粟粒型结合鉴别,严重病例可见肺气肿、蜂窝状肺囊肿、纵隔气肿、气胸、皮下气肿。

3. 实验室检查

(1)血象。血象无特异性改变,以不同程度贫血较多见,多为正细胞正色素性。重症患者可见血小板降低。

(2)常规免疫检查。常规免疫检查大都正常,抑制性 T 淋巴细胞及辅助性 T 淋巴细胞都可减少,可有淋巴细胞转化功能降低,T 淋巴细胞缺乏组胺 H2 受体。

(3)病理活检或皮肤印片。病理活检是本病的诊断依据,可做皮疹、淋巴结或病灶局部穿刺物或刮除物病理检查。病理学特点是有分化较好的组织细胞增生,此外可见到泡沫样细胞、嗜酸性粒细胞、淋巴细胞、浆细胞和多核巨细胞。不同类型可由不同细胞组成,严重者可致原有组织破坏,但见不到分化较差的恶性组织细胞。慢性病变中可见大量含有多脂性的组织细胞和嗜酸性细胞,形成嗜性酸细胞肉芽肿,增生中心可有出血和坏死。

凡符合以上临床、实验室、X 线特点,并经普通病理检查结果证实,即可做出初步诊断。

除上述临床、实验室和普通病理结果外,尚需进行免疫组织化学检查,如 S-100 蛋白,特别是电镜检查可见朗格汉斯细胞,即可确诊。这种细胞是一种个体较大的单个核细胞,直径可达 13μm,胞体不规则。胞浆中可见分散的细胞器,成为朗格汉斯颗粒或 Birberk 颗粒,颗粒长 190~360nm,宽 33nm,末端可呈泡沫样扩张,形态如网球拍。

细胞核不规则,常呈扭曲状,核仁明显,多为 1~3 个。临床分型分级采用国际统一标准。

十六、噬血细胞综合征

噬血细胞综合征(HPS)又称为噬血细胞性淋巴组织细胞增多症(HLH)是一组由遗传性或获得性免疫缺陷导致,以过度炎症反应为特征的疾病。

【诊断标准】

当患者符合下列两条中任何一条时诊断为 HLH。

1. 分子生物学检查符合 HLH。

2. 符合以下 8 条标准中的 5 条。

(1)发热超过一周,热峰大于 38.5℃。

(2)脾大。

(3)两系或三系血细胞减少(Hb<90g/L、PLT<100×10^9/L、N<1.0×10^9/L)。

(4)血三酰甘油升高≥3mmol/L 和(或)纤维蛋白原<1.5g/L。

(5)血清铁蛋白升高≥500ug/L。

(6)血清可溶性 CD25(可溶性 IL-2 受体)升高≥2400U/mL。

(7)NK 细胞活性下降或缺乏。

(8)骨髓、脾脏、脑脊液或淋巴结发现嗜血细胞现象。

十七、神经鞘磷脂病

神经鞘磷脂病又称为尼曼-皮克病,属先天性糖脂代谢性疾病,为常染色体隐性遗传。

【诊断标准】

1. 临床分型

A 型(急性神经型)。多在出生后 6 个月内发病,除肝大、脾大外,智力进行性减退,呈白痴样。肌张力低下,运动功能逐渐消失。皮肤有棕色沉着,眼底检查 50% 的患儿在眼底黄斑可见樱桃红斑点,伴有失明、耳聋,重者有贫血和恶病质。此型神经鞘磷脂累积量为正常的 20~60 倍,神经鞘磷脂酶活性为正常的 5%~10%。

B 型(慢性非神经型)。幼儿或儿童期发病,进展缓慢,肝大、脾大明显,智力正常,无神经症状。

C 型(慢性神经型)。症状 A 型,但多见幼儿或少年发病,神经系统症状出现较迟,多在 3~7 岁以后。神经鞘磷脂累积量为正常的 8 倍,酶的活力最高为正常的 50%,亦可接近正常或正常。

D 型(Nova Scotia 型)。2~4 岁发病,有明显黄疸、肝大、脾大、神经症状,多于学龄期死亡,酶活性正常。

E 型(成人非神经型)。成人发病,智力正常,可见不同程度的肝大、脾大,但无神经症状,可长期生存,眼底有樱桃红斑。神经鞘磷脂累积量为正常的 4~6 倍,酶活性正常。

2. 血象与骨髓象

血红蛋白正常或具有轻度贫血,脾功能亢进明显时,白细胞和血小板减少,单核细胞和淋巴细胞常显示胞浆中特征性空泡。骨髓涂片中找到充满脂质的泡沫细胞是诊断本病的主要依据。此类细胞体积大,直径为 20~100μm,有一个胞核,呈偏心位,染色质疏松,可见 2~3 个核小体。胞浆充满空泡,呈泡沫样,PAS 染色空泡中心常呈阴性,泡壁呈阳性,酸性磷脂酶为阴性或弱阳性,此点区别于戈谢细胞。电镜下显示小泡周围有部分膜层结构环绕。

凡临床有肝大、脾大,伴有贫血,骨髓、肝、脾和淋巴结组织中有成堆的泡沫细胞,可诊断为本病。有条件的单位可检测神经鞘磷脂酶的活性对诊断有决定性意义。

十八、葡糖脑苷脂病

葡糖脑苷脂病,即戈谢病,是一种家族性糖脂代谢病,为染色体隐性遗传,以犹太人多见。

【诊断标准】

1. 临床分型

Ⅰ型(慢性型)。Ⅰ型起病隐匿,病程缓慢,以贫血、肝大、脾大为早期症状,随着病情进展,可见肝大、脾大,皮肤呈现棕黄色斑,并可出现骨与关节疼痛,双眼球结膜可出现对称性棕黄色楔形斑块,先见于鼻侧,后见于颞侧。

Ⅱ型(急性型)。Ⅱ型多在 1 岁以内起病,病情发展迅速,出现贫血、肝大、脾大。主要有神经系统症状,如意识丧失、角弓反张、四肢肌张力增强,进而出现牙关紧闭、吞咽困难等,亦可有惊厥。病情严重时可有咳嗽,甚至呼吸困难。

Ⅲ型(亚急性型)。Ⅲ型起病缓慢,进行性肝大、脾大伴轻至中度贫血。多在 10 岁左右出现癫痫样发作,脑电图广泛异常。病情继续发展,出现四肢僵直、语言障碍。

2. X 线检查

长骨髓腔增宽,普遍有骨质疏松、股骨远端膨大(如烧瓶样)并可见股骨骨折、颈骨骨折。肺部可见浸润性病变。

3. 血象和骨髓象

末梢血象多为轻至中度正细胞正色素性贫血,血小板轻度减少,淋巴细胞相对增加。骨髓涂片中找到戈谢细胞是诊断的主要依据。戈谢细胞体大,直径为 20~80μm,多呈卵圆形,含有一个或数个偏心胞核,核染色质粗糙,胞浆量多,无空泡,呈淡蓝色,充满交织成网状或洋葱皮样的条纹结构。糖原和酸性磷酸酶染色呈强阳性。电镜检查可见胞浆中有特异性的管状脑苷脂包涵体。

4. β-葡糖脑苷脂酶活性的测定

Ⅰ型病儿的酶活力相当于正常人的 12%~20%。酶活性的测定最好同时与患儿的双亲一起检测更有意义。

凡临床伴有肝大、脾大者,骨髓涂片或肝、脾、淋巴结活检中找到较多戈谢细胞可作出本病的诊断。在有条件的单位,测定 β-葡糖脑苷脂酶的活性诊断有决定性意义,而对尚无条件检测酶活性的单位,应注意排除白血病、多发性骨髓瘤、地中海贫血、先天性红细胞发育不良贫血或获得性免疫缺陷综合征等引起的假戈谢细胞疾病。

十九、骨髓纤维化

根据有无原发病将骨髓纤维化(MF)分为原发性 MF(IMF)及继发性 MF(SMF);又依据发病的急缓、病程的长短,分为急性 MF 及慢性 MF。本文主要介绍慢性 IMF。

【诊断标准】

1. 脾明显肿大。

2. 外周血象出现幼粒细胞和(或)有核红细胞,有数量不一的泪滴状红细胞,病程中有红细胞、白细胞、血小板的增多或减少。

3. 骨髓穿刺多次"干抽"或呈"增生低下"。

4. 脾、肝、淋巴结病理检查显示有造血灶。

5. 骨髓活检病理切片显示纤维组织明显增生。

上述第 5 项为必备条件,加其他任何两项,并能排除继发性 MF 及急性 MF 者,可诊断为慢性 IMF。

二十、血色病

【诊断标准】

1. 临床表现

(1)皮肤出现广泛色素沉着,呈古铜色。

(2) 性功能减退至丧失,阴毛、腋毛稀少,男性出现睾丸萎缩。

(3) 肝、脾轻度肿大,肝功异常,可出现黄疸。

(4) 心脏扩大至限制性心肌病,出现心功能不全、心电图低电压、ST-T异常、各种期前收缩性心律失常。

(5) 以掌指关节为主的疼痛、肿胀,X线检查显示软组织肿胀、关节面不规整、骨密度降低、皮质下囊肿;晚期软骨、韧带及关节周围有钙质沉积影。

(6) 糖耐性降低,血糖增高,尿糖呈阳性;可出现糖尿病周围神经炎。

(7) 可有阳性家族史或有铁负荷过多的家庭成员。

2. 铁代谢异常的实验室检查

(1) 血清铁蛋白升高 > 32μmol/L(180μg/dl)。

(2) 血清转铁蛋白饱和度显著升高,男性 > 62%,女性 > 50%。

(3) 血清蛋白明显升高,男性 > 325ng/mL,女性 > 125ng/mL。

(4) 去铁胺排铁试验呈阳性,即24小时尿排铁 > 2mg。

3. 病理检查

脏器活组织检查显示:①含铁血黄素沉积;②纤维组织增生,临床常进行皮肤活组织活检、肝活组织活检;③活检肝测铁浓度 > 70μmol/g 干肝。

脏器组织学检查有含铁血黄素沉积的证据,病伴有两项或两项以上的临床表现,伴有两项或两项以上的铁代谢异常的实验室检查结果,同时又能除外继发性血色病,即可诊断为原发性血色病。

二十一、淀粉样变性

【诊断标准】

1. 临床表现

中老年人有原因不明的器官(舌、心、肝、脾、肾、胃、肠、神经、肌肉等)功能不全。

2. 实验室检查

(1) 原发性系统性淀粉样变患者血和尿中有单克隆免疫球蛋白或单克隆免疫球蛋白轻链。伴发于恶性浆细胞病或其他疾患的淀粉样变性患者,则有相应疾病的实验室检查阳性发现。

(2) 活体组织(牙龈、腹部脂肪、直肠、受累组织器官)病理检查及刚果红染色证实为淀粉样变性。

本病的临床表现缺乏特异性,诊断必须依靠活体组织病理检查及刚果红染色证实。

本病的分型则依赖进一步对淀粉样沉淀物的定性(如免疫组化)检查。

二十二、脾功能亢进

【诊断标准】

(1)脾大。脾大程度不一,除依赖一般的体检测量外,必要时对轻度肿大的脾脏,还可以借助于超声波、放射性核素显像、电子计算机断层扫描(CT)、核磁共振显像等检查手段测定。

(2)外周血细胞减少。红细胞、白细胞、血小板可一种或多种(两种或三种)同时减少。

(3)骨髓造血细胞增生活跃或明显活跃。部分病例可出现轻度成熟障碍表现(因外周血细胞大量破坏、骨髓中成熟释放过多造成类似成熟障碍的现象)。

(4)脾脏切除后可使外周血象接近或恢复正常。

(5)^{51}Cr 标记的红细胞或血小板注入体内后,进行体表放射性测定,发现脾区放射性比率大于肝脏 2~3 倍,提示标记的血细胞在脾脏内过度破坏或滞留。

在考虑脾功能亢进(脾亢)诊断时,则前四条更为重要。

(袁倩倩)

附录

附录一 血液检验常用参考值

粒-单系造血祖细胞培养	BM：150.06±58.4个/2×10^5；
	有核细胞细胞簇与集落之比5~20:1；
	外周血：集落数为BM的1/10；
	脐血：(48±6)个/2×10^5
红系祖细胞的培养	
骨髓：BFU-E	(25.3±7.6)个/2×10^{5}有核细胞
CFU-E	(141.6±68.4)个/2×10^5 MNC
外周血：BFU-E	(26±4)个/2×10^5 MNC
脐血：BFU-E	(76±7)个/2×10^5 MNC
巨核系祖细胞培养	骨髓：(16.4±10.3)个2×10^{5}个MNC
混合祖细胞培养	骨髓：(10.8±4.9)个2×10^{5}个MNC
	在CFU-GEMM中，单纯粒、红混合集落占34.5%，含巨核细胞者占47.7%，含巨噬细胞者占56.3%
网织红细胞	正常血液占0.5~1.5%
口形红细胞	正常人<4%
嗜碱性点彩红细胞	血片中极少见，约占0.01%。
铁粒细胞	在正常情况下很少(0.5~0.8%)
红细胞计数	男性：4.0~5.5×10^{12}/L；
	女性：3.5~5.0×10^{12}/L；
	新生儿：6.0~7.0×10^{12}/L
血红蛋白(Hb)	男性：120~160g/L；
	女性：110~150g/L；
	新生儿：170~200g/L
红细胞比积	男性：0.42~0.49L/L(42%~49%)

	女性:0.37~0.43L/L(37%~43%)
平均红细胞体积	80~98fl
平均红细胞血红蛋白	28~32pg
平均红细胞血红蛋白浓度	320~360g/L
白细胞分类	中性粒细胞:50%~70%
	嗜酸性粒细胞:2%~6%
	嗜碱性粒细胞:0~1%
	淋巴细胞:20%~40%
	单核细胞:3%~8%
血小板计数	$(100~300)\times10^9/L$
红细胞沉降率测定	男:<15mm/60min;女:<20mm/60min
网织红细胞计数	成人:0.5%~1.5%
	儿童:2.0%~6.0%。
血清铁测定	男性:11.6~31.3μmol/L;
	女性:9.0~30.4μmol/L
血清总铁结合力测定	TIBC:男性50~77umol/L
	女性54~77umol/L
	UIBC:25.1~51.9umol/L
血清铁蛋白测定	男性:15~200μg/L;
	女性:12~150μg/L
铁吸收率	正常为26.0%~35.0%
血清转铁蛋白	免疫散射比浊法:28.6%~51.9%
血清叶酸测定	男性:8.61~23.8nmol/L
	女性:7.93~20.4nmol/L
红细胞叶酸	成人:340~1020nmol/L
血清维生素 B_{12}	成人:148~660pmol/L
血清维生素 B_{12}吸收	正常人>7%
血清内因子阻断抗体	正常人为阴性,比值≤1.00±0.10
	阳性:比值阳性对照血清比值±0.10

抗人球蛋白	直接和间接抗人球蛋白试验均阴性
冷凝集素试验	正常人血清抗红细胞抗原的 IgM 冷凝集素效价 <1:32(4℃)
冷热溶血试验	正常人试验为阴性
红细胞 G6PD 的荧光斑点试验	正常人酶活性为 $(12.1 \pm 2.09\text{U/gHb})$
丙酮酸激酶的荧光斑点试验	在 25 分钟内消失;
	酶活性 $(15.0 \pm 1.99)\text{U/gHb}$
谷胱甘肽还原酶缺陷检测	GR 荧光斑点试验:正常人荧光斑点 15min 内消失
	GR 活性定量:$(7.17 \pm 1.09)\text{U/gLHb}$
高铁血红蛋白还原试验	正常人还原率 ≥75%(脐血 ≥77%)
变性珠蛋白小体生成试验	正常人含 5 个及以上珠蛋白小体的红细胞一般 <30%
红细胞渗透脆性试验	开始溶血:75.2~82.1mmol/LNaCL 溶液
	完全溶血:47.9~54.7mmol/LNaCL 溶液
自身溶血试验及其纠正试验	正常人红细胞孵育 48 小时,不加纠正物的溶血率 <3.5%;
	加葡萄糖的溶血率 <1.0%;
	加 ATP 纠正物的溶血率 <0.8%
酸化甘油溶血试验	正常人 AGLT50 >290s
高渗冷溶血试验	9mmol/L 或 12mmol/L 糖,最大溶血率为 66.5%~74.1%;
	7mmol/L 糖,最大溶血率 0.1%~16.9%
红细胞包涵体试验	正常人 <0.01(1%)
正常血红蛋白电泳区带	HbA >95%
	HbF <2%
	HbA2 为 1%~3.1%
抗碱血红蛋白测定	成人 <2%,新生儿 <40%
HbF 酸洗脱法检测	正常血片中含 HbF 的着色红细胞
	成人 <0.01;新生儿 0.55~0.85
	2 岁后幼儿 <0.02
异丙醇沉淀试验	血红蛋白液为阴性(30 分钟不沉淀)
热变性试验	正常人热沉淀的血红蛋白 <1%
酸化血清溶血试验	正常人试验为阴性

蛇毒因子溶血试验	正常人溶血率<5%
蔗糖溶血试验	定性实验：正常为阴性
	定量实验：正常溶血率<5%
红细胞寿命测定	半衰期为25~32天
血浆游离血红蛋白检测	0~40mg/L
血清结合珠蛋白检测	0.5~1.5gHb/L
血浆高铁血红素白蛋白检测	正常人呈阴性
尿含铁血黄素试验（Rous试验）	正常为阴性
尿卟啉检测	正常为阴性
白细胞吞噬功能试验	吞噬率60.0%~65.8%
吞噬指数正常为	1.1~1.0
硝基四氮唑蓝还原试验	正常成人的阳性细胞数在10%以下
中性粒细胞杀菌功能测定	对大肠杆菌杀菌率>90%
	对葡萄球菌杀菌率>85%
白细胞趋化试验	滤膜渗入法：趋化指数3.0~3.5
中性粒细胞黏附功能	正常健康人黏附率约为47%~83%
嗜酸性粒细胞阳离子蛋白测定	免疫荧光法：
	正常儿童血清含量为0~8.94μg/L
	哮喘儿童为0.48~36.00μg/L
嗜碱性粒细胞脱颗粒试验	判断结果以DI>30%为阳性
中性粒细胞氚标记脱氧胸苷	SI<2
泼尼松刺激试验	服药后中性粒细胞最高绝对值>20×10^9/L
	（服5h为中性粒细胞上升到高峰的时间）
肾上腺素激发试验	粒细胞上升值低于$1.5\sim2.0\times10^9$/L
二异丙酯氟磷酸盐标记检测	
粒细胞总数的测定	标记粒细胞半衰期T1/2：4~10h；
	血中滞留时间：10~14h。
全血粒细胞池（TBGP）	$(35\sim70)\times10^7$/kg
循环粒细胞池（CGP）	$(20\sim30)\times10^7$/kg

边缘粒细胞池(MGP)	$(15 \sim 40) \times 10^7/\text{kg}$
粒细胞周转率(GTR)	$(60 \sim 160) \times 10^7/(\text{kg} \cdot \text{d})$
粒细胞抗体检测	正常时血清阴性(荧光免疫法)
白细胞抗人球蛋白消耗试验	如测定组效价低于标准对照组2管及以上为阳性,表明受检血清中有不完全抗粒细胞抗体。正常对照和盐水对照组应无消耗。
墨汁吞噬试验	成熟中性粒细胞吞噬率74%±15%,吞噬指数126±60
成熟单核细胞吞噬率	95%±5%,吞噬指数313±86。
血清溶菌酶活性试验	血清$5 \sim 15\text{mg/L}$,尿液$0 \sim 2\text{mg/L}$
吞噬细胞吞噬功能试验	吞噬百分率$(62.77 \pm 1.38)\%$;
	吞噬指数1.0 ± 0.049
标记单核细胞半衰期(T1/2)	$4.5 \sim 10.0\text{h}$
全血单核细胞池 TBMP	$(3.9 \sim 12.7) \times 10^7/\text{kg}$
循环单核细胞池 CMP	$(1.0 \sim 2.7) \times 10^7/\text{kg}$
边缘单核细胞池 CMP	$(2.4 \sim 11.7) \times 10^7/\text{kg}$
单核细胞周转率 CMP	$(7.2 \sim 33.6) \times 10^7/\text{kg}$
APAAP法检测(TdT)	阳性细胞等于或大于20%为阳性
血小板黏附试验	玻璃珠柱法:$53.9\% \sim 71.1\%$
	玻璃漏斗法:$21.0\% \sim 42.8\%$
	旋转玻球法(12mL玻瓶):
	男性$28.9\% \sim 40.9\%$;
	女性$34.2\% \sim 44.6\%$
血小板聚集试验	$11.2\mu\text{mol/L}$ ADP液:$53\% \sim 87\%$;
	$5.4\mu\text{mol/L}$ 肾上腺素:$45\% \sim 85\%$;
	20 mg/L 花生四烯酸:$56\% \sim 82\%$;
	1.5g/L 瑞斯托霉素:$58\% \sim 76\%$;
	20mg/L 胶原:$47\% \sim 73\%$;
血块收缩试验	定量法:$48\% \sim 64\%$;

	试管法:1h 开始收缩,24h 完全收缩;
	血浆法:>40% 血浆
β-血小板球蛋白	β-TG:(6.6~26.2)μg/L
血小板第4因子(PF4)	(0.9~5.5)μg/L
P 选择素	血浆 P 选择素(9.2~20.8)μg/L,
血小板 P 选择素数目	(7900~10100)分子数/血小板。
血栓烷 B2	28.2~124.4ng/L
11-脱氢-血栓烷 B2	2.0~7.0ng/L
血小板膜表面相关抗体和补体	
PAIgG	(0~78.8)ng/10^7 血小板
PAIgA	(0~2)ng/10^7 血小板
PAIgM	(0~7)ng/10^7 血小板
PA C3	(0~129)ng/10^7 血小板
血小板膜糖蛋白 GP Ib	(1.05~2.03)×10^4 分子数/血小板
血小板膜糖蛋白 GP IIb/IIIa	(4.26~6.64)×10^4 分子数/血小板
血小板生存时间	7.6~11.0d 血小板钙流检测
正常细胞内钙浓度	(20~90)nmol/L
正常细胞外钙浓度	(1.1~1.3)nmol/L
全血凝固时间测定	ACT:1.2~2.1min;SCT:15~32min
	普通试管法:5~10min
活化部分凝血活酶时间	25~35S
血浆因子Ⅷ促凝活性	FⅧ:C:103% ±25.7%
血浆因子Ⅸ促凝活性	FⅨ:C:98.1% ±30.4%
血浆因子Ⅺ促凝活性	FⅪ:C:100% ±18.4%
血浆因子Ⅻ促凝活性	FⅫ:C:92.4% ±20.7%
血浆凝血酶原定时间	成人:11~15s,新生儿延长2~3s;
	早产儿延长3~5s(3~4d 后达正常)
血浆因子Ⅱ促凝活性	FⅡ:C:97.7% ±16.7%
血浆因子Ⅹ促凝活性	FⅩ:C:103% ±19.0%

纤维蛋白原测定	成人 2~4g/L.
	新生儿 1.25~3g/L
凝血因子XII定性	24h 内纤维蛋白凝块不溶解
凝血因子XII亚基抗原	FXIIIα:100.4% ±12.9%;
	FXIIIβ:98.8% ±12.5%
血浆蛋白 C 活性	100.24% ±13.18%
血浆蛋白 C 抗原	102.5% ±20.1%
血浆蛋白 S 抗原	TPS:(96.6 ± 9.8)%;
	FPS:(100.9 ±11.6)%
抗凝血酶III活性	108.5% ±5.3%
抗凝血酶III抗原	1.0~4.1 μg/L,平均 1.5 μg/L
人血浆测得 TFPI 含量	40~70 μg/L(n=300),活性 0.2U
健康人血浆 TFPI 浓度	(75~120)μg/L
血浆复钙时间	2.2~3.8min
血浆肝素水平	正常人为 0 U/L
凝血酶时间检测	16~18s(手工法)
凝血因子VIII抑制物	正常人无因子VIII抑制物,
	剩余因子VIII:C 为 100%
狼疮抗凝物	正常在 28~48s 范围;
	其筛选试验检测值/确诊试验;
	检测值为 0.8~1.2
组织型纤溶酶原激活物活性	300~600 U/L
组织型纤溶酶原激活物抗原	1~12 μg/L
血浆纤溶酶原活化抑制物活性	100~1000AU/L
血浆纤溶酶原活化抑制物抗原	酶联免疫吸附法:4~43 μg/L;
	SDS-PAGE 凝胶密度法:<100U/L
血浆纤溶酶原活性	85.55% ±27.83%
血浆纤溶酶原抗原	0.22 ±0.03g/L
纤溶酶—抗纤溶酶复合物	0~15 μg/L

血浆 α2-抗纤溶酶活性	95.6% ±12.8%
血浆 α2-抗纤溶酶抗原	66.9 ±15.4 mg/L
血浆鱼精蛋白副凝固	正常人为阴性
纤维蛋白(原)降解产物	小于 5 mg/L
D-二聚体	0 ~ 0.256 mg/L
纤维蛋白单体(TM)	正常人为阴性
纤维蛋白肽 Bβ_{1-15}	0.74 ~ 2.24 nmol/L
纤维蛋白肽 Bβ_{15-42}	1.56 ±1.20 nmol/L

(马灿玲 王洪青 张强)

附录二 人类细胞分化抗原分子

CD	分子量(kD)	表达细胞
CD1a	50	皮质胸腺细胞、郎格罕细胞、树突细胞
CD1b	45	皮质胸腺细胞、郎格罕细胞、树突细胞
CD1c	43	皮质胸腺细胞、郎格罕细胞、树突细胞、B淋巴细胞亚群
CD1d	49	小肠上皮细胞、B淋巴细胞亚群、单核细胞、树突细胞
CD1e	28	树突细胞
CD2	50	胸腺细胞、T淋巴细胞、NK细胞
CD2R	50	活化T淋巴细胞
CD3repsilon	20	T淋巴细胞、胸腺细胞
CD4	55	胸腺细胞亚群、T淋巴细胞亚群、吞噬细胞、单核细胞
CD5	67	胸腺细胞亚群、T淋巴细胞亚群、B淋巴细胞亚群、B-CLL
CD6	100~130	胸腺细胞亚群、T淋巴细胞亚群、B淋巴细胞亚群
CD7	40	造血祖细胞、胸腺细胞、T淋巴细胞、NK细胞
CD8a	32~34	胸腺细胞、T淋巴细胞、NK细胞
CD8b	30~32	胸腺细胞、T淋巴细胞
CD9	22~27	Pro-B、嗜酸性粒细胞、嗜碱性粒细胞、血小板
CD10	100	B前体细胞、T前体细胞、中性粒细胞
CD11a	80	淋巴细胞、单核细胞、粒细胞、吞噬细胞
CD11b	170	髓系细胞、NK细胞
CD11c	150	髓系细胞、NK细胞、T淋巴细胞亚群、B淋巴细胞亚群
CDw12	90~120	单核细胞、粒细胞、血小板
CD13	150~170	髓系细胞
CD14	53~55	单核细胞、粒细胞、吞噬细胞、郎格罕细胞
CD15		中性粒细胞、嗜酸性粒细胞、单核细胞

CD15a		中性粒细胞、嗜酸性粒细胞、单核细胞、记忆性辅助T、活化T淋巴细胞和B淋巴细胞
CD16a	50~65	中性粒细胞、吞噬细胞、NK细胞
CD16b	48	中性粒细胞
CDw17		中性粒细胞、单核细胞、血小板
CD18	95	白细胞
CD19	95	B淋巴细胞、滤泡树突细胞
CD20	33~37	T淋巴细胞亚群、B淋巴细胞亚群
CD21	145	B淋巴细胞、滤泡树突细胞、T淋巴细胞亚群
CD22	150	B淋巴细胞
CD23	45	B淋巴细胞、滤泡树突细胞、活化吞噬细胞、血小板
CD24	35~45	胸腺细胞、红系细胞、周围淋巴细胞、髓系细胞
CD25	55	活化T淋巴细胞、活化B淋巴细胞、淋巴系祖细胞
CD26	110	胸腺细胞、活化T淋巴细胞
CD27	50~55	髓系胸腺细胞、NK细胞、T淋巴细胞亚群、B淋巴细胞亚群
CD28	44	胸腺细胞、T淋巴细胞、浆细胞
CD30	130	淋巴系、单核细胞、粒细胞低表达、血小板、肥大细胞、成纤维细胞、内皮细胞
CD31	105~120	活化B淋巴细胞、NK细胞亚群、T淋巴细胞亚群、R-S细胞、间变淋巴瘤
CD32	130~140	单核细胞、血小板、粒细胞、内皮细胞、淋巴细胞
CD33	40	核细胞、血小板、粒细胞、B淋巴细胞
CD34	67	系祖细胞、单核细胞、粒细胞、树突细胞、肥大细胞、活化T淋巴细胞
CD36	105~120	造血前体细胞、毛细血管内皮细胞、胚胎成纤维细胞
CD37	250	红系细胞、B淋巴细胞、单核细胞、中性粒细胞、嗜酸性粒细胞、滤泡样树突细胞、T淋巴细胞亚群
CD38	88	血小板、单核细胞、吞噬细胞、内皮细胞、早期红系细胞

CD39	40~52	B 表达、T 低表达、粒细胞低表达
CD40	45	多数造血细胞、浆细胞高表达、B 细胞、活化 T 细胞
CD41	78	B 淋巴细胞黏附、保护活化细胞
CD42a	48	B 淋巴细胞、单核细胞、吞噬细胞、滤泡树突细胞、内皮细胞
CD42b	125/22	血小板、巨核细胞
CD42d	22	血小板、巨核细胞
CD43	145	血小板、巨核细胞
CD44	24	血小板、巨核细胞
CD44R	82	血小板、巨核细胞
CD45	115~135	白细胞（静止期除外）、血小板低表达
CD45RA	205~220	T 淋巴细胞亚群、B 淋巴细胞亚群、单核细胞
CD45RB	190~220	T 淋巴细胞亚群、B 淋巴细胞亚群、单核细胞、粒细胞、吞噬细胞
CD45RO	180	活化 T 淋巴细胞、记忆 T 淋巴细胞亚群、B 淋巴细胞亚群、单核细胞、粒细胞、吞噬细胞
CD46	55~56	有核细胞
CD47	47~52	造血细胞、内皮细胞、上皮细胞、成纤维细胞
CD47R		CDw149 受体、二聚体 CD47
CD48	45	广泛细胞、白细胞
CD49a	210	活化 T 淋巴细胞、单核细胞
CD49b	165	B 淋巴细胞、单核细胞、血小板、活化 T 淋巴细胞、巨核细胞
CD49c	125	T、B 淋巴细胞低表达
CD49d	150	T 淋巴细胞亚群、B 淋巴细胞亚群、NK 细胞、单核细胞、嗜酸性粒细胞、肥大细胞、树突细胞
CD49e	135	胸腺细胞、T 淋巴细胞、单核细胞、血小板、早期活化 B 淋巴细胞
CD49f	125	记忆 T 淋巴细胞、胸腺细胞、单核细胞、血小板、巨核细胞
CD50	110~120	造血细胞、内皮细胞、上皮细胞

CD51	125	血小板低、内皮细胞、破骨细胞、黑色素瘤
CD52	21~28	胸腺细胞、T淋巴细胞亚群、B淋巴细胞亚群（除浆）、单核细胞、巨核细胞
CD53	35~42	白细胞、树突细胞、破骨细胞
CD55	60~70	造血细胞、内皮细胞
CD56	175~185	T淋巴细胞亚群、B淋巴细胞亚群、NK细胞、神经元、部分大颗粒淋巴细胞白细胞、髓系白细胞
CD57	110	T淋巴细胞亚群、NK细胞
CD60a		胸腺上皮细胞、T淋巴细胞亚群、血小板、星状胶质细胞
CD60b		T淋巴细胞亚群、活化B淋巴细胞
CD60c		T淋巴细胞亚群
CD61	105	血小板、巨核细胞、吞噬细胞、内皮细胞
CD62E	97~115	内皮细胞
CD62L	75	B淋巴细胞、NK细胞、记忆T淋巴细胞、单核细胞、粒细胞、胸腺细胞
CD62P	140	活化血小板、内皮细胞
CD63	53	活化血小板、吞噬细胞、单核细胞
CD64	72	吞噬细胞、单核细胞、树突细胞、G-CSF活化粒细胞
CD65		髓系细胞、粒细胞、单核细胞
CD65a		髓系白血病细胞、粒细胞、单核细胞
CD66a	160~180	中性粒细胞、上皮细胞
CD66b	95~100	粒细胞
CD66c	90	中性粒细胞、结肠癌
CD66d	35	中性粒细胞
CD66f	54~72	妊娠特异性糖蛋白、胎盘合胞体滋养层、胎儿肝脏
CD68	110	胞内表达于单核、吞噬细胞、中性粒细胞、嗜碱性粒细胞、大淋巴细胞、肥大细胞、树突细胞髓系祖细胞、肝脏
CD69	28	活化T淋巴细胞、B淋巴细胞、NK细胞、粒细胞、胸腺细胞、朗格罕细胞

CD分子	分子量(kDa)	主要分布
CD70	50、70、90、160	活化T淋巴细胞、活化B淋巴细胞
CD71	95	增殖期细胞、红系前体细胞、网织红细胞
CD72	42	B淋巴细胞、滤泡树突细胞
CD73	69	T淋巴细胞亚群、B淋巴细胞亚群、上皮细胞滤泡细胞、树突细胞
CD74	33、35、41、43	B淋巴细胞、吞噬细胞、上皮细胞、滤泡树突细胞
CD75		上皮细胞、B淋巴细胞亚群
CD75s		T淋巴细胞亚群、B淋巴细胞亚群
CD77		生发中心、B淋巴细胞、Burkitt淋巴瘤、滤泡淋巴瘤表达低
CD79a	33.45	B淋巴细胞
CD79b	37	B淋巴细胞
CD80	60	活化T淋巴细胞、活化B淋巴细胞、吞噬细胞、树突状细胞
CD81	26	T淋巴细胞亚群、B淋巴细胞亚群、胸腺细胞、树突状细胞、成纤维细胞、神经母细胞瘤、黑色素瘤
CD82	50~53	白细胞
CD83	43	活化T淋巴活化、活化B淋巴细胞、树突细胞、朗格罕细胞
CDw84	73	单核细胞、血小板、吞噬细胞、T淋巴细胞亚群、B淋巴细胞亚群
CD85	110	树突细胞、单核细胞、T淋巴细胞、B淋巴细胞、NK细胞
CD86	80	树突细胞、单核细胞、活化T淋巴细胞、活化B淋巴细胞
CD87	39~66	粒细胞、单核细胞、内皮细胞、成纤维细胞、B淋巴细胞、T淋巴细胞、NK细胞
CD88	40	粒细胞、单核细胞、树突细胞
CD89	55~75	单核细胞、吞噬细胞、中性粒细胞、T淋巴细胞亚群、B淋巴细胞亚群
CD90	25~35	$CD34^+$亚群

CD91	600	单核细胞、吞噬细胞、神经元、成纤维细胞
CDw92	70	中性粒细胞、单核细胞内皮细胞、成纤维细胞
CD93	120	中性粒细胞、单核细胞、内皮细胞
CD94	43	NK 细胞、T 淋巴细胞亚群
CD95	45	淋巴细胞、单核细胞、内皮细胞
CD96	160	NK 细胞、活化 T 淋巴细胞
CD97	74.8	单核细胞、粒细胞、活化 T 淋巴细胞、活化 B 淋巴细胞
CD98	80.4	全部人类细胞系
CD99	32	白细胞
CD99R	32	T 淋巴细胞、NK 细胞
CD100	150	造血细胞(不包括未成熟骨髓细胞)红细胞、血小板
CD101	120	单核细胞、粒细胞、树突细胞、活化 T 淋巴细胞
CD102	55~65	淋巴细胞、单核细胞、树突细胞、活化 T 淋巴细胞
CD103	150	上皮细胞、淋巴细胞、活化淋巴细胞
CD104	220	上皮细胞、角化细胞、部分瘤细胞
CD105	95	内皮细胞、骨髓细胞亚群、活化吞噬细胞
CD106	110	活化内皮细胞、滤泡树突细胞、血小板、肿瘤细胞
CD107b	120	活化血小板、T 淋巴细胞、内皮细胞、瘤细胞
CD108	80	红系细胞、淋巴系祖细胞、静止期淋巴细胞低表达
CD109	170	活化 T 淋巴细胞、$CD34^+$ 亚群、内皮细胞
CD110	82~84	吞噬细胞、血小板、部分 $CD34^+$ 干细胞低表达
CD111	64~72	干细胞亚群、吞噬细胞、中性粒细胞
CD112	64~72	单核细胞、中性粒细胞、$CD34^+$ 亚群、吞噬细胞、内皮细胞、上皮细胞
CDw113	83	睾丸、胎盘
CD114	95.14	髓系祖细胞、内皮细胞
CD115	150	单核细胞、吞噬细胞、单核系祖细胞
CD116	70~85	单核细胞、粒细胞、树突细胞、内皮细胞
CD117	145	造血祖细胞、肥大细胞

CD		
CD118	190	上皮细胞
CDw119	90~100	吞噬细胞、单核细胞、中性粒细胞、内皮细胞、T 淋巴细胞、B 淋巴细胞、NK 细胞
CD120a	50~60	造血和非造血细胞
CD120b	75~85	造血和非造血细胞
CD121a	80	多种细胞低表达
CD121b	60~70	B 淋巴细胞、T 淋巴细胞亚群、吞噬细胞、单核细胞
CD122	75	T 淋巴细胞、B 淋巴细胞、NK 细胞
CDw123	70	淋巴细胞、嗜碱性粒细胞、造血祖细胞、吞噬细胞、树突细胞、巨核细胞
CD124	140	淋巴细胞低表达、单核细胞、造血前体、上皮细胞
CDw125	60	嗜酸性粒细胞、嗜碱性粒细胞
CD126	80	活化 B 淋巴细胞浆细胞、多数白细胞低表达、成纤维细胞
CD127	65	T 淋巴细胞,前－前 B 淋巴细胞
CD130	130	活化 B 淋巴细胞浆细胞、多数白细胞低表达、内皮细胞
CDw131	95~120	单核细胞、粒细胞、早期 B 淋巴细胞
CD132	64	T 淋巴细胞、B 淋巴细胞、NK 细胞、单核细胞、粒细胞
CD133	120	造血干细胞、上皮细胞、内皮细胞
CD134	48~50	活化 T 淋巴细胞
CD135	130~150	骨髓单个核细胞、B 祖细胞
CDw136	180	上皮细胞、造血细胞亚群
CDw137	30	活化 T 淋巴细胞
CD138	80~150	多聚糖家族
CD139	228	B 淋巴细胞、单核细胞、粒细胞、红系细胞低表达
CD140a	180	成纤维细胞、平滑肌和神经胶质细胞瘤、软骨细胞
CD140b	100	成纤维细胞、平滑肌和神经胶质细胞瘤、软骨细胞
CD141	100	单核细胞、中性粒细胞、内皮细胞、平滑肌细胞
CD142	45	单核细胞、内皮细胞、角化内皮细胞、上皮细胞
CD143	170	内皮、内皮细胞,角化上皮细胞、上皮细胞

CD	分子量	分布
CDw145	130	内皮细胞、部分基质细胞
CD146	113~118	内皮细胞、黑色素瘤细胞、滤泡树突细胞、活化T细胞
CD147		白细胞、红系细胞、血小板、内皮细胞
CD148	240~260	粒细胞、单核细胞、树突细胞、T淋巴细胞
CD150	75~95	T淋巴细胞亚群、B淋巴细胞、树突细胞、内皮细胞
CD151	32	内皮细胞、巨核细胞、血小板、上皮细胞
CD152	33	活化T、B淋巴细胞
CD153	40	中性粒细胞、活化T淋巴细胞、活化B淋巴细胞、吞噬细胞
CD154	32~39	活化T淋巴细胞
CD155	80~90	单核细胞、吞噬细胞、CD34+胸腺细胞
CD156a	69	中性粒细胞、单核细胞
CD156b	100	中性粒细胞、单核细胞
CD156c	98	淋巴器官、外周白细胞、软骨细胞、胎儿肝脏
CD157	42~45	粒细胞、单核细胞、内皮细胞、B祖细胞
CD158a	50~58	T淋巴细胞、NK细胞
CD158b	50~58	T淋巴细胞、NK细胞
CD159a	43	T淋巴细胞、NK细胞
CD159c	40	NK细胞
CD160	27	T淋巴细胞、NK细胞
CD161	40	T淋巴细胞、NK细胞
CD162	120	单核细胞、粒细胞、多数淋巴细胞
CD162R		NK细胞
CD163		单核细胞、吞噬细胞
CD164	80	造血祖细胞、基质细胞
CD165	42	胸腺细胞、胸腺上皮细胞
CD166	105	神经元、单核细胞、上皮、活化T细胞、成纤维细胞
CD167a	120	上皮细胞、成肌细胞
CD168	84~88	单核细胞、T淋巴细胞、胸腺细胞、肺癌细胞内表达

CD	分子量	分布
CD169	185	吞噬细胞亚群
CD170	140	中性粒细胞、吞噬细胞亚群
CD171	200~210	神经胶原细胞、单核细胞、T 淋巴细胞、B 淋巴细胞、树突细胞
CD172a	110	单核细胞、T 淋巴细胞、干细胞
CD172b	50	单核细胞、树突状细胞
CD172g	45~50	mRNA:肝脏,其他组织低表达
CD173		红系细胞亚群、干细胞亚群、血小板
CD174		干细胞亚群、上皮细胞
CD175		干细胞亚群
CD175a		原始红细胞
CD176		干细胞亚群
CD177	56~62	中性粒细胞亚群
CD178	38~42	活化 T 细胞
CD179a	16~18	前－前 B 淋巴细胞和前－B 淋巴细胞
CD179b	22	前－前 B 淋巴细胞和前－B 淋巴细胞
CD180	95~105	B 淋巴细胞亚群、单核细胞、树突细胞
CD181	39	中性粒细胞、嗜碱性粒细胞、NK 细胞、T 淋巴细胞、单核细胞
CD182	40	中性粒细胞、嗜碱性粒细胞、NK 细胞、T 淋巴细胞、单核细胞
CD183	40	嗜酸性粒细胞、活化 T 淋巴细胞、NK 细胞、GM－CSF 活化的 $CD34^+$ 祖细胞
CD184	45	B 淋巴细胞、树突细胞、活化 T 淋巴细胞、T 淋巴细胞、内皮细胞
CD185	45	成熟 B 淋巴细胞和 Burkitt 淋巴瘤细胞
CDw186	40	活化 T 淋巴细胞
CD191	39	T 淋巴细胞、单核细胞、干细胞亚群
CD192	40	活化 NK 细胞、单核吞噬细胞、T 淋巴细胞、B 淋巴细胞、

		内皮细胞
CD193	45	嗜酸性粒细胞、中性粒细胞、单核细胞、T淋巴细胞
CD195	45	单核细胞、T淋巴细胞
CD196	45	T淋巴细胞、B淋巴细胞、树突细胞亚群
CD197	45	T淋巴细胞、树突细胞亚群
CDw198	50	T淋巴细胞、Th1高表达、NK细胞、单核细胞
CDw199	43	记忆T淋巴细胞、固有层细胞、单核细胞
CD200	45~50	胸腺细胞、内皮细胞、B淋巴细胞、活化T淋巴细胞
CD201	50	内皮细胞亚群
CD202b	150	干细胞、内皮细胞
CD203c	130~150	嗜碱性粒细胞、肥大细胞、胶质细胞瘤、吞噬细胞
CD204	220	吞噬细胞
CD205	205	树突细胞、胸腺上皮细胞
CD206	180	树突细胞、吞噬细胞、单核细胞
CD207	40	朗格罕细胞
CD208	70~90	树突细胞、指状树突细胞
CD209	44	树突细胞亚群
CDw210	90~110	T淋巴细胞、B淋巴细胞、NK细胞、单核细胞、吞噬细胞
CD212	100	活化T淋巴细胞、NK细胞
CD213a1	65	B淋巴细胞、单核细胞、成纤维细胞、内皮细胞
CD213a2	65	B淋巴细胞、单核细胞
CD217	120	广泛
CDw218a	70	T淋巴细胞、NK细胞、树突细胞
CDw218b	70	T淋巴细胞、NK细胞、树突细胞
CD220	140.7	广泛
CD221	140.7	广泛
CD222	250	广泛、90%~95%胞内表达
CD223	70	活化T淋巴细胞、NK细胞
CD224	27.7	白细胞、干细胞

CD225	17	广泛
CD226	65	T淋巴细胞、NK细胞、血小板
CD227	300	上皮细胞、干细胞亚群、滤泡树突细胞、单核细胞、B淋巴细胞亚群、部分髓系
CD228	80~95	干细胞、黑色素瘤细胞
CD229	95	T淋巴细胞、B淋巴细胞
CD230	35	
CD231	30~45	T淋巴细胞白血病、神经母细胞瘤、脑、神经元
CD232	200	广泛
CD233	90	红系细胞
CD234	35~45	红系细胞
CD235a	36	红系细胞
CD235ab	20	红系细胞
CD235b	20	红系细胞
CD236	32.23	红系、干细胞亚群
CD236R	32	红系、干细胞亚群
CD238	95	红系、干细胞亚群
CD239	78~8	红系、干细胞亚群
CD240CE	30~32	红系细胞
CD240D	30~32	红系细胞
CD241	50	红系细胞
CD242	42	红系细胞
CD243	180	干细胞、小肠、肾脏
CD244	70	T淋巴细胞亚群、单核细胞、嗜碱性粒细胞、NK细胞
CD245	220~240	T淋巴细胞亚群
CD246	80	间变T淋巴细胞白血病、小肠、睾丸、脑
CD247	16	T淋巴细胞、NK细胞
CD248	175	内皮细胞、基质成纤维细胞
CD249	160	上皮细胞、内皮细胞

CD编号	分子量	分布
CD252	34	活化B淋巴细胞、心肌细胞
CD253		活化T淋巴细胞、多种组织
CD254	35	淋巴结、骨髓基质细胞、活化T淋巴细胞
CD256	16	单核细胞、吞噬细胞
CD257		单核细胞
CD258	28	活化T淋巴细胞、未成熟树突细胞
CD261	57	外周血白细胞、活化T淋巴细胞
CD262	60	广泛表达、外周血淋巴细胞
CD263	65	外周血淋巴细胞
CD264	35	广泛
CD266	14	心脏、胎盘、肾脏
CD267		B淋巴细胞、活化T淋巴细胞
CD268	25	B淋巴细胞
CD269	20	成熟B淋巴细胞胞膜及核周
CD271	45	经元、充质细胞
CD272	33	B淋巴细胞、Th1
CD273	25	活化T淋巴细胞、单核细胞、吞噬细胞
CD274	33	白细胞、广泛
CD275	60	B淋巴细胞、树突细胞、单核细胞
CD276	40~45	体外培养树突细胞、单核细胞
CD277	56	NK细胞、T淋巴细胞、B淋巴细胞
CD278	55~60	活化T淋巴细胞、Th1
CD279	55	活化T淋巴细胞、活化B淋巴细胞
CD280	180	软骨细胞、成纤维细胞、内皮细胞、吞噬细胞
CD281	90	外周单个核细胞低表达、树突细胞、单核细胞
CD282	90	单核细胞、中性粒细胞、吞噬细胞
CD283	100	单核样树突细胞
CD284	100	外周单个核细胞低表达
CD289	120	树突细胞（胞内）

CD编号	分子量	分布
CD292	57	骨前体细胞
CDw293	57	骨前体细胞
CD294	55~70	Th2、嗜酸性粒细胞、嗜碱性粒细胞
CD295	132	心肌骨骼肌、NK细胞、T淋巴细胞
CD297	38	红系细胞、单核系细胞
CD298	52	广泛
CD299	45	内皮细胞亚群
CD300a	60	NK细胞、T淋巴细胞、B淋巴细胞、AML细胞、单核细胞、中性粒细胞
CD300c		单核细胞、中性粒细胞、T淋巴细胞亚群、B淋巴细胞亚群
CD301	38	未成熟树突细胞
CD302	19~28	部分髓系及Hoggin's淋巴瘤细胞
CD303	38	类浆细胞样树突细胞
CD304	130	神经元、$CD4^+/CD25^+$ T淋巴细胞、树突细胞、内皮细胞和肿瘤细胞
CD305	32~40	NK细胞、T淋巴细胞、B淋巴细胞
CD307	55~105	B淋巴细胞亚群、B淋巴瘤
CD309	230	内皮细胞、成血管祖细胞、成血管细胞
CD312	90	单核细胞、吞噬细胞、单核树突细胞、粒细胞低表达
CD314	42	NK细胞、$CD8^+$ T淋巴细胞、部分髓系细胞
CD315	135	B淋巴细胞亚群、单核细胞
CD316	63~75	BT细胞、NK细胞低表达
CD317	30~36	B淋巴细胞、T淋巴细胞、NK细胞、单核细胞、树突细胞、成纤维细胞
CD318	135	HSC($CD34^+$)亚群、肿瘤细胞
CD319	66	B淋巴细胞、T淋巴细胞、NK细胞、单核细胞、树突细胞、成纤维细胞
CD320	30	滤泡树突细胞、生发中细胞
CD321	35	血小板受体、上皮细胞和内皮细胞、血小板

CD322	43	内皮细胞
CD324	120	非神经系统细胞
CD325	140	脑、骨骼肌和心肌细胞
CD326	35~40	多种上皮细胞
CD327		胎盘、脾脏、唾液酸依赖 B 淋巴细胞
CD328	75	休眠及活化 NK 细胞、胎盘、脾脏、肝脏、粒细胞单核细胞低表达
CD329		粒细胞及单核细胞
CD331	30	成纤维细胞、上皮细胞
CD332	115~135	成纤维细胞、上皮细胞
CD333	115	成纤维细胞、上皮细胞
CD334	110	成纤维细胞、上皮细胞
CD335	46	NK 细胞
CD336	44	NK 细胞
CD337	30	NK 细胞
CDw338	73	干细胞亚群
CD339	135	基质细胞、上皮细胞，AML
CD340	185	广泛表达、多种肿瘤细胞过度表达
CD344	48~53	上皮细胞、内皮细胞、间充质干细胞、随体前细胞
CD349	64	间充质干细胞
CD350	65	脑、肾、肝、胰腺、胎盘

（张淑华　王祥阁）

参考文献

[1] 王鸿利,丛玉隆,王建祥.临床血液实验学.上海:上海科学技术出版社,2013.
[2] 叶应妩,王毓三,等.全国临床检验操作规程(第3版).南京:东南大学出版社,2006.
[3] 刘艳荣.实用流式细胞术.北京:北京大学医学出版社,2013.
[4] 卢兴国.骨髓细胞学和病理学.北京:科学出版社,2008.
[5] 夏薇,岳保红.临床血液学检验.武汉:华中科技大学出版社。2013.
[6] 许文荣,王建中.临床血液学与检验(第5版).北京:人民卫生出版社,2011.
[7] 林果为,欧阳任荣,等.现代临床血液病.上海:复旦大学出版社,2013.
[8] 张志南,郝玉书,赵永强,等.血液病学(第2版).北京:人民卫生出版社,2011.
[9] 徐世荣,林凤茹,等.边缘血液病学(第1版).天津:天津科学技术出版社,2010.
[10] 张之南,沈悌主编.血液病诊断及疗效标准(第3版).北京:科学出版社,2007.
[11] 沈悌,赵永强主编.血液病诊断及疗效标准(第4版).北京:科学出版社,2018.
[12] 沈志祥主编.简明临床血液病学(第1版).上海:上海科学技术出版社,2004.